AI와 의학의 미래

의료의 세 번째 물결 "과학에서 데이터로"

AI와 의학의 미래

의료의 세 번째 물결 "과학에서 데이터로"

의료평론가 윤승천 • 공학박사 오인택 지음

건강신문사
www.kksm.co.kr

목차

2부

진단의학과 AI : 개인별 맞춤진단(영상과 혈액)

제1장 AI 판독의 여정

제2장 정밀의료와 유전체 분석, 맞춤치료의 시대

제3장 의료 의사결정 지원과 임상 경로 최적화

3부

치료의학과 AI : 개인별 맞춤치료

제1장 약물치료

제2장 수술적 치료

제3장 방사선 치료

5부

AI 시대 의료교육과 의료인력, 의료환경의 변화

제1장 의료교육의 패러다임 전환

제2장 의료인력의 역할 재정의

제3장 의료환경과 시스템의 변화

6부

의료윤리와 AI, 새로운 딜레마들

제1장 누가 살고 누가 죽는가 : 생명의 가치를 묻다

제2장 규제와 거버넌스, 안전한 AI를 위하여

제3장 환자 경험의 재구성

7부

신약개발과 임상시험에서의 AI 혁신

제1장 AI 신약개발의 새벽

제2장 임상시험의 혁신

제3장 실패에서 배우다

8부

원격의료와 디지털헬스케어의 미래

제1장 원격의료의 진화

제2장 가정 기반 의료와 디지털 치료

제3장 원격의료의 도전과 미래

9부

글로벌 헬스와 형평성 : 누구를 위한 AI인가

에필로그 : 인간과 기계, 그 사이의 의료

알고리즘과 따뜻한 손은 공존할 수 있을까?

전혀 다른 두 세계의 만남

이 책은 전혀 다른 분야 두 사람의 만남에서 시작되었다.

한 사람은 40년 넘게 의료 현장을 지켜본 건강신문사 윤승천 대표다. 그는 수많은 의사들을 인터뷰하고, 환자들의 이야기를 기록하며, 한국 의료계의 변화를 목격해왔다. 의료의 본질이 무엇인지, 환자에게 진정으로 필요한 것이 무엇인지를 끊임없이 질문해온 사람이다.

다른 한 사람은 시인이자 공학 박사인 오인택이다. 그는 대학에서 학생들에게 AI를 가르치는 겸임교수이면서, 대기업 임원으로서 조직에 AI를 도입하는 일을 고민한다. 인문학과 기술, 시와 알고리즘 사이에서 균형을 찾아온 사람이다.

우리는 함께 책을 쓰기로 했다. 윤승천 대표는 시대가 변하면서 격변하는 의료 현장의 모습을, 오인택은 AI 기술의 언어를 담기로 했다. 단순한 분업이 아니라 진정한 협업이었다. 각 장을 쓸 때마다 우리는 서로의 초고를 읽고, 질문하고, 토론했다. 의료계의 시각으로 기술을 바라보고, 기술자의 시각으로 의료를 성찰했다.

하나의 장면, 두 개의 시선

2023년 봄, 오인택은 서울의 한 대학병원 영상의학과를 방문했다. 판독실에서 그가 목격한 장면은 이 책의 출발점이 되었다.

한 환자의 폐 CT 영상이 화면에 떠올랐다. AI는 7mm 크기의 결절을 표시하며 "폐암 의심"이라고 제안했다. 그러나 의사는 환자의 3년 전 영상 기록을 확인했다. 같은 위치에 같은 크기의 결절이 있었다. 변화가 없었다. 그는 "양성 육아종으로 판단"이라고 최종 판독했다.

오인택은 이 순간에서 AI의 놀라운 패턴 인식 능력과 동시에 그 한계를 보았다. 알고리즘은 이미지를 읽지만, 환자의 '시간'을 읽지 못했다.

같은 장면을 윤승천 대표에게 이야기했을 때, 그는 이렇게 말했다.

"그 의사가 과거 기록을 확인한 것은 단순히 의학적 판단이 아닙니다. 환자에게 불필요한 조직검사를 시키지 않으려는, 불안을 주지 않으려는 '돌봄'이었습니다. 40여년간 의료 현장을 취재하며 본 것은 바로 이런 순간들입니다. 데이터가 아니라 맥락, 알고리즘이 아니라 판단, 효율이 아니라 배려."

바로 그날 오후, 암센터 외래에서의 또 다른 장면.

70대 여성 환자가 항암치료 상담을 받으며 울고 있었다. AI가 분석한 최적의 치료 옵션도 있었고, 생존율 데이터도 있었다. 그러나 환자가 진정 원한 것은 달랐다.

"손자 결혼식에 참석할 수 있을까요?"

의사는 차트에서 눈을 떼고 환자의 손을 잡았다. 그리고 치료 계획을 다시 설명하기 시작했다. 이번에는 통계가 아니라, 삶의 질에 대해.

윤승천 대표는 이렇게 정리했다.

"의료는 질병을 치료하는 것이 아니라 사람을 돌보는 것입니다. AI가 아무리 발전해도, 이 본질을 잊으면 안 됩니다."

오인택은 덧붙였다.

"그러나 AI가 의사에게 더 많은 시간을 줄 수 있다면? 반복적인 판독에서 해방되어, 환자와 눈을 맞추고 손을 잡을 시간이 더 늘어난다면? 기술은 인간성을 위협할 수도 있지만, 동시에 그것을 회복할 기회일 수도 있습니다."

왜 지금, 이 책인가

우리는 전환점에 서 있다.

ChatGPT가 등장한 2022년 이후, AI는 더 이상 먼 미래의 이야기가 아니다. 의료 현장에서 AI는 이미 사용되고 있다. 영상 판독, 병리 진단, 유전자 분석, 신약 개발등등 진단, 치료, 예방할것없이-AI 없는 의료를 상상하기 어려운 시대가 오고 있다.

그러나 윤승천 대표가 의료계를 취재하며 경험하고 발견한 것은 현장의 혼란이었다.

"의사들은 아직 AI를 어떻게 사용해야 할지 막연합니다. 환자들은 또 AI 진단을 신뢰해야 할지 불안해합니다. 병원 경영진은 AI 도입에 막대한 투자를 하지만, 실제 효과는 불확실합니다. 모두가 AI를 말하지만, 정작 AI가 무엇인지, 어떻게 작동하는지, 무엇을 할 수 있고 할 수 없는지를 제대로 아는 사람은 드뭅니다."

동시에 오인택이 대학 강의실과 기업 회의실에서 본 것은 기술과 현실의 괴리였다.

"AI 개발자들은 놀라운 알고리즘을 만들지만, 의료 현장의 복잡성을 이해하지 못합니다. 의료인들은 환자를 잘 알지만, AI의 작동 원리를 모릅니다. 학생들은 AI를 도구로 사용하지만, 그 한계를 비판적으로 사유하지 못합니다. 경영진은 AI를 전략으로 말하지만, 윤리적 딜레마를 간과합니다."

이 책은 바로 이 간극을 메우기 위해 쓰였다.

두 저자, 하나의 질문

윤승천 대표는 이 책에서 의료의 본질을 이야기한다. 40여년간 취재한 현장의 이야기, 의사와 환자의 목소리, 한국 의료 시스템의 현실, 그리고 무엇보다-사람을 살리고 돌보는 것이 무엇인지.

오인택은 이 책에서 AI의 원리와 가능성을 설명한다. 알고리즘이 어떻게 작동하는지, 의료 데이터의 특성은 무엇인지, 기술의 한계는 어디까지인지. 그리고 공학자이면서 시인으로서, 기술이 인간에게 무엇을 의미하는지 함께 성찰한다.

우리가 함께 던지는 질문은 이것이다.

"알고리즘과 따뜻한 손은 공존할 수 있을까?"

AI의 정확성과 인간의 공감, 데이터의 객관성과 돌봄의 주관성, 효율의 추구와 관계의 가치-이 모든 것을 포기하지 않는 의료를 상상할 수 있을까?

이 책의 내용

이 책은 프롤로그와 에필로그를 포함하여 아홉 개의 부로 구성되어 있다.

1부 '왜 지금 AI의료가 필요한가'에서는 의료 AI의 철학적 토대를 놓는다. 윤승천 대표는 현대 의료가 직면한 과제들을 진단하고, 오인택은 AI의 기본 원리와 의료 데이터의 특성, 모델 구축과 평가 방법을 설명한다. 하이데거와 레비나스의 사상이 21세기 AI 의료에 주는 통찰도 함께 탐구한다.

2부 '진단의학과 AI'에서는 개인별 맞춤진단의 현재를 살펴본다. 영상의학에서 AI 판독이 어떻게 진화해왔는지, 유전체 분석과 정밀의료가 어떻게 맞춤치료의 길을 여는지, 의료 의사결정 지원 시스템이 임상 경로를 어떻게 최적화하는지를 다룬다. 윤승천 대표는 현장 사례를, 오인택은 기술 메커니즘을 설명한다.

3부 '치료의학과 AI'에서는 개인별 맞춤치료의 최전선을 탐험한다. 약물치료, 수술적 치료, 방사선 치료, 디지털 치료에 이르기까지, AI가 어떻게 치료의 정밀도를 높이고 부작용을 줄이며 회복을 앞당기는지 구체적으로 살펴본다.

4부 '예방의학과 AI'에서는 개인별 맞춤예방의 가능성을 조명한다. 질병을 예측하고 조기 발견하는 알고리즘, 생활습관 개입과 행동 변화를 돕는 시스템, 환경과 공중보건에서 AI의 역할을 검토한다. 질병이 발생하기 전에 막는 것이야말로 진정한 의료 혁신이다.

5부 'AI 시대 의료교육과 의료인력, 의료환경의 변화'에서는 시스템 전체의 전환을 다룬다. 의료교육의 패러다임은 어떻게 바뀌어야 하는가? 의료인력의 역할은 어떻게 재정의되어야 하는가? 의료환경과 시스템은 AI와 어떻게 공존할 것인가? 이는 기술만의 문제가 아니라 제도와 문화의 변화를 요구한다.

6부 '의료윤리와 AI'에서는 가장 어려운 질문들과 마주한다. 누가 살고 누가 죽는가-생명의 가치를 누가 어떻게 결정하는가? 규제와 거버넌스는 어떻게 설계되어야 안전한 AI를 보장할 수 있는가? 환자 경험은 어떻게 재구성되어야 하는가? 윤승천 대표는 의료 윤리의 관점에서, 오인택은 기술 윤리의 관점에서 접근한다.

7부 '신약개발과 임상시험에서의 AI 혁신'에서는 제약산업의 혁명을 목격한다. AI가 어떻게 신약개발 기간을 단축하고, 임상시험을 효율화하며, 실패에서 배우는 시스템을 구축하는지 살펴본다. 수십 년 걸리던 과정이 몇 년으로 압축되는 현장을 들여다본다.

8부 '원격의료와 디지털헬스케어의 미래'에서는 의료 공간의 확장을 다룬다. 원격의료는 어떻게 진화하는가? 가정 기반 의료와 디지털 치료는 어떤 가능성을 열어주는가? 그리고 이 모든 변화가 직면한 도전과 미래는 무엇인가?

9부 '글로벌 헬스와 형평성'에서는 가장 본질적인 질문을 던진다. 누구를 위한 AI인가? 기술이 의료 불평등을 해소할 것인가, 아니면 심화시킬 것인가? 그리고 2050년의 의료는 어떤 모습일까? 윤승천 대표는 환자 중심의 미래 의료 시스템을, 오인택은 기술이 가능하게 할 변화를 함께 상상한다.

각 부는 독립적으로 읽을 수 있지만, 함께 읽을 때 하나의 큰 형태가 완성된다. 우리는 답을 제시하기보다 질문을 던진다. 쉬운 결론을 내리기보다 복잡성을 인정한다.

누구를 위한 책인가

이 책은 의료인을 위한 책이다. AI를 이해하고, 그것을 어떻게 임상에 통합할지 고민하는 의사, 간호사, 의료기사, 의료관련학생, 의료 관리자들에게.

이 책은 AI 개발자를 위한 책이다. 의료의 본질을 이해하고, 진정으로 환자를 도울 수 있는 기술을 만들고자 하는 엔지니어들에게.

이 책은 일반 독자를 위한 책이다. 자신의 건강과 의료의 미래를 주체적으로 사유하고자 하는 모든 이들에게.

그리고 이 책은 경계에 선 이들을 위한 책이다. 여러 정체성 사이에서 균형을 찾는 이들, 서로 다른 세계를 연결하고자 하는 이들에게.

윤승천 대표는 말한다.
"40여년간 만난 수많은 의료인들과 환자들에게 감사합니다. 그들의 이야기가 이 책의 토대입니다. 그리고 전혀 다른 세계에서 온 오인택 교수와 함께 작업하며, 나는 의료를 새로운 눈으로 볼 수 있었습니다."

오인택은 말한다.
"윤승천 대표님과의 대화는 나에게 깊은 배움이었습니다. 알고리즘을 넘어 사람을 보는 법을, 효율을 넘어 돌봄을 생각하는 법을 배웠습니다. 그리고 이 책을 쓰며 현재 작업 중인 장편소설『프로젝트 네오 메모리』에 대한 통찰도 얻었습니다. 학술서에서 현실을 분석하고, 소설에서 미래를 상상하는 이 두 작업은 서로를 비춥니다."

알고리즘과 따뜻한 손 사이에서

2,500년 전 히포크라테스는 "의술은 긴 여정"이라고 말했다. 21

세기의 긴 여정은 기술과 인간성 사이에서 균형점을 찾는 여정이다.

"의사 선생님, 제가 암인가요?"

이 질문에 AI는 "95% 확률"이라고 답할 수 있다. 그러나 이 순간 환자가 진정 필요로 하는 것은 통계인가, 아니면 눈을 마주치고 손을 잡아줄 사람인가?

우리는 이 질문에 완성된 답을 제시하지 않는다. 다만 함께 고민하자고 초대한다.

알고리즘의 정확성을 인정하면서도, 따뜻한 손의 가치를 잊지 않는 것. 데이터의 힘을 활용하면서도, 한 사람 한 사람을 고유한 존재로 대하는 것. 효율을 추구하면서도, 돌봄의 본질을 지키는 것.

이것이 가능할까? 우리는 낙관도 비관도 아닌, 신중한 희망을 품는다.

이 책이 의료와 기술, 인문학과 공학, 이론과 현장을 잇는 다리가 될 수 있었으면 한다. 그리고 무엇보다, 독자 여러분이 이 대화에 동참하여, 함께 더 나은 의료의 미래를 만들어가기를 바란다.

윤승천, 오인택

인간과 기계 사이의 경계

프로메테우스의 불, 그리고 알고리즘의 빛

그리스 신화에서 프로메테우스는 인간을 너무 사랑한 나머지 신들의 영역인 불을 훔쳐 인간에게 전했다. 불은 어둠을 밝혔고, 추위를 몰아냈으며, 음식을 익히고 도구를 만드는 문명의 시작이 되었다. 그러나 제우스는 분노했다. 신의 영역을 넘본 프로메테우스를 코카서스 산에 묶어두고, 독수리가 그의 간을 파먹게 했다. 간은 밤새 재생되었고, 고통은 영원히 반복되었다.

이 신화가 우리에게 묻는 것은 무엇인가? 기술의 진보는 축복인가, 저주인가? 인간이 감당할 수 없는 힘을 손에 넣었을 때 치러야 할 대가는 무엇인가?

21세기의 프로메테우스는 불 대신 알고리즘을 들고 있다. 인공지능이라는 새로운 불은 의료라는 가장 오래된 인간의 영역으로 스며들고 있다. 수백만 건의 의료 데이터를 학습한 AI는 암을 진단하고, 유전자 변이를 해석하며, 신약을 설계한다. 이 디지털 불빛 아래서 질병은 더 빨리 발견되고, 치료는 더 정밀해지며, 의학 지식은 폭발적으로 확장된다.

그러나 신화 속 프로메테우스처럼, 우리는 이 새로운 힘의 대가를 치르고 있다. 알고리즘은 환자를 데이터로 환원하고, 진료는 효율의 게임이 되며, 의사와 환자 사이의 신뢰는 화면 너머로 멀어진다. 프로메테우스의 간처럼, 우리는 기술이 가져온 윤리적 딜레마를 밤마다 되새기며 반복되는 질문 앞에 선다. 이 불을 어떻게 다뤄야 하는가?

프랑켄슈타인의 실험실에서 병원으로

메리 셸리가 1818년에 쓴 『프랑켄슈타인』은 과학자 빅터 프랑켄슈타인이 시체 조각들을 모아 생명을 창조하는 이야기다. 창조물은 처음에는 아름다움을 꿈꿨지만, 창조주에게 버림받고 세상에게 배척당하며 괴물이 되었다. 소설의 부제는 '현대의 프로메테우스'다. 셸리는 과학기술의 진보가 가져올 윤리적 문제를 200년 전에 이미 예견했다.

프랑켄슈타인 박사가 범한 가장 큰 잘못은 무엇이었을까? 생명을 창조한 것 자체가 아니다. 그것은 자신이 만든 창조물에 대한 책임을 지지 않은 것이었다. 그는 생명을 만들고는 두려움에 도망쳤다. 창조물이 인간이 되기 위해 필요한 사랑과 교육과 공동체를 제공하지 않았다. 결국 괴물은 고립되었고, 그 고립이 파괴를 낳았다.

오늘날 우리는 의료 AI라는 새로운 창조물을 만들고 있다. 이 디지털 존재는 시체 조각이 아니라 데이터 조각으로 만들어진다. 수백만 명의 환자 기록, 수십억 장의 의료 영상, 무수한 임상시험 결과들이 결합하여 하나의 '지능'이 탄생한다.

2011년, IBM의 왓슨이 미국 TV 퀴즈쇼 '제퍼디!'에서 인간 챔피언들을 이겼을 때, 세계는 환호했다. 곧이어 IBM은 왓슨을 의료 분야에 투입했다. '왓슨 포 온콜로지'는 암 환자의 데이터를 분석하여 치료법을 제안하는 AI였다. 전 세계 수십 개 병원이 이 시스템을 도입하는 데 수백억 원을 투입했다.

그러나 2018년, 문제가 드러나기 시작했다. 왓슨이 제안한 치료법이 부적절하거나 심지어 위험한 경우가 발견되었다. 한국의 가천대 길병원은 도입 5년 만에 계약을 해지했다. 미국 MD앤더슨 암센터는 6,200만 달러를 투입한 후 프로젝트를 중단했다. 왓슨은 학습 데이터의 편향, 실제 임상과의 괴리, 설명 불가능한 블랙박스 추론 등의 문제를 안고 있었다.

프랑켄슈타인의 창조물처럼, 왓슨은 충분한 준비 없이 세상에 나왔다. 개발자들은 기술의 가능성에 도취되었지만, 실제 의료 현장의 복잡성과 환자 안전의 중요성을 과소평가했다. 더 중요한 것은 책임의 문제였다. 왓슨이 잘못된 치료를 제안했을 때, 누가 책임을 지는가? 의사인가, IBM인가, 병원인가?

셸리의 소설이 주는 교훈은 명확하다. 창조 행위 자체보다 더 중요한 것은 창조물에 대한 책임이다. 우리는 의료 AI를 만들고 있지만, 그것이 어떻게 학습하고, 어떻게 판단하며, 언제 실패하는지 충분히 이해하고 있는가? 그리고 그 실패의 결과를 누가 감당할 것인가?

이카로스의 날개, 혹은 적절한 비행 고도

크레타 섬에 갇힌 이카로스와 그의 아버지 다이달로스는 밀랍으로 깃털을 붙여 날개를 만들었다. 탈출하기 전 다이달로스는 아들에게 경고했다. "너무 높이 날면 태양이 밀랍을 녹일 것이고, 너무 낮게 날면 바닷물이 깃털을 적실 것이다. 중간 고도를 유지하라."

하지만 하늘을 나는 기쁨에 취한 이카로스는 아버지의 경고를 잊었다. 그는 점점 더 높이 날았고, 태양에 가까워졌으며, 밀랍은 녹았고, 그는 추락했다. 이카로스 신화는 오만과 한계에 대한 이야기다. 기술은 우리에게 날개를 주지만, 적절한 고도를 지키는 지혜까지 주지는 않는다.

의료 AI는 현대 의학에 날개를 달아주었다. 과거에는 불가능했던 일들이 가능해졌다. 2020년, 구글 딥마인드의 알파폴드는 단백질 구조 예측이라는 생물학의 50년 난제를 해결했다. 단백질의 아미노산 서열만으로 3차원 구조를 정확히 예측한 것이다. 이 발견은 신약 개발을 획기적으로 가속화할 수 있다.

2020년, 코로나19 팬데믹이 전 세계를 휩쓸었을 때 AI는 백신 개발에도 기여했다. 모더나와 화이자-바이오엔텍은 AI를 활용하여 불과 몇 달 만에 mRNA 백신을 설계했다. 전통적인 백신 개발이 10년 이상 걸린다는 것을 생각하면 혁명적인 속도였다.

그러나 이카로스의 추락이 주는 교훈처럼, 우리는 너무 빨리, 너무 높이 날고 있는 것은 아닌가?

2019년 중국의 허젠쿠이가 유전자 편집 기술 CRISPR로 '디자이너 베이비'를 탄생시켰다는 발표는 전 세계에 충격을 주었다. 그는 HIV 감염을 막기 위해 배아의 유전자를 편집했다고 주장했다. 그러나 그 기술의 안전성은 검증되지 않았고, 윤리적 검토도 없었다. 결국 그는 중국 법원에서 징역 3년을 선고받았다.

이 사건은 기술이 윤리보다 앞서 갈 때 무슨 일이 벌어지는지 보여준다. AI 의료도 마찬가지다. 알고리즘은 점점 더 정교해지지만, 그것을 규제하고 평가하는 시스템은 뒤처져 있다. 의사들은 AI의 판단을 얼마나 신뢰해야 하는가? 환자들은 자신의 데이터가 어떻게 사용되는지 알고 있는가? 보험회사나 제약회사가 AI를 이윤 극대화의 도구로만 사용한다면?

다이달로스가 아들에게 준 조언은 간단하지만 심오하다. 중간 고도를 유지하라. 너무 높지도, 너무 낮지도 않게. 의료 AI에도 같은 원칙이 필요하다. 기술의 가능성에 취해 모든 것을 AI에 맡기는 것도 위험하고, 변화를 두려워하며 기술을 거부하는 것도 현명하지 않다.

적절한 고도란 무엇인가? 그것은 AI를 도구로 사용하되, 인간을 중심에 두는 것이다. 알고리즘이 진단을 보조하되, 최종 판단은 의사가 내린다. 데이터가 치료를 안내하되, 환자의 가치와 선호가 우선된다. 효율이 중요하되, 공감과 돌봄을 희생하지 않는다.

기술이 아닌, '치유의 언어'로서의 AI

신화는 경고한다. 프로메테우스의 불은 문명을 가져왔지만 영원한 고통도 함께 왔다. 프랑켄슈타인의 창조물은 생명을 얻었지만 사랑을 받지 못해 괴물이 되었다. 이카로스는 날 수 있었지만 추락했다.

그렇다면 의료 AI는 결국 실패할 운명인가? 아니다. 신화는 경고이지 예언이 아니다. 신화는 우리에게 실수를 반복하지 말라고 말한다.

프로메테우스는 인간에게 불을 주었지만, 불을 다루는 법까지 가르치지는 못했다. 우리는 다르다. AI를 만드는 동시에 그것을 책임

있게 사용하는 방법을 배울 수 있다.

프랑켄슈타인은 창조물을 버렸지만, 우리는 AI를 인간의 가치 안에서 양육할 수 있다. 알고리즘에 공정성을 가르치고, 투명성을 요구하며, 책임을 명확히 할 수 있다.

이카로스는 한계를 몰랐지만, 우리는 AI의 한계를 인정하고 적절한 역할을 부여할 수 있다. AI가 잘하는 것과 인간이 반드시 해야 하는 것을 구분할 수 있다.

2020년, 런던의 무어필즈 안과병원과 구글 딥마인드가 발표한 연구는 이런 균형의 모범 사례다. AI는 망막 스캔을 분석하여 50가지 이상의 안과 질환을 진단했다. 정확도는 세계 최고 수준의 전문의와 동등했다. 그러나 중요한 것은 시스템 설계였다.

AI는 진단만 내리는 것이 아니라, 그 판단의 근거를 시각적으로 보여주었다. 의사는 AI의 논리를 이해할 수 있었다. 또한 최종 결정권은 언제나 의사에게 있었다. AI는 "이것은 녹내장입니다"가 아니라 "녹내장일 확률 95%, 이 부위에서 이상 소견 발견"이라고 제안했다.

환자들도 이 과정에 참여했다. AI가 자신의 눈을 어떻게 분석하는지 이해할 수 있었고, 의사와 함께 치료 계획을 논의했다. 기술은 의사와 환자 사이의 장벽이 아니라 대화의 매개가 되었다.

이것이 우리가 추구해야 할 방향이다. AI를 인간을 대체하는 괴물이 아니라, 인간을 증강시키는 파트너로 만드는 것. 프로메테우스의 불처럼 조심스럽게 다루되, 프랑켄슈타인의 실수를 반복하지 않으며, 이카로스의 오만을 경계하는 것.

인간 중심 의료의 새로운 패러다임

"의사 선생님, 제가 암인가요?"

진료실에서 가장 듣기 힘든 질문 중 하나다. 이 순간, 아무리 뛰어난 AI도 대신할 수 없는 것이 있다. 환자의 눈을 바라보는 것, 떨리는 목소리를 듣는 것, 두려움을 함께 감내하는 것.

히포크라테스 선서의 핵심 구절은 이렇게 말한다. "나는 능력과 판단력이 닿는 한 환자에게 이익이 되는 방향으로 치료하겠으며, 해를 끼치거나 불의를 행하지 않겠다." 2,500년 전의 이 약속은 지금도 유효하다.

AI는 의사의 '능력'을 확장시킬 수 있다. 더 많은 데이터를 분석하고, 더 빠르게 패턴을 찾으며, 더 정확한 예측을 제공한다. 그러나 '판단력'은 여전히 인간의 영역이다. 왜냐하면 판단은 단순히 계산이 아니기 때문이다. 그것은 가치, 맥락, 의미에 대한 해석이다.

한국의 전통 의학에는 '의원(醫源)'이라는 개념이 있다. 의술의 근원이 무엇인지 묻는 것이다. 허준의 『동의보감』 서문은 이렇게 말한다. "사람의 몸은 소우주다. 천지의 이치가 그대로 담겨 있다." 질병을 고립된 현상이 아니라 전체의 부조화로 본 것이다.

현대 의학은 질병을 세분화하고 전문화하면서 이런 전체론적 관점을 잃어버렸다. 심장은 심장내과, 폐는 호흡기내과, 신장은 신장내과… 환자는 장기들의 집합으로 쪼개졌다.

역설적이게도 AI는 우리에게 전체를 다시 볼 수 있는 도구를 줄 수 있다. 딥러닝은 여러 장기 시스템 간의 복잡한 상호작용을 동시에 분석할 수 있다. 유전체, 단백체, 대사체 데이터를 통합하여 개인의 고유한 생물학적 프로필을 그릴 수 있다.

그러나 이 데이터 통합이 진정한 의미를 갖기 위해서는, 그것이 환자의 '삶'과 연결되어야 한다. 숫자와 그래프 너머에 있는 한 사람의 이야기, 그의 두려움과 희망, 가족과 일, 꿈과 가치 - 이것을 이해하는 것은 여전히 인간 의사의 몫이다.

이 책이 묻고자 하는 것들

신화는 우리에게 질문을 남긴다. 그리고 이 책은 그 질문에 답하려는 시도다.

프로메테우스의 불처럼, AI는 우리에게 어떤 대가를 요구하는가? 효율을 얻는 대신 무엇을 잃는가? 진단 정확도를 높이는 대신 의사-환자 관계는 어떻게 변화하는가?

프랑켄슈타인의 창조물처럼, AI에 대한 우리의 책임은 무엇인가? 알고리즘이 편향되었을 때, 오진했을 때, 불평등을 심화시킬 때 - 누가 어떻게 책임을 지는가?

이카로스의 날개처럼, 우리가 유지해야 할 적절한 고도는 어디인가? AI를 어디까지 신뢰하고, 어디서 멈춰야 하는가? 기술의 가능성과 인간의 한계 사이의 균형점은?

이 모든 질문의 중심에는 하나의 근본적인 물음이 있다. 기술이 발전할수록, 우리는 더 인간적이 될 수 있을까, 아니면 덜 인간적이 될까?

손의 온도를 기억하며

의료의 역사는 손의 역사다.

고대 그리스의 의사들은 손으로 맥박을 짚고 복부를 촉진했다. 중세의 외과의들은 손으로 수술했다. 근대 의학의 아버지 윌리엄 오슬러는 "의학을 배우려면 교과서 없이도 가능하지만, 환자 없이는 불가능하다"며 침상 교육을 강조했다. 그리고 그 침상 교육의 핵심은 환자를 직접 만지고, 듣고, 관찰하는 것이었다.

21세기에도 여전히 의사는 청진기를 환자의 가슴에 대고, 복부를 눌러보며, 손목의 맥박을 확인한다. 이것은 구시대의 유물이 아니다. 그것은 신뢰의 의식이고, 관심의 표현이며, "나는 당신을 돌보고 있습니다"라는 비언어적 메시지다.

AI는 손이 없다. 촉각이 없고, 온기가 없다. 그러나 그것이 AI의 한계인 동시에, 인간 의료인이 지켜야 할 본질이기도 하다. 기술이 아무리 발전해도, 두려움에 떠는 환자의 손을 잡아주는 것은 여전히 인간의 역할이다.

의학과 AI의 만남은 시작되었다. 이제 그 만남을 어떤 미래로 이끌 것인지는 우리의 선택에 달려 있다. 알고리즘에게도 심장을, 기계에게도 온도를, 그리고 미래에도 인간의 손끝을 남기는 것. 그것이 이 책이 탐구하는 여정이다.

1부

왜 지금 AI의료가 필요한가

1

왜 지금 '의학과 AI'인가?

1. 의료의 세 번째 물결 : 과학에서 데이터로

1) 경험 의학의 시대

의학의 역사를 돌아보면 크게 세 번의 패러다임 전환이 있었다.

첫 번째 물결은 경험 의학의 시대였다. 고대부터 중세까지, 의학은 관찰과 경험의 축적이었다. 히포크라테스는 환자를 주의 깊게 관찰하며 질병의 자연 경과를 기록했다. 중국의 『황제내경』, 한국의 『동의보감』은 수백 년간 축적된 임상 경험을 집대성한 것이다. 이 시기 의사의 지혜는 개인의 경험과 스승에게서 배운 지식에 의존했다. 한 의사가 평생 진료할 수 있는 환자는 수천 명에 불과했고, 그가 접할 수 있는 의학 지식은 몇 권의 책에 담긴 것이 전부였다.

2) 과학 의학의 시대

두 번째 물결은 과학 의학의 시대였다. 19세기 후반부터 시작된 이 혁명은 의학을 경험에서 과학으로 바꾸어 놓았다. 파스퇴르와 코흐는 미생물이 질병의 원인임을 밝혔다. 뢴트겐은 X선을 발견하여 인체 내부를 볼 수 있게 했다. 플레밍은 우연히 발견한 페니실린으로 항생제 시대를 열었다. 왓슨과 크릭은 DNA 이중나선 구조를 밝혀 분자생물학의 문을 열었다.

이 시기 의학은 '왜'라는 질문에 답하기 시작했다. 질병은 더 이상 신의 저주나 기운의 불균형이 아니라, 세균 감염, 유전자 돌연변이, 면역 반응 등 과학적으로 설명 가능한 현상이 되었다. 의학교육은 해부학, 생리학, 병리학 등 기초과학 위에 세워졌다. 임상시험이라는 과학적 방법론이 도입되어 치료법의 효과를 객관적으로 검증하게 되었다.

3) 과학 의학의 역설

그러나 20세기 후반, 과학 의학은 역설에 직면했다. 지식은 폭발적으로 증가했지만, 개별 의사가 모든 지식을 습득하는 것은 불가능해졌다. 2020년 기준, 매년 발표되는 의학 논문은 150만 편이 넘는다. 하루에 4,100편 이상이다. 어떤 의사도 자기 전공 분야의 모든 최신 연구를 읽을 수 없다. 의학 지식의 반감기는 점점 짧아져서, 의대에서 배운 지식의 절반은 졸업 후 5년 이내에 낡은 정보가 된다는 연구도 있다.

동시에 의료는 점점 더 복잡해졌다. 한 환자가 고혈압, 당뇨, 고지혈증, 심부전을 동시에 가지고 있다면 어떻게 해야 하는가? 각 질병에 대한 진료 가이드라인은 존재하지만, 여러 질병이 상호작용할 때의 최적 치료법은? 환자가 복용하는 약이 10가지가 넘을 때 약물 간 상호작용은? 개별 의사의 기억과 경험만으로는 한계가 명확했다.

4) 데이터 의학의 시대

여기서 세 번째 물결이 시작된다. 데이터 의학의 시대다.

2003년, 인간 게놈 프로젝트가 완성되었다. 30억 개의 염기서열을 해독하는 데 13년과 27억 달러가 들었다. 2023년 현재, 같은 작업을 24시간 만에 200~600달러로 할 수 있다. 한 사람의 유전체 데이터는 약 200GB다.

전자의무기록(EMR) 시스템은 이제 대부분의 병원에 도입되었다. 환자의 모든 진료 기록, 검사 결과, 처방 내역이 디지털화되었다. 미국의 경우 2021년 기준 89%의 병원이 EMR을 사용한다. 한국은 2022년 기준 상급종합병원의 EMR 도입률이 100%에 달한다.

웨어러블 기기는 일상의 건강 데이터를 수집한다. 애플워치는 심박수, 심전도, 혈중 산소포화도, 수면 패턴을 기록한다. 2023년 기준 전 세계에서 5억 개 이상의 웨어러블 헬스케어 기기가 사용되고 있다.

의료 영상 데이터는 기하급수적으로 증가했다. 한 번의 CT 촬영으로 수백 장의 영상이 생성된다. 한 대형병원은 하루에 수만 장의 의료 영상을 생산한다.

5) 데이터와 AI의 필연적 만남

이 모든 데이터는 무엇을 의미하는가? 과거에는 의사 한 명이 평생 수천 명의 환자를 진료했다면, 이제는 수백만 명의 환자 데이터에 접근할 수 있다는 것이다. 과거에는 희귀 질환 환자를 만나는 것이 수년에 한 번이었다면, 이제는 전 세계 수천 건의 사례를 검색할 수 있다는 것이다.

그러나 데이터가 많다고 해서 저절로 지혜가 되지는 않는다. 200GB의 유전체 데이터에서 질병과 관련된 변이를 찾아내는 것은 인간의 능력을 넘어선다. 수백만 건의 EMR 데이터에서 숨겨진 패턴을 발견하는 것도 마찬가지다.

바로 여기서 인공지능이 필요해진다. AI는 데이터 의학의 언어다. 방대한 정보에서 패턴을 찾고, 예측 모델을 만들며, 개인화된 치료를 제안하는 능력 - 이것이 AI가 의료에 가져온 핵심 가치다.

2. 의료혁신의 중심에 선 인공지능

1) 1970년대, MYCIN의 등장과 실패

AI가 의료에 처음 등장한 것은 사실 최근이 아니다.

1970년대에 이미 스탠퍼드 대학에서 MYCIN이라는 전문가 시스템이 개발되었다. 이것은 혈액 감염을 진단하고 항생제를 추천하는

AI였다. MYCIN은 약 600개의 규칙(if-then 문장)으로 작동했다. "만약 환자가 발열이 있고, 백혈구 수치가 높고, 혈액 배양에서 그람 양성균이 검출되었다면, 페니실린을 투여하라" 같은 식이었다.

놀랍게도 MYCIN의 정확도는 65%로, 당시 전문의들의 평균(40-60%)보다 높았다. 그런데도 MYCIN은 실제 임상에 도입되지 못했다. 왜일까?

첫째, 설명 가능성의 문제였다. 의사들은 "왜 이 약을 추천하는가?"라고 물었지만, MYCIN은 단지 규칙을 따랐을 뿐 그 이유를 설득력 있게 설명하지 못했다.

둘째, 법적 책임의 문제였다. 만약 MYCIN이 잘못된 처방을 했다면 누가 책임을 지는가? 의사인가, 프로그램 개발자인가, 병원인가? 명확한 답이 없었다.

셋째, 실용성의 문제였다. 1970년대에 병원에서 컴퓨터를 사용하는 것 자체가 어려웠다. 터미널 앞에 앉아 질문에 답하는 것보다 직접 진단하는 것이 더 빨랐다.

MYCIN 이후에도 많은 의료 AI 시스템이 개발되었지만 대부분 실패했다. 1980-90년대는 AI의 '겨울'이라 불리는 시기였다. 기대는 컸지만 실제 성과는 미미했다.

2) 2010년대, 세 가지 변화

그러나 2010년대, 상황이 완전히 달라졌다.

무엇이 변했는가? 세 가지 핵심 요인이 있다.

첫째, 빅데이터의 등장이다. 앞서 말했듯이 EMR, 유전체 데이터, 의료 영상 등 방대한 디지털 데이터가 축적되었다. AI, 특히 딥러닝은 데이터가 많을수록 성능이 향상된다. 1970년대 MYCIN이 600개 규칙으로 작동했다면, 2020년대 AI는 수백만 개의 사례로 학습한다.

둘째, 컴퓨팅 파워의 진화다. GPU(그래픽 처리 장치)의 발전으로 복잡한 신경망을 학습시키는 것이 가능해졌다. 클라우드 컴퓨팅은 누구나 강력한 컴퓨팅 자원에 접근할 수 있게 했다. 2012년 알렉스넷(AlexNet)이 이미지 인식 대회에서 우승한 것은 GPU를 활용한 딥러닝의 가능성을 증명한 역사적 사건이었다.

셋째, 알고리즘의 혁신이다. 특히 딥러닝의 등장은 게임 체인저였다. 2012년 이후 CNN(합성곱 신경망)은 이미지 인식에서, RNN(순환 신경망)과 트랜스포머는 시계열 데이터와 자연어 처리에서 혁신을 가져왔다. 이 알고리즘들은 과거처럼 인간이 일일이 규칙을 입력할 필요 없이, 데이터로부터 스스로 패턴을 학습한다.

3) 2016년, 상징적인 해

2016년은 상징적인 해였다.

3월, 구글 딥마인드의 알파고가 이세돌 9단을 4:1로 이겼다. 바둑은 경우의 수가 우주의 원자 수보다 많아서 컴퓨터가 인간을 이기는 것은 불가능하다고 여겨졌다. 알파고의 승리는 AI가 복잡한 패턴 인식과 직관이 필요한 영역에서도 인간을 능가할 수 있음을 보여주었다.

같은 해, 스탠퍼드 대학의 연구팀은 피부암 진단 AI를 발표했다. 12만 9,000장의 피부 병변 이미지로 학습한 CNN은 21명의 피부과 전문의와 비교 테스트에서 동등한 수준의 정확도를 보였다. 특히 악성 흑색종 진단에서 민감도 91%, 특이도 90%를 기록했다.

4) 2017-2020년, 연속된 혁신

2017년, 중국 과학기술대학의 iFlytek은 의사 국가고시를 통과한 AI '샤오이(晓医)'를 선보였다. 600점 만점에 456점으로 합격선(360점)을 넘었다. 물론 이것이 AI가 실제 진료 능력을 갖췄다는 의미는 아니었다. 그러나 의학 지식을 학습하고 추론할 수 있다는 가능성을 보여주었다.

2018년, 구글 딥마인드는 안과 질환 진단 AI를 『Nature Medicine』에 발표했다. 망막 OCT(광간섭단층촬영) 영상을 분석하여 50가지 이상의 안과 질환을 진단하는 시스템이었다. 정확도는 94%로 전문의 수준이었다. 더 중요한 것은 시스템이 진단 근거를 시각적으로 제시할 수 있었다는 점이다. 이것은 설명 가능한 AI(Explainable AI, XAI)의 중요한 진전이었다.

2020년, 알파폴드가 등장했다. 단백질 구조 예측이라는 생물학의 50년 난제를 해결한 것이다. 단백질의 아미노산 서열만으로 3차원 구조를 예측하는 것은 신약 개발, 질병 이해에 필수적이지만 매우 어려웠다. 실험적 방법으로 한 단백질 구조를 밝히는 데 수년이 걸렸다. 알파폴드는 몇 시간 만에 원자 수준의 정확도로 구조를 예측했다. 2022년, 알파폴드는 인간이 가진 거의 모든 단백질 20만 개의 구조를 예측하여 공개했다. 『Science』는 이를 "2021년 올해의 과학적 돌파구"로 선정했다.

5) 2023년, LLM의 시대

2023년, GPT-4와 Med-PaLM 2 같은 대규모 언어 모델(LLM)이 의료에 적용되기 시작했다. Med-PaLM 2는 미국 의사 면허 시험(USMLE)에서 85% 이상의 정확도를 보였고, 의학 논문을 요약하고, 환자 질문에 답하며, 진료 기록을 작성하는 능력을 보였다.

이 모든 발전은 단순히 기술적 성취가 아니다. 그것은 의료 패러다임의 근본적 변화를 의미한다.

3. 병원, 연구실, 기업이 만나는 경계의 시대

1) 과거의 선형적 혁신

과거 의료 혁신은 주로 대학병원과 연구실에서 일어났다. 기초과학자들이 질병의 메커니즘을 밝히고, 임상의들이 새로운 치료법을 시도하며, 제약회사가 약을 개발했다. 이 과정은 선형적이고 느렸다. 기초 연구에서 임상 적용까지 평균 17년이 걸린다는 연구도 있다.

2) AI 시대의 협력적 혁신

그러나 AI 시대의 의료 혁신은 다르다. 병원, 연구실, 기업이 동시에, 협력적으로 움직인다.

병원은 데이터를 제공한다. 수십 년간 축적된 EMR, 의료 영상, 병리 슬라이드, 유전체 데이터 - 이것은 AI 학습의 원재료다. 삼성서울병원, 서울아산병원 같은 대형병원은 수백만 명의 환자 데이터를 보유하고 있다. 이 데이터 없이는 어떤 AI도 만들 수 없다.

연구실은 알고리즘을 개발한다. 스탠퍼드, MIT, 서울대, KAIST 같은 대학의 AI 연구팀은 새로운 모델 구조, 학습 방법, 평가 지표를 제안한다. 2023년 기준, 의료 AI 관련 논문은 연간 1만 편 이상 발표된다.

기업은 상용화를 추진한다. 구글 헬스, IBM 왓슨, 뷰노, 루닛 같은 기업은 AI를 실제 제품으로 만들어 병원에 공급한다. 규제 승인을 받고, 보험 적용을 추진하며, 사용자 인터페이스를 개선한다. 2023년 현재, FDA는 500개 이상의 AI/ML 기반 의료기기를 승인했다. 한국 식약처도 100개 이상을 허가했다.

3) 경계의 흐릿함

이 세 주체의 경계는 점점 흐려지고 있다.

병원이 기업이 된다. 메이요 클리닉은 자체 AI 플랫폼을 개발하고, 스타트업에 투자하며, 기술을 라이선스한다. 한국의 일부 대형병원도 자회사를 설립하여 AI 사업에 진출했다.

기업이 연구소가 된다. 구글 딥마인드, 오픈AI 같은 기업은 세계 최고 수준의 AI 연구를 수행하며 『Nature』, 『Science』 같은 저널에 논문을 발표한다. 알파폴드는 기업 연구의 산물이지만 노벨상 후보로 거론된다.

연구자가 창업가가 된다. 스탠퍼드에서 피부암 진단 AI를 개발한 연구팀은 스타트업을 설립했다. 서울대와 KAIST의 AI 연구자들이 창업한 뷰노, 루닛, 제이엘케이, 딥노이드 같은 기업들은 글로벌 시장에서 경쟁한다.

4) 새로운 도전과제

이런 변화는 혁신 속도를 높이지만, 동시에 복잡한 문제를 낳는다.

데이터 소유권 문제다. 환자의 의료 데이터는 누구의 것인가? 환자 본인인가, 진료한 병원인가? 그 데이터로 학습한 AI 모델은? 모델로 얻은 수익은? 명확한 법적 기준이 없다.

이해 충돌의 문제다. 의사가 자신이 지분을 가진 AI 기업의 제품을 처방한다면? 병원이 특정 AI 업체와 독점 계약을 맺는다면? 연구자가 학술 논문에서 자신이 창업한 회사 제품의 우수성을 강조한다면?

불평등의 문제다. AI 개발에는 막대한 자원이 필요하다. 데이터, 컴퓨팅 파워, 인재. 대형병원, 유명 대학, 거대 기업만이 이를 갖추고 있다. 중소병원, 지방 의료기관은 소외된다. 결과적으로 AI의 혜택도 불평등하게 분배될 수 있다.

5) 코로나19가 가속화한 변화

그럼에도 이 경계의 시대는 막을 수 없는 흐름이다. 2020년 코로나19 팬데믹은 이를 가속화했다.

바이러스 게놈 서열이 공개되자 전 세계 연구자들이 동시에 분석을 시작했다. AI를 활용한 백신 후보 물질 스크리닝이 몇 주 만에 이루어졌다. 모더나는 바이러스 서열을 받은 지 48시간 만에 mRNA 백신 설계를 완료했다(물론 임상시험과 생산에는 시간이 걸렸지만).

병원들은 환자 급증을 예측하기 위해 AI 모델을 사용했다. 중증도를 예측하여 의료 자원을 효율적으로 배분했다. 원격진료가 확대되며 디지털 헬스케어가 일상이 되었다.

팬데믹은 우리에게 보여주었다. 위기 상황에서 혁신은 기다려주지 않는다는 것을. 병원-연구실-기업의 협력이 얼마나 강력한지를.

4. 인공지능 의사의 탄생과 인간의 불안

1) 가장 많이 제기된 질문

"AI가 의사를 대체할 것인가?"

이것은 지난 10년간 가장 많이 제기된 질문이다. 그리고 답은 복잡하다.

2) 2017년, 옥스퍼드 연구의 충격

2017년, 옥스퍼드 대학의 연구는 향후 20년 내에 자동화로 대체될 위험이 높은 직업을 분석했다. 영상의학과 의사는 놀랍게도 고위험 직군에 포함되었다. 이유는? 영상 판독은 패턴 인식 작업이고, 이것은 AI가 가장 잘하는 일이기 때문이다.

이 연구 결과는 의학계에 충격을 주었다. 특히 의대생들 사이에서 불안이 퍼졌다. "영상의학과에 지원해도 될까?", "병리과는 사라지는 것 아닐까?"

2018년, 캐나다의 한 의대 교수는 학생들에게 이렇게 조언했다. "Don't become a radiologist(영상의학과 의사가 되지 마라)." AI가 곧 그 일을 대신할 것이기 때문이라는 것이다.

3) 10년 후의 현실

그러나 10년이 지난 지금, 현실은 어떠한가?

영상의학과 의사는 사라지지 않았다. 오히려 수요가 증가했다. 미국 의학 전문지『Radiology』의 2022년 연구에 따르면, 지난 10년간 영상 검사 건수는 연평균 5% 이상 증가했다. 고령화, 만성질환 증가, 검진 확대로 의료 영상은 계속 늘어나고 있다.

AI는 영상의학과를 없애지 않았다. 대신 역할을 변화시키고 있다.

과거의 영상의학과 의사 : 하루 종일 컴퓨터 앞에 앉아 영상을 판독한다. 한 명이 하루에 100-200건을 읽는다. 단순 골절, 명백한 폐렴 같은 루틴한 케이스도, 복잡한 종양 평가도 모두 똑같이 시간을 쓴다. 번아웃이 흔하다.

AI 시대의 영상의학과 의사 : AI가 1차 스크리닝을 한다. 정상 케이스는 AI가 필터링한다. 의심 소견이 있는 케이스만 의사에게 전달된다. 의사는 복잡한 케이스, 미세한 소견, 다학제 논의가 필요한 경우에 집중한다. 판독 속도는 빨라지고, 정확도는 높아지며, 의사는 더 의미 있는 일에 시간을 쓴다.

4) 서울아산병원 사례

서울아산병원의 사례를 보자. 2019년부터 뷰노메드라는 AI 시스템을 도입했다. 흉부 X선에서 폐결절을 자동으로 감지한다.

도입 전 : 영상의학과 전문의가 모든 흉부 X선을 판독. 하루 평균 150건. 소견서 작성까지 평균 30분.

도입 후 : AI가 결절 의심 부위를 표시. 전문의는 AI 의견을 참고하여 판독. 판독 시간 평균 20분으로 단축. 작은 결절 발견율 23% 증가.

중요한 것은, 최종 판단은 여전히 전문의가 내린다는 것이다. AI는 "여기 의심 소견이 있습니다"라고 알려주지만, "이것은 암입니다"라고 확진하지 않는다. 그것은 의사의 몫이다.

5) 다른 전문과의 변화

그렇다면 다른 전문과는?

병리과도 비슷한 변화를 겪고 있다. 디지털 병리와 AI 진단 보조 시스템이 도입되고 있지만, 병리과 의사의 역할은 여전히 중요하다. 오히려 조직을 더 깊이 이해하고, 임상의와 협력하며, 개인화된 치료 전략을 제안하는 역할로 진화한다.

내과, 외과 같은 임상 진료과는? AI가 진단을 보조하고, 치료 옵션을 제안할 수 있다. 그러나 환자를 만나고, 문진하고, 신체검사를 하고, 무엇보다 환자와 소통하는 것은 인간 의사만이 할 수 있다.

6) 협업의 힘

2023년 하버드 의대의 연구는 흥미로운 결과를 제시했다. 의사와 AI가 각각 독립적으로 진단했을 때보다, 의사와 AI가 협업했을 때 진단 정확도가 가장 높았다. 의사는 AI가 놓칠 수 있는 임상적 맥락을 제공하고, AI는 의사가 놓칠 수 있는 미세한 패턴을 감지했다.

7) 불안의 근원

인간의 불안은 어디서 오는가?

첫째, 자동화에 대한 근본적인 두려움이다. 산업혁명 이후 기계는 계속해서 인간의 일자리를 대체해 왔다. 공장 노동자, 전화 교환원, 타이피스트… AI는 이제 지식 노동까지 위협한다. 의사는 오랜 훈련과 전문성이 필요한 직업이지만, AI 앞에서 그 특권이 무너질까 두렵다.

둘째, 의사 정체성의 위기다. "나는 진단하는 사람이다"라는 정체성이 흔들린다. 만약 진단의 상당 부분을 AI가 한다면, 의사는 무엇으로 정의되는가?

셋째, 통제력 상실의 불안이다. AI가 어떻게 판단하는지 이해하기 어렵다. 블랙박스 같은 알고리즘에 환자의 생명을 맡겨야 한다는 것이 불편하다.

8) 역사의 교훈

그러나 역사는 우리에게 교훈을 준다.

19세기 후반, 청진기가 발명되었을 때 많은 의사들이 반대했다. "귀를 환자 가슴에 직접 대는 것이 진정한 진찰이다. 도구를 사용하는 것은 의사의 기술을 약화시킨다."

20세기 초, X선이 도입되었을 때도 비슷한 논쟁이 있었다. "외과의의 손끝 감각을 대신할 것은 없다. 영상만 보고 진단하는 것은 위험하다."

그러나 결국 청진기와 X선은 의학의 필수 도구가 되었다. 의사의 능력을 대체한 것이 아니라 확장했다.

AI도 마찬가지다. 중요한 것은 기술을 어떻게 사용하느냐다.

5. AI 혁신이 바꾸는 의사와 환자의 관계

1) '구글 닥터'의 등장

"선생님, 제가 검색해보니까 제 증상은 갑상선암 같은데요."

10년 전 의사들은 이런 환자를 '구글 닥터'라고 불렀다. 인터넷 검색으로 의학 지식을 습득한 환자가 의사에게 도전하는 상황. 많은 의사들이 불쾌해했다. "의대 6년, 전공의 4년 교육과 수련을 받은 내가 전문가다. 환자가 감히 진단을 논하다니.”

2) 2024년, 새로운 현실

그러나 이제 상황은 바뀌었다.

2024년 현재, 환자들은 구글뿐 아니라 GPT-4, 메드젬 같은 AI에게 질문한다. “이 증상은 무엇일까요?”, “이 약의 부작용은?”, “다른 치료 옵션은 없나요?”

AI는 의학 지식을 민주화했다. 과거에는 의사만 접근할 수 있던 전문 지식이 이제 누구나 몇 초 만에 얻을 수 있다. 이것은 의사-환자 관계를 근본적으로 바꾼다.

3) 관계 모델의 변화

과거의 부권주의적 모델 : 의사는 전지전능한 권위자다. 환자는 수동적으로 따른다. “제가 전문가니까 제 말을 믿으세요.” 정보는 일방적으로 의사에서 환자로 흐른다.

새로운 파트너십 모델 : 의사와 환자는 동등한 협력자다. 정보는 양방향으로 흐른다. 환자는 자신의 증상, 가치, 선호를 제공한다. 의사는 전문적 해석, 경험, 조언을 제공한다. AI는 양쪽 모두에게 정보를 제공하는 공통 자원이다.

4) 구체적 시나리오

구체적인 시나리오를 상상해보자.

시나리오 1 : 암 진단 후 치료 결정

과거 : 의사가 검사 결과를 보며 말한다. "암입니다. 수술을 해야 합니다." 환자는 충격을 받고, 질문도 하지 못하고 고개를 끄덕인다. 집에 돌아가서 후회한다. "다른 옵션은 없었을까? 왜 묻지 못했을까?"

현재 : 진단 전, 환자는 AI 챗봇에게 물었다. "만약 내가 암이라면 어떤 치료 옵션이 있을까?" AI는 수술, 항암치료, 방사선 치료, 표적치료 등을 설명했다. 진단 후, 환자는 의사에게 구체적으로 묻는다. "제 경우 표적치료는 가능한가요? 수술과 비교했을 때 장단점은?" 의사와 환자는 치료 계획을 함께 논의한다.

시나리오 2 : 만성질환 관리

과거 : 당뇨병 환자가 3개월마다 병원을 방문한다. 의사는 혈당 수치를 보고 약을 조정한다. 환자의 일상생활, 식습관, 스트레스 상황은 충분히 논의되지 않는다.

현재 : 환자는 스마트워치로 혈당을 실시간 모니터링한다. AI 앱은 식사 후 혈당 변화를 분석하고, "이 음식은 혈당을 급격히 올렸습니다"라고 알려준다. 병원 방문 시 환자는 3개월간의 상세한 데이터를 가지고 온다. 의사는 이 데이터를 바탕으로 개인화된 조언을 한다. "점심 식사 후 혈당이 자주 올라가네요. 탄수화물 섭취 시간을

조정해봅시다."

시나리오 3 : 희귀질환 진단

과거 : 환자가 설명하기 어려운 증상으로 고통받는다. 여러 병원을 전전하며 오진을 받는다. 정확한 진단까지 평균 7년이 걸린다(실제 희귀질환 환자들의 평균 진단 기간).

현재 : 환자가 증상을 AI에 입력한다. AI는 전 세계 의학 문헌을 검색하여 유사 사례를 찾는다. "이 증상 조합은 펠티 증후군과 유사합니다. 희귀 자가면역 질환입니다. 류마티스 내과 전문의와 상담하세요." 환자는 이 정보를 가지고 의사를 방문한다. 의사는 AI의 제안을 참고하여 적절한 검사를 처방하고, 빠르게 진단에 도달한다.

5) 긍정적 변화

이런 변화는 긍정적이다. 환자는 더 많이 알고, 더 적극적으로 참여하며, 더 나은 결정을 내린다. 의사는 정보 제공자를 넘어, 해석자이자 조력자가 된다.

그러나 위험도 있다.

첫째, 정보 과부하다. 너무 많은 정보는 혼란을 낳는다. 환자가 AI에게 질문하면 수십 가지 가능성이 제시된다. "두통"을 검색하면 단순 긴장성 두통부터 뇌종양까지 나온다. 불안만 증가한다.

둘째, 잘못된 정보다. AI도 실수한다. 특히 학습 데이터에 편향이 있거나, 질문이 모호하거나, 최신 정보가 반영되지 않았을 때. 환자가 AI의 잘못된 조언을 맹신한다면 위험하다.

셋째, 관계의 파편화다. 환자가 AI와 더 많은 시간을 보내고 의사를 덜 신뢰한다면? "의사 말보다 AI가 더 정확하던데요"라고 말한다면? 신뢰는 의료의 핵심인데, 그것이 깨진다면?

6) 필요한 균형

균형이 필요하다.

의사는 환자가 AI를 사용하는 것을 막을 수 없다. 대신 적극적으로 대화에 참여해야 한다. "AI가 뭐라고 하던가요? 같이 살펴봅시다." AI를 적으로 보지 않고 대화의 도구로 활용하는 것이다.

환자 교육도 중요하다. AI를 어떻게 사용해야 하는지, 정보를 어떻게 평가해야 하는지, 의사와의 상담을 대체하지 않고 보완하는 방법은 무엇인지.

궁극적으로, AI 시대의 의사-환자 관계는 과거보다 더 평등하고, 더 투명하며, 더 협력적이어야 한다. 그리고 그 중심에는 여전히 신뢰가 있어야 한다. 기술이 중재하지만, 관계는 여전히 사람과 사람 사이에 있다.

6. 왜 지금인가?

이것이 우리가 지금 '의학과 AI'를 이야기해야 하는 이유다.

기술이 충분히 발전했고, 데이터가 충분히 축적되었으며, 사회가 변화를 요구하고 있다. 코로나19 팬데믹은 디지털 의료의 가능성과 필요성을 전 세계에 보여주었다.

동시에 우리는 갈림길에 서 있다. AI를 어떻게 개발하고, 어떻게 규제하며, 어떻게 사용할 것인가에 따라 미래 의료의 모습은 완전히 달라질 수 있다.

효율만 추구하면 의료는 공장이 된다. 데이터만 중시하면 환자는 숫자가 된다. 그러나 인간을 중심에 두고 기술을 설계한다면, AI는 의학을 더 정확하고, 더 접근 가능하며, 더 인간적으로 만들 수 있다.

다음 장에서는 이 모든 변화의 철학적 토대를 살펴볼 것이다. 하이데거는 기술을 어떻게 이해했는가? 레비나스의 타자 윤리는 AI 시대에 어떤 의미를 갖는가? 부버의 "나-너 관계"는 의사-환자-AI의 삼각 관계를 어떻게 비추는가?

기술을 이해하기 전에, 우리는 먼저 인간을 이해해야 한다.

2

인공지능의 기본 원리와 의학적 이해

1. 인공지능의 역사 : 튜링에서 GPT까지

1) 한 가지 질문에서 시작된 70년

1950년 가을, 영국 맨체스터 대학의 한 연구실에서 앨런 튜링은 타자기 앞에 앉아 있었다. 그는 방금 완성한 논문의 첫 문장을 다시 읽었다. "기계가 생각할 수 있는가?" 이 질문은 너무 철학적이어서 답하기 어려웠다. 그래서 튜링은 더 실용적인 테스트를 제안했다. 인간과 기계를 커튼 뒤에 숨기고, 심사자가 텍스트로만 대화를 나눈다. 만약 심사자가 둘을 구분하지 못한다면, 그 기계는 지능적이라고 할 수 있지 않을까?

당시 컴퓨터는 방 하나를 가득 채운 진공관 덩어리였다. 단순한 계산도 느렸다. 그런 기계가 사람처럼 대화한다는 것은 공상과학의 영역이었다. 하지만 튜링의 질문은 씨앗이 되었다. 인공지능이라는 새로운 학문의 씨앗.

2) 다트머스 회의와 AI의 탄생

6년 후인 1956년 여름, 미국 뉴햄프셔의 다트머스 대학에서 젊은 과학자들이 모였다. 존 매카시, 마빈 민스키, 클로드 섀넌. 그들은 6주간 한 가지 주제에 몰두하기로 했다. "인간 지능의 모든 측면을 기계로 시뮬레이션하는 것." 회의실 칠판에 새로운 용어가 적혔다. "Artificial Intelligence(인공지능)." 그들의 제안서는 낙관으로 가득했다. "한 세대 안에 이 문제를 상당 부분 해결할 수 있을 것이다."

3) 초기 성과와 한계

초기 성과는 희망적이었다. 체스를 두는 프로그램이 등장했다. 수학 정리를 증명하는 알고리즘이 개발되었다. 1966년, MIT의 조셉 와이젠바움은 ELIZA라는 챗봇을 만들었다. ELIZA는 심리치료사를 흉내 냈다. "나는 슬픕니다"라는 입력에 "왜 슬프다고 생각하나요?"라고 반문했다. 단순한 패턴 매칭에 불과했지만, 사람들은 ELIZA를 진짜 상담사처럼 대했다. 와이젠바움조차 놀랐다. 사람들이 얼마나 쉽게 기계를 인간화하는지.

4) 첫 번째 AI 겨울

하지만 1970년대 들어 한계가 명확해졌다. 체스는 잘 두지만 상식이 없었다. "새는 날 수 있다"는 알지만, "펭귄은 새지만 날지 못한다"는 이해하지 못했다. 규칙 기반 시스템은 예외가 많은 현실 세계를 다루기엔 너무 경직되어 있었다. 1973년, 영국 정부는 AI 연구가 약속을 이행하지 못했다며 연구비를 대폭 삭감했다. 'AI 겨울'이 찾아왔다. 연구실이 문을 닫았고, 학자들은 다른 분야로 떠났다.

5) 의료 AI의 초기 실패

의료 AI도 같은 운명이었다. 스탠퍼드의 MYCIN은 혈액 감염 진단에서 전문의보다 나은 성능을 보였지만 아무도 사용하지 않았다. 의사들은 왜 그런 판단을 내렸는지 설명하지 못하는 블랙박스를 신뢰하지 않았다. 법적 책임도 불분명했다.

6) 전문가 시스템의 시대와 두 번째 겨울

1980년대, 두 번째 봄이 왔다. '전문가 시스템'이 유행했다. 전문가의 지식을 if-then 규칙으로 코딩하는 것이었다. 일본은 '제5세대 컴퓨터 프로젝트'에 막대한 돈을 투자했다. 하지만 규칙이 수천 개를 넘어가자 시스템은 유지보수가 불가능해졌다. 1990년대 중반, 두 번째 겨울이 왔다. AI 기업들이 파산했고, 연구자들은 이력서에서 'AI'라는 단어를 지웠다.

7) 어둠 속의 신경망 연구

그러나 어둠 속에서 새로운 것이 자라고 있었다. 몇몇 고집스러운 연구자들은 다른 길을 걷고 있었다. 규칙을 프로그래밍하는 대신, 데이터로부터 학습하는 것. 토론토 대학의 제프리 힌튼은 '신경망'이라는 낡은 아이디어를 고집했다. 동료들이 비웃었고 연구비를 받기 어려웠지만, 힌튼은 믿음을 잃지 않았다. 신경망이 충분히 깊어지고 데이터가 충분히 많아지면 뭔가 다른 일이 벌어질 것이라고.

8) 딥러닝 혁명 : AlexNet의 등장

2012년 가을, 역사적 순간이 왔다. ImageNet 이미지 인식 대회에서 토론토 대학 팀이 'AlexNet'으로 참가했다. 결과가 발표되자 사람들은 의심했다. 오류율 15.3%. 2위와 10% 이상 차이. 이건 점진적 개선이 아니었다. 혁명이었다. 비밀은 '딥러닝'이었다. 깊은 합성곱 신경망과 GPU를 사용한 병렬 학습. 힌튼이 수십 년간 꿈꿔온 것이 마침내 실현된 것이다.

9) AI 르네상스 시대

그날 이후 세계가 바뀌었다. 구글, 페이스북, 마이크로소프트가 AI 연구소를 만들었다. 2016년 3월, 알파고가 이세돌을 이겼다. 바둑은 다르다고, 직관의 영역이라고, 인간만의 영역이라고 믿었던 것이 무너졌다. 2017년, 구글은 '트랜스포머'를 발표했다. 자연어 처리의 혁명이었다. 2020년, 알파폴드가 단백질 구조 예측이라는 생물학의 50년 난제를 해결했다. 2022년, ChatGPT가 두 달 만에 1억 사용자를 모았다.

10) 의료 AI의 부활과 성공

의료 AI도 꽃을 피웠다. 2017년 스탠퍼드는 피부암 진단 AI를, 2018년 구글은 망막 질환 진단 AI를 발표했다. 2023년 Med-PaLM은 미국 의사 면허 시험에서 85% 이상의 정확도를 보였다.

튜링이 질문을 던진 지 73년. 다트머스 워크숍의 "한 세대면 된다"는 예측은 틀렸다. 세 세대가 걸렸다. 그러나 결국 그들이 옳았다. 무엇이 달라졌는가? 데이터, 컴퓨팅 파워, 알고리즘. 그리고 무엇보다 두 번의 겨울을 견딘 연구자들의 끈기. 우리는 지금 그 끈기의 열매를 먹고 있다.

2. 머신러닝, 딥러닝, 신경망의 작동 원리

1) 아이가 세상을 배우는 방식에서 배우다

세 살 아이가 처음 고양이를 본다. 부모는 생물학 교과서를 펴지 않는다. "고양이는 포유류 식육목 고양이과에 속하며…"라고 설명하지 않는다. 그냥 고양이를 가리키며 "고양이"라고 말한다. 여러 번. 다양한 고양이를 보여준다. 처음에 아이는 혼란스럽다. 네 다리가 있는 개를 보고 "고양이"라고 말한다. 부모는 웃으며 고쳐준다. "아니야, 이건 개야." 점점 아이는 정확해진다. 길고양이도, 페르시안 고양이도, 샴 고양이도 "고양이"라고 인식한다. 심지어 호랑이를 보고 "큰 고양이"라고 말한다. 아이는 스스로 패턴을 발견했다. 추상화했다. 일반화했다. 이것이 학습이다.

2) 머신러닝의 기본 개념

머신러닝도 같은 원리로 작동한다. 전통적 프로그래밍은 입력과 규칙을 주면 출력이 나온다. 머신러닝은 입력과 출력을 주면 규칙을 스스로 발견한다. 스팸 메일 필터를 생각해보자. 전통적 방식이라면 프로그래머가 "이메일에 '무료', '당첨', '클릭'이라는 단어가 있으면 스팸"이라는 규칙을 수백 개 작성해야 한다. 머신러닝은 다르다. 스팸 메일 1만 개와 정상 메일 1만 개를 보여주면, 알고리즘이 두 그룹의 차이를 스스로 학습한다.

3) 머신러닝의 세 가지 학습 방법

머신러닝은 크게 세 가지로 나뉜다.

지도 학습(Supervised Learning) : 정답이 있는 데이터로 학습한다. 흉부 X선 1만 장과 각 영상의 진단을 함께 제공하면, 알고리즘은 영상과 진단의 관계를 학습한다.

비지도 학습(Unsupervised Learning) : 정답 없이 데이터의 숨겨진 구조를 찾는다. 수천 명의 환자 데이터를 주면 유사한 환자들을 자동으로 그룹화한다.

강화 학습(Reinforcement Learning) : 시행착오로 학습한다. 알파고가 바둑을 배운 방식이다. 수백만 번 게임을 하며 이기는 수를 발견했다.

4) 신경망 : 뇌에서 영감을 받다

딥러닝의 핵심은 인공 신경망이다. 1943년 워렌 맥컬록과 월터

피츠는 뉴런을 수학적으로 모델링했다. 뉴런은 뇌의 기본 단위다. 인공 뉴런은 간단하다. 여러 입력을 받아 가중치를 곱하고, 모두 더한 후 활성화 함수를 통과시켜 출력을 낸다. 이런 뉴런을 수백만 개 연결하면 신경망이 된다.

5) 신경망의 구조

신경망은 층으로 구성된다.

입력층(Input Layer) : 데이터가 들어오는 곳이다.

은닉층(Hidden Layer) : 중간 처리를 담당한다. 여러 개 있을 수 있다.

출력층(Output Layer) : 최종 결과를 낸다.

은닉층이 많을수록 '깊다'. 초기 신경망은 은닉층이 1-2개였다. 현대 딥러닝은 수십, 수백 개의 층을 가진다. GPT-3는 96개 층이다.

6) 신경망의 학습 과정

학습 과정을 비유로 설명하면, 안개 낀 산에서 하산하는 것과 같다. 전체 경로는 보이지 않는다. 한 걸음씩 "어느 방향이 더 아래인가?"를 확인하며 내려간다. 신경망 학습도 비슷하다. 목표는 오차를 최소화하는 것이다. 순전파(Forward Propagation)로 예측을 하고, 오차를 계산하고, 역전파(Backpropagation)로 오차를 뒤로 전파하며 가중치를 조정한다. 이것을 수천, 수만 번 반복하면 점점 정확해진다. 피아노 연습처럼, 1만 시간의 법칙처럼.

7) CNN : 이미지를 보는 특별한 방법

의료 영상 AI는 대부분 CNN(Convolutional Neural Network, 합성곱 신경망)을 사용한다. CNN의 천재성은 지역성을 이해한다는 것이다. 사람이 X선을 볼 때 전체를 한 번에 파악하지 않는다. 시선이 움직인다. 작은 영역을 보고, 주변을 보고, 점점 전체 패턴이 보인다. CNN은 이 과정을 모방한다.

합성곱 층(Convolutional Layer) : 작은 필터를 이미지 위에서 미끄러뜨리며 특징을 추출한다. 첫 번째 층은 수평선, 수직선 같은 기본 특징을 감지한다. 중간 층은 텍스처와 패턴을 감지한다. 깊은 층은 심장, 폐, 결절 같은 의미 있는 구조를 감지한다. 층을 거칠 때마다 추상화 수준이 높아진다.

풀링 층(Pooling Layer) : 정보를 요약하고 크기를 줄인다.

완전연결 층(Fully Connected Layer) : 최종적으로 추출된 특징들을 종합하여 진단을 내린다.

CNN은 1980년대에 제안되었지만 2012년 이후 비로소 실용화되었다. 충분한 데이터와 GPU가 준비되었기 때문이다.

8) RNN : 시간을 기억하다

중환자실 환자의 활력징후는 시간에 따라 변한다. 한 시점만 보면 정상일 수 있지만, 추세를 보면 위험 신호가 보인다. RNN(Recurrent Neural Network, 순환 신경망)은 시계열 데이터를 위한 신경망이다. 이전 시점의 정보를 현재 처리에 반영한다. 사람이 대화할 때 앞 문장을 기억하며 다음 문장을 이해하듯이.

문제는 긴 시퀀스에서 초기 정보가 사라진다는 것이다. LSTM(Long Short-Term Memory)과 GRU(Gated Recurrent Unit) 같은 개선된 구조가 이를 해결했다. 중요한 정보는 오래 기억하고, 중요하지 않은 정보는 잊는다. 의료에서는 환자 모니터링, 질병 진행 예측, 재입원 위험 평가에 사용된다.

9) 트랜스포머 : 문맥의 마법

2017년 구글이 제안한 트랜스포머는 자연어 처리를 혁명적으로 바꿨다. 논문 제목은 단순했다. "Attention Is All You Need(주의가 전부다)." 핵심은 어텐션 메커니즘(Attention Mechanism)이다. 문장의 각 단어가 다른 모든 단어와의 관계를 학습한다. "환자는 당뇨병 병력이 있으며 최근 체중이 5kg 감소했다"는 문장에서 '체중 감소'를 해석할 때 모델은 '당뇨병'과의 연관성을 높게 평가한다. 당뇨병 환자의 체중 감소는 혈당 조절 악화를 시사하기 때문이다.

트랜스포머 기반 모델들이 의료를 바꾸고 있다. BERT는 EMR 데이터를 분석한다. GPT는 진료 기록을 작성하고 환자 교육 자료를 생성한다. Med-PaLM은 의사 면허 시험을 통과했다.

10) GAN : 창조하는 AI

생성적 적대 신경망(GAN, Generative Adversarial Network)은 두 개의 신경망이 경쟁한다. 생성자는 가짜 데이터를 만들고, 판별자는 진짜와 가짜를 구분한다. 이 경쟁을 통해 생성자는 진짜와 구분 불가능한 가짜를 만들게 된다. 의료에서는 희귀 질환의 합성 영상을 생성하거나, 환자 정보를 보호하면서 연구용 데이터를 만드는 데 사용된다.

3. 의료 데이터와 알고리즘의 만남

1) 디지털 의료의 기초, 데이터

AI가 아무리 정교해도 데이터 없이는 작동하지 않는다. 의료 데이터는 다양하다.

2) 영상 데이터의 처리

영상 데이터 : X선, CT, MRI 같은 영상 데이터는 DICOM 형식으로 저장된다. 이미지뿐 아니라 환자 정보, 촬영 조건 같은 메타데이터도 포함한다. 학습 전에 표준화, 정규화, 크기 조정, 데이터 증강 같은 전처리가 필요하다. 영상의학과 전문의가 영상마다 라벨을 붙이면, 이 데이터로 CNN을 학습시킨다.

폐결절 검출 AI는 저선량 흉부 CT 10,000건으로 학습한다. 전문의 3명이 합의하여 결절 위치를 표시한다. 3D CNN을 사용하며, 민감도 94%, 특이도 88%를 달성한다. 작은 결절 발견율이 30% 증가한다.

3) 병리 슬라이드 분석

병리 슬라이드 : 더 복잡하다. Whole Slide Image는 한 장이 수 GB, 10만×10만 픽셀 수준이다. 너무 커서 그대로 신경망에 넣을 수 없다. 해결책은 패치 기반 학습이다. 큰 이미지를 작은 타일로 나누고, 각 타일을 분류한 후, 전체 슬라이드 레벨에서 결과를 종합한다. 유방암 림프절 전이 검출 AI는 AUC 0.99를 달성했다.

4) 유전체 데이터 분석

유전체 데이터 : 30억 개의 염기쌍으로 이루어진다. 파일 크기는 초기 시퀀싱 데이터 약 200GB, 최종 압축파일 약 3GB다. 모든 인간은 99.9% 같고 0.1%가 다르다. 이 0.1%, 즉 300만 개의 변이 중에서 병원성 변이를 찾는 것이 목표다. AI는 유전자 서열을 언어처럼 취급한다. ATCG는 알파벳, 유전자는 단어, 게놈은 책. 트랜스포머 같은 자연어 처리 기술을 적용한다. DNABERT는 프로모터, 인핸서, 스플라이싱 사이트를 높은 정확도로 예측한다.

5) 전자의무기록(EMR)의 복잡성

전자의무기록(EMR) : 가장 복잡하다. 비정형 데이터, 불완전함, 이질성, 민감한 개인정보가 섞여 있다. 의사의 자유 텍스트 기록은 약어, 오타, 개인적 표현 방식으로 가득하다. 자연어 처리로 정보를 추출하고, 시계열 분석으로 환자 상태의 변화를 파악한다. 중환자실 패혈증 조기 예측 AI는 발생 6시간 전에 예측하며, 사망률을 10% 감소시킨다.

6) 멀티모달 학습의 혁신

최근 트렌드는 멀티모달 학습(Multimodal Learning)이다. 폐암 진단에서 흉부 CT, 조직검사, 유전자 검사, 진료 기록, 흡연력을 모두 통합한다. 각 데이터 타입마다 전용 인코더를 사용하고, 특징 벡터들을 공통 공간으로 변환한 후 융합한다. 정확도가 단일 데이터 사용 대비 15% 향상된다. 더 중요한 것은 각 데이터가 최종 판단에 기여한 정도를 정량화할 수 있다는 것이다. 이것이 설명 가능한 AI의 핵심이다.

4. 학습과 편향 : 의료 데이터의 딜레마

1) AI는 데이터의 거울이다

AI는 데이터로 학습한다. 데이터가 편향되어 있으면 AI도 편향된다. 이것은 단순한 기술적 문제가 아니라 생명과 직결된 윤리적 문제다.

피부암 진단 AI가 백인 환자에서 95%, 흑인 환자에서 68%의 정확도를 보인다면? 학습 데이터를 확인하면 10만 장 중 백인 환자가 85,000장, 흑인 환자가 5,000장이다. AI는 백인 피부에서 흑색종이 어떻게 보이는지 많이 배웠지만 흑인 피부에서는 학습량이 17분의 1에 불과하다. 더 근본적으로 흑색종은 피부색에 따라 다르게 나타난다. 백인 피부에서는 갈색 점이 명확하게 대비되지만, 흑인 피부에서는 배경이 어두워 병변이 덜 대비된다. 손바닥, 발바닥에 주로 발생하는 말단 흑색종은 일반적인 진단 규칙을 따르지 않는다.

2) 통증 평가의 편향

통증 평가 AI에서도 문제가 발견되었다. 응급실 환자 5만 명의 데이터로 학습한 AI가 배포된 후, 흑인 환자의 통증을 평균적으로 1-2점 낮게 평가했다. 학습 데이터를 분석하니 같은 질환에 대해 의사들이 흑인 환자에게 더 낮은 점수를 매겼다. AI는 의사의 무의식적 편견을 학습하고 증폭시켰다.

3) 편향의 피드백 루프

더 무서운 것은 피드백 루프다. 편향된 AI가 특정 집단을 과소진단하면, 그 집단은 적절한 치료를 받지 못한다. 건강 결과가 나빠진다. 새 데이터는 "이 집단이 건강하지 않다"를 반영한다. AI가 재학습하면 편향이 더 강화된다. 악순환이다.

4) 편향 해결을 위한 다섯 가지 접근

해결책은 있다.

데이터 다양성 확보 : 다양한 인구 집단, 의료기관, 지역의 데이터를 포함한다.

편향 감사 실시 : AI를 배포하기 전에 인구 집단별로 성능을 따로 평가한다.

공정성 제약 추가 : 학습 시 모든 집단에서 동등한 성능을 목표로 한다.

투명성 확보 : AI가 왜 그런 판단을 내렸는지 설명할 수 있어야 한다.

지속적 모니터링 : 배포 후에도 계속 평가하며 예상치 못한 편향을 찾는다.

5) 공정성의 철학적 딜레마

그러나 완벽한 해결책은 없다. 공정성을 어떻게 정의하느냐도 쉽지 않다. 동등한 정확도인가, 동등한 기회인가, 동등한 결과인가? 이 목표들은 때때로 서로 충돌한다. 기술적 해법만으로는 부족하다. 철학적, 윤리적 논의가 필요하다. 의료인, 윤리학자, 사회학자, 환자 대표가 함께 논의해야 한다.

근본적으로 AI는 우리 사회의 거울이다. AI가 편향되었다면, 그것은 우리 의료 시스템, 우리 사회가 편향되어 있기 때문이다. AI를 고치는 것은 시작일 뿐, 근본 원인을 해결해야 한다.

5. 의학에서 'AI 이해력'의 필요성

1) 균형 잡힌 관점이 필요한 시대

의사가 CT 판독을 하려면 CT의 기본 원리를 알아야 한다. X선이 어떻게 작동하는지, 조영제가 무엇인지, 아티팩트가 어떻게 생기는지. 마찬가지로 AI를 의료에 사용하려면 AI의 기본 원리를 이해해야 한다. 의사가 AI 알고리즘을 직접 코딩할 필요는 없다. 그러나 이 AI가 어떻게 학습했는지, 어떤 데이터로 훈련했는지, 성능 지표가 무엇을 의미하는지는 알아야 한다.

2) AI 이해력이 필요한 다섯 가지 이유

AI 이해력이 필요한 이유는 명확하다.

첫째, 적절한 사용 : AI가 주로 성인 데이터로 학습되었다면 소아 환자에게 사용할 때 주의해야 한다. 특정 기종의 CT 스캐너 영상으로 학습되었다면 다른 기종에서는 성능이 떨어질 수 있다.

둘째, 결과 해석 : AI가 "폐암 확률 85%"라고 할 때 이것이 무엇을 의미하는지 알아야 한다.

셋째, 오류 감지 : AI가 심장 페이스메이커를 폐결절로 잘못 인식할 수 있다는 것을 알면 재확인할 수 있다.

넷째, 환자 소통 : 환자가 "AI가 진단했다는데 믿을 수 있나요?"라고 물으면 제대로 답할 수 있어야 한다.

다섯째, 윤리적 판단 : AI가 "표준 치료의 성공 확률 5%"라고 예측할 때 이 정보를 환자에게 어떻게 전달할 것인가?

3) 의학교육 커리큘럼의 개편

의학교육 커리큘럼에 AI 교육을 포함해야 한다.

기초 과정 : AI의 역사와 기본 개념, 머신러닝의 종류와 원리, 의료 AI의 응용 분야를 다룬다.

심화 과정 : 실제 의료 AI 제품을 사용해보고, AI 연구 논문을 비평하며, 윤리와 규제를 배운다.

전공별 특화 교육 : 영상의학과는 영상 AI를, 병리과는 디지털 병

리와 AI를 깊이 배운다.

4) 의료진 전체의 AI 이해력 필요

그러나 의사만의 문제가 아니다. 간호사, 의료기사, 병원 관리자 모두 AI 이해력이 필요하다. 환자도 마찬가지다. AI가 자신의 진료에 어떻게 사용되는지 알 권리가 있다. AI 결과를 올바르게 이해하고, AI 사용에 동의하거나 거부할 수 있는 권한을 가져야 한다.

5) 두 극단을 피하는 균형

AI 이해력 교육은 두 극단을 피해야 한다. 기술 맹신, "AI는 완벽하다. AI가 말하면 무조건 따른다"도 문제다. 기술 공포, "AI는 위험하다. 절대 사용하면 안 된다"도 문제다. 균형 잡힌 관점이 필요하다. AI는 강력한 도구다. 올바르게 사용하면 유용하고, 잘못 사용하면 해롭다. 우리는 현명하게 사용할 책임이 있다.

6) 평생 학습의 필요성

AI는 빠르게 발전한다. 1년 전 최신 모델이 지금은 구식이다. GPT-3가 나왔다 싶으면 GPT-4가 나온다. 어떻게 따라갈 것인가? 원리를 이해해야 한다. 구체적인 모델명보다 근본 개념. CNN, RNN, 트랜스포머 같은 기본 구조. 새 모델이 나와도 이 범주 안에 있다.

7) 효과적인 학습 방법

공부 방법은 다양하다. Coursera, edX 같은 온라인 강좌. 의학 저널의 AI 리뷰 논문. 학회 세션. 그리고 AI에게 물어보는 것도 방법이다. ChatGPT에게 "CNN이 뭐야?"라고 물으면 잘 설명해준다. "의사에게 설명하듯이"라고 하면 적절한 비유로 설명한다. 메타적이지만 효과적이다.

8) 질문하는 능력의 중요성

중요한 것은 질문하는 능력이다. 정보는 넘쳐난다. 올바른 질문을 하고, 답변을 비판적으로 평가하는 능력이 핵심이다. 과거에는 지식의 양이 중요했다. 지금은 판단력이 중요하다. 수많은 정보 중에서 신뢰할 만한 것을 고르고, 환자에게 적용하고, 결과를 평가하는 능력.

9) AI 시대 의사의 자질

AI 시대의 의사는 평생 학습자여야 한다. 기술을 두려워하지 않지만 맹신하지도 않는 사람. 비판적 사고를 유지하는 사람. 그리고 무엇보다 환자를 사랑하는 사람. 기술이 아무리 발전해도 이것은 변하지 않는다.

10) AI는 눈이고, 의사는 뇌이자 손이자 마음이다

한 교수가 환자에게 말했다. "AI는 점을 발견했습니다. 그것이 암인지 판단하고, 치료 계획을 세우고, 환자분을 안심시키고, 수술 후 관리하는 것은 의사입니다. AI는 눈입니다. 의사는 뇌이자 손이자 마음입니다."

이 문장이 AI와 의학의 관계를 잘 요약한다. AI는 도구다. 놀라운 도구. 그러나 여전히 도구. 의학은 기술이다. 그러나 그 이상이다. 예술이자 소명이다. AI와 의학이 만날 때, 우리는 기술의 힘과 인간의 지혜를 모두 필요로 한다.

원리를 이해하는 것은 중요하다. 그러나 그것을 의학이라는 인간적 맥락에 두는 것이 더 중요하다. 튜링의 질문, "기계가 생각할 수 있는가?"는 70년 후 다른 질문으로 변했다. "기계와 인간이 함께 생각할 수 있는가?" 그리고 의학은 이 질문에 가장 아름다운 답을 찾고 있다.

데이터 인프라. EMR, EHR, PHR. 의료 빅데이터 플랫폼. AI가 작동하려면 데이터가 있어야 한다. 그 데이터는 어디서 오는가? 어떻게 저장되고, 관리되고, 보호되는가? 병원 지하 서버실의 깜박이는 불빛 사이에서, 수백만 환자의 이야기가 0과 1로 잠들어 있다.

3

의료 데이터와 정보 인프라의 진화

1. 병원 지하의 디지털 우주

1) 300만 명의 이야기가 잠든 곳

서울의 한 대학병원 지하 3층. 일반인은 잘 모르는 공간이다. 서버실로 들어가려면 세 겹의 보안문을 통과해야 한다. 지문 인식, 카드 인증, PIN 코드. 무겁게 열리는 문 너머로 차가운 공기가 쏟아진다. 항상 섭씨 18도를 유지한다. 수백 대의 서버가 열을 내뿜기 때문이다.

2) 디지털로 변환된 의료 데이터

깜박이는 LED 불빛들. 초록, 파랑, 빨강. 윙윙거리는 팬 소리. 이곳에 300만 명의 이야기가 잠들어 있다. 20년간의 진료 기록. 5,000

만 건의 외래 방문. 1억 장의 의료 영상. 100억 개의 검사 수치. 모두 0과 1로 변환되어 하드디스크 어딘가에 저장되어 있다.

3) 잠자는 데이터의 비밀

IT 담당자가 말한다. “이 데이터의 95%는 한 번도 분석된 적이 없습니다. 그냥 쌓여만 있어요. 법적으로 보관해야 하니까요.” 300만 명의 질병, 치료, 회복의 여정. 의사들의 수십 년 경험. 모두 디지털 무덤에 묻혀 있다. AI가 등장하기 전까지는.

그런데 이 데이터는 어디서 왔을까? 어떻게 여기까지 왔을까? 그리고 왜 대부분이 잠들어 있을까?

2. 종이 차트의 추억

1) 1970년대 의무기록실의 풍경

1970년대 병원 의무기록실을 상상해보자. 천장까지 쌓인 차트 보관함. 먼지 냄새. 의무기록사 직원이 사다리를 타고 올라간다. “김영희, 1945년생… 어디 있더라?” 수백 권의 파일을 손으로 뒤진다. 찾았다! 두께 5센티미터의 낡은 차트. 20년간의 진료 기록이 담겨 있다. 의사의 필기체로 빼곡하다. 해독이 어렵다. “이게 ‘폐렴’인가 ‘폐암’인가?”

2) 외래 진료실의 혼란

외래 진료실. 의사 앞에 환자 차트가 쌓여 있다. 오전에 볼 환자 30명 것. 간호사가 밀고 다니는 카트에 가득하다. 한 차트가 분실되었다. 난리가 났다. “김철수 환자 차트 본 사람?” 결국 못 찾았다. 의사는 기억에 의존해서 진료한다. 위험하다.

3) 병동 회진의 비효율

병동 회진. 교수, 전공의, 인턴, 학생이 줄지어 간다. 간호사가 무거운 차트 더미를 밀고 따라온다. 각 병실마다 멈춘다. 교수가 차트를 펼친다. “어제 혈압이 어땠지?” 페이지를 넘긴다. “CRP는?” 또 넘긴다. “X선 결과는?” 영상의학과 판독지를 찾는다. 시간이 걸린다.

4) 응급실의 위험한 시간 지연

응급실은 더 혼란스럽다. 의식 불명의 환자가 실려 왔다. 신원 확인. 의무기록실에 전화한다. “차트 좀 보내주세요. 급해요!” 의무기록사가 차트를 찾는다. 보호자를 시켜 응급실로 가져온다. 30분 걸렸다. 그동안 의사는 암중모색이다. 환자가 무슨 약을 먹었는지, 알레르기가 있는지 모른다. 위험하다.

5) 수술실의 돌발 상황

수술실. 수술 중에 과거 수술 기록이 필요하다. “10년 전 같은 부위 수술했다던데…” 누군가 뛰어가서 차트를 가져온다. 수술이 잠시 중단된다.

이것이 아날로그 시대의 의료였다. 비효율적이고 위험했다. 그러나 이것이 수천 년간의 방식이었다. 히포크라테스 시대부터. 종이에 기록하고, 어딘가에 보관하고, 필요할 때 찾는다. 단순했다.

3. 디지털 혁명, 그리고 세 가지 약자

1) 전자의무기록의 시작

1990년대 후반, 컴퓨터가 병원에 들어오기 시작했다. 처음엔 행정 업무부터였다. 환자 등록, 수납, 청구. 그다음 약국. 처방전이 전산화되었다. 의사가 컴퓨터로 처방을 입력하면 약국 프린터로 출력된다. 혁명이었다. 약사가 의사 필기체를 해독할 필요가 없어졌다. 투약 오류가 줄었다.

2) EMR 시대의 도래

2000년대, 본격적인 EMR 시대가 왔다. EMR(Electronic Medical Record, 전자 의무기록). 의사가 진료하며 컴퓨터에 입력한다. 주호소, 진단, 처방. 간호사도 간호 기록을 입력한다. 검사실에서 결과가 직접 업로드된다. 영상의학과 판독도 바로 뜬다. 모든 것이 하나의 시스템에 통합된다.

3) 의사들의 적응 과정

의사들은 처음엔 불편해했다. "환자 보는 시간보다 컴퓨터 치는 시간이 더 길어!" 타자 속도가 느린 교수들은 고통스러웠다. 그러나 적응했다. 혜택이 컸기 때문이다. 차트를 찾지 않아도 된다. 클릭 한 번에 모든 기록이 뜬다. 3년 전 혈액 검사 결과? 1초 만에. 과거 약물 알레르기? 화면에 빨간 경고로 뜬다. 약물 상호작용? 자동으로 체크한다.

그런데 문제가 있었다. EMR은 한 병원 안에서만 작동했다. A 병원의 EMR과 B 병원의 EMR은 서로 대화하지 못했다. 환자가 병원을 옮기면? 기록도 끊겼다. CD에 복사해서 가져가야 했다. 번거로웠다.

4) EHR의 등장과 이상

그래서 EHR(Electronic Health Record, 전자 건강 기록)이 등장했다. EMR보다 넓은 개념이다. 한 병원이 아니라 여러 의료기관이 공유하는 기록. 환자가 A 병원에서 B 병원으로 가도 기록이 이어진다. 이상적이다. 그러나 실현은 어려웠다.

기술적 문제 : 각 병원이 다른 시스템을 사용한다.

법적 문제 : 개인정보를 공유해도 되나?

경제적 문제 : 병원들은 환자 정보를 자산으로 본다. 공유하면 환자를 빼앗길까 두려워한다.

5) PHR : 환자 중심의 기록

그리고 세 번째 약자. PHR(Personal Health Record, 개인 건강 기록). 환자 개인이 관리하는 건강 기록. 병원이 아니라 환자가 주인이다. 스마트폰 앱에 저장된다. 환자가 병원 진료 기록을 다운받는다. 자신이 매일 측정한 혈압, 혈당, 체중을 추가한다. 복용한 약을 기록한다. 운동을 기록한다. 증상을 메모한다. 모두 한곳에 모인다.

6) PHR의 임상 활용

병원 방문 시 의사와 이 데이터를 공유한다. “지난 한 달 혈압 추세를 보시죠.” 그래프로 보여준다. 의사는 포괄적인 정보를 바탕으로 판단한다. 환자도 자신의 건강을 더 잘 이해한다. “아, 스트레스 받으면 혈압이 오르는구나.” 패턴을 발견한다. 건강 관리의 주체가 된다.

7) 세 가지 약자가 보여주는 진화

EMR, EHR, PHR. 세 약자가 의료 정보화의 진화를 보여준다. 병원 중심에서 환자 중심으로. 단절된 섬에서 연결된 대륙으로. 의사의 독점에서 환자의 참여로.

4. 데이터의 더러운 비밀

1) 디지털화가 해결하지 못한 문제

그런데 디지털화가 모든 문제를 해결했을까? 아니다. 새로운 문제가 생겼다. 데이터 품질.

컴퓨터 과학에 격언이 있다. "Garbage in, garbage out(쓰레기를 넣으면 쓰레기가 나온다)." 의료 데이터에도 그대로 적용된다.

2) 데이터 오류의 실태

2019년의 한 연구. 미국 대형병원 EMR 데이터를 분석했다. 혈압 수치를 봤다. 이상한 값들이 보였다. 수축기 혈압 300. 확장기 혈압 10. 인간이 살 수 없는 수치다. 오타였다. 30/100을 300/10으로 입력했다. 수천 건이 발견되었다.

체중 데이터도 엉망이었다. 성인 남성 체중 10kg. 불가능하다. 아마 100kg을 잘못 쳤을 것이다. 반대로 500kg도 있었다. 세상에서 가장 무거운 사람도 635kg이었는데.

3) 진단명 표기의 혼란

진단명도 문제였다. 같은 질환을 다르게 표현한다. "Diabetes Mellitus Type 2", "T2DM", "NIDDM", "당뇨". 모두 2형 당뇨병이다. 그러나 컴퓨터는 네 가지로 인식한다. 검색하면 일부만 나온다.

4) 약물 기록의 비표준화

약물 기록도 혼란스럽다. 상품명, 성분명, 약어가 뒤섞여 있다. "타이레놀", "아세트아미노펜", "Acetaminophen", "APAP". 다 같은 약이다.

5) 데이터 누락의 문제

더 심각한 것은 누락이다. 환자가 과거력을 기억 못 한다. "10년 전쯤 수술받았어요. 맹장… 아니 담낭인가?" 의사가 바빠서 자세히 기록하지 않는다. "복통, 관찰 요함." 끝. 검사 결과가 빠진다. 타 병원에서 한 검사라 기록이 없다.

6) 중복 환자 정보

중복도 문제다. 같은 환자가 여러 ID로 등록된다. 이름 철자가 다르게 입력되었다. "Kim, Younghee"와 "Kim, Young Hee". 생년월일이 잘못 입력되었다. 시스템은 다른 사람으로 본다. 차트가 분리된다. 한 환자가 두 명이 된다.

7) 데이터 정제의 현실

한 병원 IT 책임자가 털어놓는다. "우리 데이터 정제에 1년이 걸렸어요. AI 학습시키기 전에요. 중복 제거, 오류 수정, 누락 보완. 끝이 없었어요. 그래도 100% 깨끗하다고 확신 못 해요."

8) AI 학습의 근본적 문제

이것이 의료 데이터의 더러운 비밀이다. 겉으로는 깔끔한 데이터베이스. 속은 엉망진창. AI는 이 데이터로 학습한다. 쓰레기를 먹고 자란다. 결과는? 짐작할 수 있다.

5. 해킹된 병원

1) WannaCry 랜섬웨어 공격

2017년 5월 12일 금요일 오후. 영국 NHS(국민건강서비스)의 한 병원. 컴퓨터 화면이 갑자기 파란색으로 바뀐다. 경고 메시지가 뜬다. "당신의 파일이 암호화되었습니다. 비트코인 300달러를 지불하면 복구 키를 드립니다. 3일 안에 지불하지 않으면 금액이 두 배가 됩니다. 7일 안에 지불하지 않으면 파일은 영원히 사라집니다."

WannaCry 랜섬웨어였다. 북한 해커가 만든 것으로 추정된다. NHS를 포함해 150개국 20만 대 이상의 컴퓨터가 감염되었다.

2) 병원 시스템 마비

병원은 마비되었다. EMR에 접근할 수 없다. 환자 기록을 볼 수 없다. 검사 결과가 오지 않는다. 수술이 취소되었다. 응급 환자를 다른 병원으로 돌렸다. 의사들은 다시 종이와 펜을 꺼냈다. 20년 전으로 돌아간 것 같았다.

3) 우연한 해결

다행히 영국의 한 젊은 보안 연구자가 "킬 스위치"를 발견했다. 랜섬웨어가 특정 도메인에 연결을 시도한다는 것을. 그가 그 도메인을 등록했다. 확산이 멈췄다. 우연한 행운이었다.

4) 미국 의료보험사 해킹 사례

2015년, 미국 의료보험사 Anthem. 해킹당했다. 7,900만 명의 개인정보가 유출되었다. 이름, 생년월일, 사회보장번호, 주소, 의료 기록. 역사상 최대 규모의 의료 데이터 유출. Anthem은 1억 1,500만 달러의 합의금을 지불했다.

5) 한국의 내부자 유출 사건

한국도 안전하지 않다. 2014년, 한 대학병원 직원이 수만 명의 환자 정보를 빼냈다. USB에 담아. 보험 설계사에게 팔았다. 적발되어 처벌받았지만 유출된 정보는 돌아오지 않았다.

6) 싱가포르의 국가급 해킹

2018년, 싱가포르. 총리 리셴룽을 포함한 150만 명의 의료 데이터가 해킹당했다. HIV 감염 여부, 처방약 등 민감한 정보. 정부는 사과했다. 보안을 강화하겠다고 약속했다.

7) 병원이 표적이 되는 이유

왜 병원이 표적이 되는가? 의료 데이터는 가치가 높다. 암시장에서 한 사람의 의료 기록은 신용카드 정보보다 10배 비싸다고 한다. 의료 데이터로 할 수 있는 것이 많기 때문이다. 신분 도용. 보험 사기. 약물 처방전 위조. 협박.

8) 병원 보안의 취약점

그리고 병원은 상대적으로 취약하다. 보안에 투자가 부족하다. 레거시 시스템이 많다. 오래된 Windows XP를 아직 쓰는 곳도 있다. 패치가 안 된다. 의료진은 보안 교육을 제대로 받지 못했다. 피싱 이메일을 클릭한다. 비밀번호를 포스트잇에 적어 모니터에 붙인다. 공공 와이파이에서 환자 정보에 접근한다.

보안 전문가가 말한다. "병원 해킹은 어렵지 않아요. 오히려 쉬워요. 은행이나 IT 회사보다 훨씬. 그래서 걱정이에요."

6. 손목의 병원

1) 애플워치의 의료기기화

2015년 4월, 애플이 애플워치를 출시했다. "시계 이상의 것"이라고 광고했다. 초기 반응은 미지근했다. "비싼 만보계네." 그러나 애플은 꾸준히 건강 기능을 추가했다.

2018년 9월, 애플워치 시리즈 4. 심전도(ECG) 기능이 추가되었다. FDA 승인을 받았다. 손가락을 크라운에 30초간 대면 단일 유도 심전도를 찍는다. 심방세동을 감지할 수 있다. 의료기기가 된 것이다.

2) 생명을 구한 사례들

이야기들이 쏟아지기 시작했다. 한 남성이 애플워치에서 심방세동 경고를 받았다. 처음엔 무시했다. 계속 울렸다. 병원에 갔다. 진짜 심방세동이었다. 심장 판막에 혈전이 있었다. 즉시 치료받았다. "애플워치가 내 목숨을 구했어요."

한 여성은 잠자는 동안 심박수가 갑자기 떨어졌다. 애플워치가 울렸다. 깼다. 병원에 갔다. 부정맥이었다. 페이스메이커를 이식받았다.

임신부는 심박수가 비정상적으로 높았다. 애플워치가 감지했다. 병원에서 진단받았다. 태반조기박리. 응급 제왕절개. 산모와 아기 모두 살았다.

3) 거짓 양성의 문제

물론 반대 이야기도 있다. 거짓 양성. 멀쩡한데 심방세동이라고 경고한다. 불안해서 응급실에 간다. 검사해보니 정상. 불필요한 불안과 의료비. 한 연구에 따르면 애플워치 심방세동 경고의 양성 예측도는 84%. 100명이 경고받으면 16명은 실제론 정상이다. 나쁘지 않지만 완벽하지도 않다.

4) 의료계의 엇갈린 평가

심장내과 의사의 의견도 갈린다. "유용한 도구다. 무증상 심방세동을 조기에 발견할 수 있다." vs "거짓 양성이 너무 많다. 불필요한 검사를 늘린다. 의료비 낭비다."

5) 웨어러블 의료기기의 확산

그러나 추세는 명확하다. 웨어러블이 의료기기가 되고 있다. 애플워치뿐이 아니다. 삼성 갤럭시 워치, 핏빗, 가민. 모두 건강 기능을 추가한다. 혈중 산소포화도, 스트레스 수준, 수면 단계, 낙상 감지.

6) 연속 혈당 측정기(CGM)의 혁명

당뇨병 환자를 위한 연속 혈당 측정기(CGM, Continuous Glucose Monitor)는 더 혁명적이다. 작은 센서를 팔에 붙인다. 15분마다 혈당을 측정한다. 스마트폰으로 실시간 그래프를 본다. 혈당이 너무 오르거나 내리면 알람이 울린다.

7) 당뇨병 환자의 증언

한 당뇨병 환자가 말한다. "제 삶이 바뀌었어요. 전에는 하루에 네 번 손가락을 찔렀어요. 아팠어요. 그래도 24시간 중 네 시점만 알 수 있었죠. 이제는 하루 종일 봐요. 어떤 음식이 혈당을 올리는지 정확히 알아요. 운동 효과도 바로 보여요. 혈당 조절이 훨씬 나아졌어요."

8) 의사의 관점

의사도 좋아한다. "환자가 며칠치 혈당 그래프를 가져와요. 패턴이 한눈에 보여요. '새벽에 혈당이 오르네요. 새벽 현상이에요. 저녁약을 조정하죠.' 과거에는 불가능했어요."

9) 미래의 센서 기술

센서가 점점 작아지고 똑똑해진다. 스마트 패치가 나왔다. 피부에 붙이는 일회용 패치. 땀을 분석한다. 땀에는 포도당, 젖산, 전해질이 포함되어 있다. 대사 상태를 알 수 있다. 아직 연구 단계지만 미래가 보인다.

10) 임플란트와 약물 센서

임플란트도 발전한다. 심장박동기는 이제 무선으로 데이터를 전송한다. 환자가 병원에 오지 않아도 의사가 모니터링한다. 이상 징후가 있으면 알림이 간다. 조기 개입이 가능하다.

알약 센서까지 있다. 알약에 미세한 센서를 내장한다. 환자가 삼키면 활성화된다. 피부 패치로 신호를 보낸다. 스마트폰 앱으로 전송된다. 의사는 환자가 정말 약을 먹었는지 확인한다. 복약 순응도가 높아진다. 정신과 약물, 항결핵제에 특히 유용하다.

11) 센서로 뒤덮인 몸

우리 몸은 점점 더 센서로 뒤덮인다. 손목, 팔, 가슴, 발바닥. 심지어 몸속. 24시간 데이터를 수집한다. 클라우드로 전송한다. AI가 분석한다. 이상 징후를 감지한다. 경고를 보낸다. 병원은 손목에, 주머니에, 집에 있다.

7. 빅데이터라는 환상

1) 빅데이터 유행의 시작

"빅데이터"라는 단어가 유행했다. 2010년대 초반. 모든 회사가 빅데이터를 외쳤다. 테라바이트, 페타바이트, 엑사바이트. 숫자에 취했다. "데이터가 많으면 많을수록 좋다." 정말 그런가?

2) 제약회사의 실패 사례

한 제약회사 이야기. 수백만 명의 EMR 데이터를 구입했다. 페타바이트 규모. 막대한 돈을 지불했다. 신약 개발에 사용하려고. 데이터 과학자 팀을 구성했다. 최신 하드웨어를 구입했다. 들뜬 마음으로 분석을 시작했다.

6개월 후. 팀장이 CEO에게 보고한다. "결과가 없습니다." "무슨 소리야? 그 많은 데이터로?" "데이터 품질이 형편없습니다. 진단명이 부정확해요. 약물 기록이 불완전해요. 검사 결과가 누락되어 있어요. 표준화되지 않았어요. 데이터 정제에만 4개월 걸렸고요. 그래도 확신이 없어요. 쓰레기 같은 데이터로 AI를 학습시켰어요. 결과도 쓰레기예요."

3) 크기보다 품질

CEO는 화가 났다. 수억 원을 날렸다. 그러나 누구를 탓할 수 있나? 판매자? "있는 그대로 드렸어요. 정제는 귀사 몫이죠." 맞는 말이다.

교훈. 빅데이터의 가치는 크기가 아니다. 품질이다. 1페타바이트의 쓰레기 데이터보다 1기가바이트의 깨끗한 데이터가 낫다.

4) 상관관계와 인과관계의 혼동

또 다른 함정. 상관관계와 인과관계. 한 연구가 화제가 되었다. "아이스크림 판매량이 증가하면 익사 사고가 증가한다." 데이터가 증명했다. 강한 양의 상관관계. 그렇다면 아이스크림이 익사를 유발하는가? 당연히 아니다. 숨겨진 변수가 있다. 날씨. 더우면 아이스크림을 많이 먹는다. 더우면 수영장, 바다에 많이 간다. 익사 사고가 늘어난다. 인과관계가 아니라 공통 원인.

빅데이터에서 패턴을 찾는 것은 쉽다. 수백만 개 변수를 분석하면 뭔가 나온다. 그러나 그것이 의미 있는가? 우연인가 필연인가? 구분하기 어렵다.

5) 통계적 유의성 vs 임상적 의미

통계적 유의성과 임상적 의미도 다르다. 100만 명 데이터로 분석하면 사소한 차이도 통계적으로 유의하게 나온다. "신약 A가 기존 약보다 효과적이다. $p < 0.001$." 그런데 실제 차이는? 평균 수명이 2주 늘어난다. 의미 있는가? 환자에게 중요한가? 아닐 수 있다.

빅데이터는 도구다. 강력한 도구. 그러나 만능이 아니다. 현명하게 사용해야 한다. 비판적으로 해석해야 한다. 숫자에 속지 말아야 한다.

8. 에스토니아의 실험

1) 작은 나라의 큰 도전

에스토니아. 발트해 연안의 작은 나라. 인구 130만. 대한민국의 40분의 1. 그러나 디지털 선진국이다.

1991년 소련에서 독립했다. 폐허에서 시작했다. 인프라가 없었다. 역설적으로 이것이 기회였다. 레거시가 없었다. 처음부터 디지털로 시작할 수 있었다.

2) 디지털 국가의 건설

1990년대 후반, 정부가 결정했다. "우리는 디지털 국가가 되자." 전 국민에게 디지털 ID를 발급했다. 칩이 내장된 신분증. 온라인에서 법적 효력을 가진다. 전자 서명이 가능하다.

3) 전자정부 시스템

전자정부를 구축했다. 99%의 공공 서비스가 온라인으로 제공된다. 세금 신고는 3분이면 끝난다. 회사 설립은 18분. 투표도 온라인으로 한다. 전체 투표의 44%가 인터넷 투표다.

4) e-tervis : 전국민 전자건강기록

그리고 의료. 2008년, 전국민 전자건강기록 시스템을 구축했다. e-tervis. 모든 국민의 건강 데이터가 통합되어 있다. 어느 병원을 가도 기록이 이어진다. 의사가 환자 ID를 입력하면 전체 병력이 뜬다. 과거 진료, 검사 결과, 처방약, 알레르기, 예방접종.

5) 전자 처방 시스템

처방전도 전자화되어 있다. 99%가 전자 처방이다. 의사가 처방을 입력하면 중앙 데이터베이스에 저장된다. 환자는 아무 약국에나 가서 신분증을 제시한다. 약사가 처방을 조회한다. 약을 준다. 종이가 필요 없다.

6) 환자의 접근권과 투명성

환자는 온라인 포털에서 자신의 건강 기록을 본다. 누가 언제 접근했는지도 확인한다. 로그가 남는다. 의사가 정당한 이유 없이 기록을 열람하면? 적발된다. 처벌받는다. 투명하다.

7) 블록체인 기술 도입

블록체인도 일찍 도입했다. 2012년부터. 건강 기록의 무결성을 보장한다. 누구도 데이터를 몰래 수정할 수 없다. 해킹도 어렵다. 모든 변경이 기록된다.

8) 데이터 소유권

그리고 놀라운 규칙. 국민은 자신의 건강 데이터를 "소유"한다. 누가 사용하려면 동의를 받아야 한다. 연구 목적이든, 보험 목적이든. 동의를 철회할 수도 있다. 환자 중심이다.

9) 시스템의 성과

결과는? 의료 효율이 크게 향상되었다. 중복 검사가 줄었다. 약물 상호작용 오류가 감소했다. 응급 상황에서 신속한 치료가 가능해졌다. 공중보건 감시가 정교해졌다. 전염병 발생을 실시간으로 추적한다.

10) 한계와 과제

그러나 완벽하지는 않다. 2018년, 시스템 장애가 있었다. 몇 시간 동안 접근 불가. 병원이 마비되었다. 종이 기록이 없으니 진료가 어려웠다. 다행히 빨리 복구되었다. 교훈을 얻었다. 백업 시스템을 강화했다.

프라이버시 우려도 있다. 정부가 모든 건강 정보를 가진다. 악용될 수 있지 않나? 에스토니아 국민은 대체로 신뢰한다. 투명성 덕분이다. 그러나 영원한 신뢰는 없다. 지속적인 노력이 필요하다.

11) 에스토니아가 주는 교훈

에스토니아는 작은 나라다. 인구가 적다. 합의가 쉽다. 변화가 빠르다. 대국에서는 어려울 수 있다. 그러나 영감을 준다. 가능성을 보여준다. 정치적 의지와 기술과 신뢰가 결합되면 무엇이 가능한지.

9. 팬데믹이 가르쳐준 것

1) 코로나19의 습격

2020년 1월. 중국 우한에서 이상한 폐렴이 보고되었다. 처음엔 소수였다. 급속히 퍼졌다. 2월, 한국에서 대구 신천지 교회 집단 감염. 하루에 수백 명씩 확진자가 나왔다. 3월, WHO가 팬데믹을 선언했다. 세계가 멈췄다.

2) 한국의 역학조사 시스템

한국은 상대적으로 잘 대응했다. 여러 요인이 있었다. 신속한 진단 키트 개발. 대규모 검사. 투명한 정보 공개. 그리고 의료 정보 인프라.

질병관리청은 역학조사 지원 시스템을 가동했다. 확진자의 동선을 추적한다. 신용카드 사용 내역, 휴대폰 위치 데이터, CCTV 영상을 통합한다. 몇 시간 만에 동선을 파악한다. 접촉자를 찾는다. 격리 조치한다.

3) 자가격리자 관리 앱

자가격리자 안전보호 앱. 격리자가 스마트폰에 설치한다. GPS로 위치를 추적한다. 격리 장소를 벗어나면 경보가 울린다. 담당 공무원에게 알림이 간다. 하루 두 번 증상을 보고한다. 체온, 기침, 호흡곤란. 이상이 있으면 즉시 대응한다.

4) 백신 접종 관리 시스템

전자 예방접종 통합관리 시스템. 백신 접종을 추적한다. 누가 언제 어떤 백신을 맞았는지. 실시간으로 통계를 낸다. 접종률을 지역별, 연령별로 파악한다. 백신이 부족한 곳을 식별한다. 재배치한다.

5) 비대면 진료 지원

코로나19 전자처방전. 비대면 진료를 지원한다. 의사가 전화로 진료한다. 처방전을 전자로 발급한다. 약국에 전송된다. 환자는 약국에서 받거나 배달받는다. 병원 방문 없이. 감염 위험을 줄인다.

6) 사전 인프라의 중요성

이 모든 것이 사전에 구축된 인프라 덕분이었다. 2015년 메르스 사태 후 투자했다. 평상시에는 과잉처럼 보였다. 팬데믹에서 생명을 구했다.

7) 다른 나라들의 어려움

다른 나라는 어땠나? 미국은 혼란스러웠다. 연방과 주 정부 간 데이터 공유가 안 되었다. 각 주가 다른 시스템을 사용했다. 실시간 감염 현황 파악이 어려웠다. 심지어 일부 데이터는 팩스로 보고되었다. 21세기에 팩스.

영국도 어려움을 겪었다. NHS의 IT 시스템이 낡았다. 통합되지 않았다. 데이터를 수집하고 분석하는 데 시간이 걸렸다. 초기 대응이 느렸다. 많은 생명이 희생되었다.

그러나 교훈도 있었다. 영국은 백신 접종 추적 시스템을 신속히 구축했다. 세계에서 가장 빠르게 국민을 접종했다. 위기가 혁신을 가져왔다.

8) 팬데믹의 유산

팬데믹은 끝났다. 그러나 유산은 남았다. 디지털 헬스의 중요성을 모두가 깨달았다. 비대면 진료가 일상화되었다. 웨어러블로 건강을 모니터링하는 사람이 늘었다. 정부는 보건 IT에 투자를 늘렸다.

9) 다음 팬데믹을 위한 준비

다음 팬데믹은 올 것이다. 언제인지만 모를 뿐. 준비되어 있는가? 데이터 인프라가 생명을 구할 것이다. 평상시의 투자가 위기 때 빛을 발한다.

병원 지하 서버실의 불빛은 오늘도 깜박인다. 0과 1의 바다. 수백만 환자의 이야기. 그 이야기가 AI를 만난다. 영상의학, 병리학, 유전체학. AI는 의사의 눈이 되고, 때로는 의사보다 더 많이 본다. 그러나 여전히 판단은 인간의 몫이다. 기술과 인간이 만나는 최전선으로 가보자.

4

의료 AI 모델의 구축과 평가

1. 화려한 논문 뒤의 진실

1) 2017년 1월 25일, Nature 표지

스탠퍼드 대학의 연구가 세계를 놀라게 했다. 피부암 진단 AI가 피부과 전문의 21명과 겨루어 동등한, 어떤 경우엔 더 나은 성능을 보였다. 논문 제목은 간결했다. "Dermatologist-level classification of skin cancer with deep neural networks."

언론은 열광했다. "AI가 의사를 능가하다!" "피부암 진단, 이제 스마트폰으로!" 벤처 캐피털이 몰려들었다. 스탠퍼드 연구진은 스타트업을 설립했다.

그러나 5년 후, 그 스타트업은 어디 있는가? 침묵한다. 제품은 시장에 나오지 않았다. 무슨 일이 있었을까?

2) 데이터의 문제점

논문을 다시 읽어보자. 주의 깊게. 학습 데이터 : 129,450장의 피부 병변 이미지. 인상적이다. 그런데 출처는? 인터넷. 공개 데이터베이스. 피부과 교과서. 실제 환자가 아니라 선별된 이미지들이다. 조명이 좋다. 배경이 깔끔하다. 병변이 중앙에 있다.

3) 평가 방법의 한계

평가 방법 : 전문의 21명에게 이미지를 보여주고 진단하게 했다. 그러나 실제 진료가 아니다. 화면으로만 봤다. 환자를 만지지 못했다. 병력을 듣지 못했다. 확대경을 사용하지 못했다. 추가 검사를 요청하지 못했다. 인공적인 상황이다.

결과는 놀라웠다. 그러나 실제 세계는 다르다. 실제 환자의 피부는 복잡하다. 조명이 일정하지 않다. 각도가 다르다. 주변에 다른 병변이 있다. 문신이 있다. 흉터가 있다. 환자가 움직인다. 초점이 흐려진다.

한 피부과 의사가 솔직히 말한다. "논문 이미지는 너무 깨끗해요. 우리가 매일 보는 것과 달라요. 실제 환자 사진으로 테스트하면 성능이 떨어질 거예요."

4) 규제 승인의 장벽

그리고 규제. FDA 승인을 받으려면? 대규모 임상시험이 필요하다. 수천 명의 환자. 여러 병원. 비용은 수억 원. 시간은 수년. 인터넷 이미지로 학습한 AI는 승인을 못 받는다.

5) 논문과 현실의 간극

의료 AI의 현실이다. 실험실에서 잘 작동한다. Nature에 실린다. 헤드라인을 장식한다. 그러나 실제 병원에 도입되는 것은 소수다. 왜? 논문과 현실 사이의 간극. 그 간극을 메우는 것은 쉽지 않다.

2. 데이터 수집 : 첫 번째 산

"환자분, 동의서 하나 더 써주시겠어요?"

AI를 만들려면 데이터가 필요하다. 의료 AI라면 환자 데이터가 필요하다. 그런데 환자 데이터는 아무나 가져갈 수 없다.

1) 법적 절차와 IRB 승인

서울의 한 대학병원. 영상의학과 교수가 폐결절 검출 AI를 개발하려 한다. 첫 단계 : 데이터 수집. 목표는 흉부 CT 10,000건. 간단해 보인다. 병원에는 수만 건의 CT가 있다. 가져다 쓰면 되지 않나?

아니다. 법적 절차가 필요하다. 먼저 IRB(Institutional Review Board, 기관생명윤리위원회) 승인을 받아야 한다. 연구 계획서를 작성한다. 30페이지. 연구 목적, 방법, 데이터 사용 계획, 개인정보 보호 방안, 예상 위험과 이익. 제출한다. 심사를 기다린다. 한 달 후, 보완 요청이 온다. "개인정보 비식별화 절차를 더 구체적으로 서술하시오." 다시 쓴다. 제출한다. 또 기다린다. 2개월 후, 승인.

2) 환자 동의 절차의 어려움

그다음, 환자 동의. 후향적 연구라도 데이터를 연구에 사용하려면 동의가 필요하다. 10,000명에게 연락한다. 전화번호가 바뀐 사람이 많다. 연락되는 사람은 6,000명. 동의서를 보낸다. 회신률 50%. 3,000명 확보. 목표의 30%.

3) 전향적 수집으로의 전환

어쩔 수 없이 전향적 수집으로 전환한다. 앞으로 CT를 찍는 환자에게 동의를 받는다. 외래에서, 응급실에서, 병동에서. "CT 검사 하시는데, 영상을 연구에 사용해도 될까요?" 환자는 혼란스럽다. "제 병하고 상관있나요?" "아니요, 순수 연구입니다." "그럼 뭐 하러요?" 설명한다. 시간이 걸린다. 의사는 바쁘다. 간호사에게 부탁한다. 간호사도 바쁘다.

4) 데이터 품질 문제

1년 후, 7,000건 모았다. 10,000건엔 못 미치지만 시작한다. 데이터를 검토한다. 문제가 보인다. 화질이 일정하지 않다. CT 기종이 다르다. 슬라이스 두께가 다르다. 조영제를 쓴 것도 있고 안 쓴 것도 있다. 판독문이 없는 것도 있다. 진단이 불명확한 것도 있다.

5) 데이터 정제 작업

정제 작업에 들어간다. 화질이 나쁜 것 제외. 1,000건. 슬라이스 두께가 5mm 이상인 것 제외. 500건. 판독문이 없는 것 제외. 300

건. 최종적으로 5,200건이 남았다. 목표의 절반.

6) 비용 문제

비용도 만만치 않다. 데이터 저장 서버 구축 : 5,000만 원. 의무기록사 인건비 : 연 3,000만 원. IRB 심사 비용 : 100만 원. 환자 동의서 인쇄 및 우송 : 500만 원. 총 1년에 약 9천만 원. 데이터만 모으는 데.

3. 공개 데이터셋, 그리고 그 한계

"돈과 시간을 절약하자. 공개 데이터를 쓰자." 합리적이다. 실제로 유명한 공개 데이터셋들이 있다.

1) 주요 공개 데이터셋

- ImageNet : 1,400만 개의 이미지. 하지만 의료 영상은 거의 없다.
- NIH ChestX-ray14 : 미국 국립보건원이 공개한 흉부 X-ray 112,120장. 14가지 질환 라벨.
- MIMIC-III : ICU 환자 53,423명의 EMR 데이터.
- The Cancer Genome Atlas (TCGA) : 33가지 암의 유전체, 임상 데이터.

연구자들이 몰려든다. 논문이 쏟아진다. 그런데 문제가 있다.

2) 데이터 품질 문제

첫째, 데이터 품질. NIH ChestX-ray14의 라벨은 자동으로 생성되었다. 판독문에서 텍스트 마이닝으로 추출했다. 오류가 많다. 한 연구에서 재검토한 결과, 라벨 정확도가 90% 정도였다. 10%는 틀렸다.

3) 대표성 문제

둘째, 대표성. 데이터가 한 병원에서만 왔다면? 그 병원의 환자 특성, 촬영 장비, 프로토콜을 반영한다. 다른 병원에 적용하면 성능이 떨어진다.

4) 데이터 불균형

셋째, 데이터 불균형. 흔한 질환은 많고, 희귀 질환은 적다. AI는 흔한 질환만 잘 배운다. 희귀 질환은 놓친다.

5) 개인정보 문제

넷째, 개인정보. 비식별화되었다고 하지만 완벽하지 않다. 의료 영상에는 환자 정보가 남아 있을 수 있다. DICOM 메타데이터에 이름, 생년월일이 있다. 얼굴 CT는 얼굴을 재구성할 수 있다. 재식별 가능성이 있다.

4. 합성 데이터, 새로운 희망?

"진짜 데이터를 모으기 어려우면 가짜 데이터를 만들자." GAN (Generative Adversarial Network)이 가능하게 한다. 생성자가 가짜 의료 영상을 만든다. 판별자가 진짜와 구분한다. 학습을 반복하면 진짜 같은 가짜가 만들어진다.

1) 합성 데이터의 장점

장점은 명확하다. 개인정보 문제가 없다. 희귀 질환도 무한정 생성할 수 있다. 데이터 불균형을 해소한다.

2) 합성 데이터의 한계

그러나 한계도 있다. 합성 데이터는 현실을 완벽히 재현하지 못한다. 학습 데이터의 분포를 벗어나지 못한다. 새로운 패턴, 드문 변이를 담지 못한다. AI가 합성 데이터로만 학습하면 현실 세계에서 실패할 수 있다.

3) 규제 기관의 회의적 태도

규제 기관도 회의적이다. FDA는 합성 데이터만으로 승인을 주지 않는다. 실제 환자 데이터로 검증을 요구한다.

4) 보조 수단으로서의 활용

결국 합성 데이터는 보조 수단이다. 실제 데이터를 대체할 수 없다. 증강(augmentation)으로 사용하면 도움이 된다. 적은 실제 데이터에 합성 데이터를 추가하여 학습 데이터를 늘린다.

5. 라벨링 : 천사의 눈물

1) 전문의의 시간은 비싸다

데이터를 모았다. 그다음은? 라벨링. 각 데이터에 정답을 붙이는 것. 지도 학습의 핵심이다.

흉부 X-ray 10,000장을 모았다. 각 영상마다 "정상" 또는 "폐렴"이라는 라벨을 붙여야 한다. 누가? 방사선과 전문의가.

한 영상을 판독하는 데 얼마나 걸리나? 빠르면 30초, 복잡하면 5분. 평균 2분이라 하자. 10,000장이면? 20,000분. 333시간. 일주일에 40시간 일한다면 8.3주. 거의 2개월.

전문의 한 명이 2개월을 이것만 할 수 있나? 불가능하다. 진료, 수술, 당직, 연구, 교육. 바쁘다. 그럼 여러 명이? 비용이 문제다.

영상의학과 전문의 시급을 10만 원이라 하자. (보수적 추정) 333시간이면 3,330만 원. 한 명만 고용해도. 여러 명이면? 라벨의 일관성을 위해 최소 3명이 합의해야 한다. 9,990만 원. 거의 1억.

대학병원이라면 교수에게 부탁할 수 있다. "교수님, 연구 좀 도와주세요." 인건비는 안 들지만 시간은 든다. 교수는 저녁에, 주말에 라벨링을 한다. 번아웃이 온다.

2) 크라우드소싱의 유혹과 함정

"비전문가를 쓰면 어떨까?" 크라우드소싱. Amazon Mechanical Turk 같은 플랫폼에 올린다. 전 세계 사람들이 몇 센트씩 받고 라벨을 붙인다.

ImageNet이 이 방식으로 만들어졌다. 효과적이었다. 고양이와 강아지를 구분하는 건 누구나 할 수 있다. 그러나 의료는 다르다. 폐결절과 정상 혈관을 구분하는 건? 전문 지식이 필요하다. 비전문가는 못 한다.

의대생이나 레지던트는 어떨까? 가능하다. 그러나 정확도가 낮다. 애매한 케이스에서 오류가 많다. 전문의의 재검토가 필요하다. 결국 시간이 두 배 걸린다.

반자동화도 시도된다. AI가 1차 라벨을 붙인다. 전문의가 검토하고 수정한다. 빠르다. 그러나 위험이 있다. 전문의가 AI의 판단에 영향을 받는다. "AI가 정상이라는데 나도 정상으로 할까?" 편향이 생긴다. AI의 실수를 놓친다.

6. Active Learning : 똑똑하게 라벨링하기

"모든 데이터를 라벨링할 필요가 있나? 중요한 것만 하면 안 될까?" 가능하다. Active Learning.

1) Active Learning의 원리

원리는 간단하다. 일부 데이터로 모델을 학습시킨다. 모델이 예측한다. 불확실성이 높은 데이터를 선별한다. "이건 잘 모르겠어." 라고 하는 것들. 이것들만 전문의가 라벨링한다. 모델을 재학습시킨다. 반복한다.

2) 효과

효과는? 연구에 따르면 50%의 데이터로 80%의 라벨을 모두 사용한 것과 비슷한 성능을 낸다. 시간과 비용을 절반으로 줄인다.

3) 한계

그러나 완벽하지 않다. 불확실성이 높다고 해서 꼭 중요한 것은 아니다. 단순히 애매한 것일 수도 있다. 진짜 어려운 케이스를 놓칠 수 있다.

7. Transfer Learning : 남의 지식 빌려쓰기

"처음부터 모든 걸 배워야 하나? 다른 모델이 배운 걸 활용하면?" Transfer Learning이다.

1) Transfer Learning의 원리

ImageNet으로 사전 학습된 모델을 가져온다. 이미 고양이, 강아지, 자동차, 비행기를 인식할 줄 안다. 일반적인 시각 특징(선, 모서리, 텍스처)을 학습했다. 이 모델을 의료 영상에 적용한다. 마지막 층만 바꾼다. 폐렴, 폐결절을 구분하도록 Fine-tuning한다.

2) 장점

적은 데이터로도 잘 작동한다. 수만 장 대신 수천 장으로 충분하다. 학습 시간도 짧다. 라벨링 부담이 줄어든다.

3) 주의할 점

그러나 주의할 점이 있다. 자연 이미지와 의료 영상은 다르다. 색상 분포, 텍스처, 구조가 다르다. 너무 다르면 Transfer Learning의 효과가 적다. X-ray보다는 피부 병변 사진이 효과적이다. 자연 이미지와 더 유사하기 때문이다.

4) 의료 영상 전용 모델의 등장

최근엔 의료 영상 전용 사전 학습 모델이 등장한다. ImageNet 대신 ChestX-ray14로 사전 학습한 모델. 더 효과적이다.

5

철학적 토대 : 기술과 인간, 돌봄의 의미

1. 프랑켄슈타인의 후예들

1) 1818년 여름, 메리 셸리의 악몽

1818년 여름. 스위스 제네바 호숫가의 별장. 19세 메리 셸리가 악몽을 꾸었다. 한 과학자가 시체 조각들을 꿰매어 생명을 창조한다. 그러나 창조물은 괴물이 된다. 창조자를 파멸시킨다.

메리는 그 악몽을 소설로 썼다. 『프랑켄슈타인 : 혹은 현대의 프로메테우스』. 200년이 지난 지금도 읽힌다. 왜? 질문이 여전히 유효하기 때문이다.

"우리는 무엇을 창조할 권리가 있는가?" "창조한 것에 대한 책임은 누가 지는가?" "기술이 인간을 넘어서면 어떻게 되는가?"

2) 빅터 프랑켄슈타인의 선택

빅터 프랑켄슈타인은 생명의 비밀을 밝히고 싶었다. 순수한 호기심. 과학적 열정. 그는 성공했다. 생명을 창조했다. 그러나 창조물을 보자마자 도망쳤다. 책임을 회피했다. 괴물은 버림받았다. 혼자 세상을 배워야 했다. 고독했다. 분노했다. 복수했다.

누가 악인인가? 괴물인가, 창조자인가?

셸리는 분명히 말한다. 빅터 프랑켄슈타인이 진짜 괴물이다. 창조했지만 돌보지 않았다. 능력은 있었지만 책임은 없었다. 권력은 휘둘렀지만 윤리는 없었다.

3) 2025년, 우리의 질문

2025년. 우리는 AI를 만든다. 의료 AI. 진단하고 치료를 제안한다. 때로는 의사보다 정확하다. 그러나 질문은 남는다.

AI가 오진하면 누가 책임지는가? 개발자? 병원? 의사? 환자는 누구를 고소하는가?

AI가 편향되어 있다면? 특정 인종 환자를 차별한다면? 누가 고쳐야 하는가?

AI가 의사의 판단과 다르다면? 의사는 AI를 따라야 하는가? 거부할 수 있는가?

우리는 AI를 만들었다. 그러나 돌보고 있는가? 아니면 빅터처럼 도망치고 있는가?

2. 하이데거의 불안

1) 1950년대, 기술에 대한 물음

1950년대. 독일 철학자 마르틴 하이데거. 검은숲(Schwarzwald)의 작은 산장에 은거했다. 나치 협력의 과거를 뒤로하고. 기술에 대해 사유했다.

『기술에 대한 물음』(Die Frage nach der Technik, 1954)을 썼다. 논문이 아니라 명상 같았다. 시적이었다. 그러나 심오했다.

2) 기술의 본질

하이데거는 묻는다. "기술의 본질은 무엇인가?"

우리는 보통 생각한다. 기술은 도구다. 중립적이다. 목적을 위한 수단이다. 좋게 쓰면 좋고, 나쁘게 쓰면 나쁘다. 기술 자체는 선도 악도 아니다.

하이데거는 말한다. 틀렸다. 기술은 단순한 도구가 아니다. 세계를 보는 방식이다. 존재를 드러내는 방식이다.

3) 저장고로서의 세계

현대 기술은 세계를 어떻게 드러내는가? 저장고(standing-reserve, Bestand)로. 모든 것을 자원으로 본다. 사용 가능한 것으로. 언제든 끄집어낼 수 있는 재고품으로.

숲을 보자. 시인은 숲에서 아름다움을 본다. 영감을 받는다. 농부는 숲에서 열매를 본다. 수확한다. 그러나 현대 기술의 눈으로 보면? 숲은 목재 자원이다. 톤으로 측정된다. 시장 가격이 매겨진다. 벌목 일정이 계획된다.

강은? 수력발전의 에너지원이다. 댐을 만든다. 물을 가둔다. 필요할 때 방류한다. 강은 더 이상 흐르는 것이 아니라 저장된 것이다.

인간은? 인적 자원이다. 노동력이다. 효율로 평가된다. 생산성으로 측정된다.

4) 앙스텔렁(Gestell)의 위험

하이데거가 두려워한 것. 모든 것이 저장고가 되면, 인간도 저장고가 된다. 주체가 아니라 객체. 목적이 아니라 수단. 존재의 의미가 사라진다.

이것을 앙스텔렁(Gestell, 틀-세움)이라고 불렀다. 세계를 하나의 틀로 짜 맞추는 것. 기술의 틀. 계산의 틀. 효율의 틀.

그리고 경고했다. “그러나 위험이 있는 곳에, 구원도 자란다.” 횔더린의 시구를 인용하며.

5) 구원의 길

기술 자체가 문제가 아니다. 기술에 대한 우리의 태도가 문제다. 기술이 유일한 진리라고 믿는 것. 측정할 수 없는 것은 존재하지 않는다고 생각하는 것. 이것이 위험이다.

구원은? 기술을 사용하되 지배당하지 않기. 계산하되 그것이 전부가 아님을 기억하기. 효율을 추구하지만 의미를 잃지 않기.

6) 의료에의 적용

의료에 적용해보자.

환자를 보는 의사. 기술의 눈으로만 보면? 환자는 데이터 집합이다. 혈압 120/80. 혈당 110. Hb 14. 크레아티닌 1.0. 심박수 72. BMI 23. 숫자들.

진단은? 알고리즘이다. 증상 A + 검사 B = 진단 C. 기계적이다.

치료는? 프로토콜이다. 진단 C → 약물 D + 용량 E. 표준화되어 있다.

환자는 사라진다. 숫자만 남는다. 인간이 저장고가 되었다.

7) AI와 하이데거의 질문

AI는 이것을 극단으로 밀고 간다. 모든 것을 데이터로 환원한다. 패턴으로 인식한다. 확률로 예측한다. 정확하다. 효율적이다. 그러나 뭔가 빠졌다.

환자의 불안. 가족에 대한 걱정. 일을 계속할 수 있을까. 경제적 부담. 삶의 의미에 대한 질문. 이것은 데이터가 아니다. 측정할 수 없다. 그러나 중요하다.

하이데거가 우리에게 묻는다. "여러분은 기술을 사용하는가, 아니면 기술이 여러분을 사용하는가?"

의사가 AI를 도구로 쓴다. 도움받는다. 그러나 최종 판단은 자신이 한다. 환자를 사람으로 본다. 좋다.

의사가 AI의 지시를 따르기만 한다. 생각하지 않는다. 환자를 숫자로만 본다. 나쁘다.

하이데거의 경고는 여전히 유효하다. 기술이 발전할수록, 더 경청해야 한다.

3. 레비나스, 타자의 얼굴

1) 1906년, 홀로코스트 생존자

1906년. 리투아니아 카우나스. 유대인 소년이 태어났다. 이름은 에마뉘엘 레비나스(Emmanuel Levinas). 어린 시절 탈무드를 공부했다. 철학에 매료되었다. 프랑스로 유학했다.

1939년. 제2차 세계대전. 프랑스군으로 참전했다. 포로가 되었다. 5년간 수용소. 전쟁이 끝나고 돌아왔다. 가족 대부분이 홀로코스트로 죽었다. 부모, 형제.

2) 철학의 근본적 질문

어떻게 이런 일이 가능했는가? 유럽 문명. 철학, 예술, 과학의 중심. 칸트, 헤겔, 니체의 나라. 어떻게 600만 명을 죽였는가?

레비나스는 답을 찾았다. 서양 철학의 근본에 문제가 있다고. 자아 중심적이다. "나는 생각한다, 고로 존재한다." 데카르트. 모든 것을 자아로 환원한다. 타자(the Other)는 자아의 연장이거나 객체다.

레비나스는 뒤집었다. 타자가 먼저다. 윤리가 존재론에 선행한다. 철학의 제1철학은 윤리다.

3) 얼굴(Face)의 윤리

핵심 개념은 얼굴(face, visage).

타자의 얼굴을 본다. 물리적 얼굴이 아니다. 존재의 얼굴. 그 얼굴은 말한다. 무언의 명령. "나를 죽이지 말라." "나를 돌봐라."

얼굴은 벗겨져 있다(naked). 취약하다. 무방비다. 나에게 의존한다. 그 취약함이 윤리적 요구를 만든다. 나는 응답해야 한다. 책임이 생긴다.

4) 책임의 발생

이것은 선택이 아니다. 얼굴을 보는 순간, 이미 책임이 생긴다. 거부할 수 없다. 도망칠 수 없다. 이것이 인간의 조건이다.

타자는 총체화될 수 없다(cannot be totalized). 개념으로 환원할 수 없다. 범주로 분류할 수 없다. 언제나 넘쳐흐른다(exceeds). 무한하다(infinite). 신비다(mystery).

나는 타자를 완전히 이해할 수 없다. 그러나 돌봐야 한다. 이해가 윤리의 조건이 아니다. 타자의 존재 자체가 조건이다.

5) 의료에서의 적용

의료에 적용하면?

환자가 진료실에 들어온다. 의사는 얼굴을 본다. 레비나스적 의미에서. 그 얼굴은 말한다. "저는 아픕니다. 두렵습니다. 도와주세요."

의사는 응답한다. 책임이 생긴다. 최선을 다해야 한다. 이것이 의료 윤리의 기반이다.

6) AI와 얼굴

그러나 AI는 얼굴을 보지 않는다. 데이터를 본다. 숫자, 영상, 그래프. 환자는 케이스 #1043. 70세 남성. 고혈압, 당뇨. 흉통. STEMI 의심.

AI는 진단한다. 정확하다. 치료를 제안한다. 적절하다. 그러나 얼굴을 보지 않았다. 취약함을 느끼지 않았다. 윤리적 요구를 받지 않았다.

이것이 문제의 핵심이다. AI는 윤리적 주체가 될 수 없다. 타자의 얼굴 앞에 설 수 없다. 책임을 질 수 없다.

7) 의사의 역할

그렇다면 의사는?

의사가 AI에만 의존한다. 화면만 본다. 환자의 얼굴을 보지 않는다. 레비나스는 말할 것이다. "당신은 윤리적 관계를 파괴하고 있다."

의사가 AI를 참고하되, 환자의 얼굴을 본다. 이야기를 듣는다. 손을 잡는다. "걱정 마세요. 제가 도와드리겠습니다." 이것이 진정한 돌봄이다.

레비나스는 우리에게 상기시킨다. 의료는 기술 이상이다. 인간 대 인간의 만남이다. 취약함과 책임의 관계다. 이것을 잊으면, 우리는 치료할 수 있어도 돌볼 수 없다.

4. 부버, 나와 너

1) 1923년, 작은 책

1923년. 오스트리아 빈. 마르틴 부버(Martin Buber)가 작은 책을 출간했다. 『나와 너』(Ich und Du). 100페이지 남짓. 시적이고 신비로운 문체. 읽기 어렵다. 그러나 깊이가 있다.

2) 두 가지 근본적 태도

부버는 말한다. 세계에는 두 가지 근본적 태도가 있다.

나-그것(I-It) 관계와 나-너(I-Thou) 관계.

3) 나-그것(I-It) 관계

나-그것은 주체와 객체의 관계다. 나는 주체. 세계는 객체. 사물. 나는 그것을 경험한다. 사용한다. 분석한다. 조작한다.

나무를 본다. 나는 나무의 높이를 측정한다. 수령을 추정한다. 목재로서의 가치를 계산한다. 나무는 "그것"이다. 대상이다.

나-그것 관계는 필요하다. 일상을 살아가려면. 세계를 이해하려면. 과학을 하려면. 나쁜 것이 아니다. 그러나 충분하지 않다.

4) 나-너(I-Thou) 관계

나-너는 다르다. 관계 자체다. 주체와 주체의 만남. 나는 온전히 만난다. 너도 온전히 만난다. 중간에 아무것도 없다. 목적도 없다. 이용도 없다. 만남 자체가 전부다.

나무를 다시 본다. 이번엔 다르게. 나무의 생명력을 느낀다. 바람에 흔들리는 잎사귀. 햇빛을 받는 모습. 나는 나무와 관계한다. 나무는 "너"가 된다. 순간적이다. 설명할 수 없다. 그러나 진실하다.

5) 사람과의 관계

사람과의 관계는 더욱 그렇다.

나-그것으로 사람을 대한다. "그는 회계사다." "그녀는 키가 165cm다." "그는 유용하다." 분류하고 사용한다. 기능으로 본다.

나-너로 사람을 대한다. 온전히 만난다. 그 사람의 존재 자체를 인정한다. 판단하지 않는다. 이용하지 않는다. 그냥 함께 있다. 대화한다. 진정으로 듣는다.

6) 부버의 경고

부버는 경고한다. 현대 세계는 나-그것으로 가득하다. 모든 것을 객체화한다. 효율, 생산, 소비. 나-너의 공간이 줄어든다. 인간성이 위축된다.

그는 또한 말한다. 나-너는 지속할 수 없다. 순간적이다. 나무와의 나-너 순간이 지나면, 나무는 다시 "그것"이 된다. 이것은 피할 수 없다. 그러나 나-너의 순간은 우리를 변화시킨다. 흔적을 남긴다.

7) 의료에서의 관계

의료에서는 어떤가?

전통적 의사-환자 관계. 파터널리즘(paternalism). 의사가 아버지. 환자는 자녀. "내가 더 잘 알아. 내 말을 들어." 권위적이다. 환자는 수동적 객체. 나-그것.

1970년대 이후. 환자 자율성 강조. 의사-환자는 계약 관계. 서비스 제공자와 소비자. "당신은 고객입니다. 선택하세요." 시장 논리. 여전히 나-그것.

8) 제3의 길 : 나-너의 관계

부버는 제3의 길을 제시한다. 나-너의 관계. 의사와 환자가 온전히 만난다. 두 인간으로서.

환자가 온다. 의사는 진단하고 치료한다. 그러나 그뿐이 아니다. 환자의 이야기를 진정으로 듣는다. 두려움을 느낀다. 희망을 공유한다. 순간적으로 나-너가 된다.

그 순간이 치유다. 약물만으로는 부족하다. 기술만으로는 부족하다. 만남이 필요하다.

9) AI는 방해인가, 도움인가?

AI는 이것을 방해하는가, 돕는가?

AI가 의사-환자 사이에 끼어든다. 의사는 화면을 본다. 환자를 덜 본다. 대화가 줄어든다. 나-너의 순간이 사라진다. 나쁘다.

AI가 행정 업무를 줄여준다. 의사는 시간을 절약한다. 환자와 더 많은 시간을 보낸다. 나-너의 공간이 늘어난다. 좋다.

선택이다. 우리가 AI를 어떻게 사용하는가에 달렸다.

부버는 말한다. "모든 실제적 삶은 만남이다." AI는 만날 수 없다.

그것은 언제나 "그것"이다. 그러나 인간은 만날 수 있다. 그것이 우리의 특권이자 책임이다.

5. 돌봄의 윤리

1) 1982년, 캐럴 길리건

1982년. 심리학자 캐럴 길리건(Carol Gilligan)이 책을 냈다. 『다른 목소리로』(In a Different Voice). 페미니스트 윤리학의 고전이 되었다.

2) 전통 윤리학 비판

그녀는 비판했다. 전통적 윤리학은 남성 중심적이라고. 정의(justice), 권리(rights), 자율성(autonomy)을 강조한다. 추상적이다. 원칙 중심이다. 보편성을 추구한다.

그러나 이것만이 윤리인가? 길리건은 말한다. 아니다. 다른 윤리가 있다. 돌봄의 윤리(Ethics of Care).

3) 돌봄의 윤리

돌봄의 윤리는 관계를 중시한다. 구체적 상황을 본다. 타자의 필요에 응답한다. 책임과 반응성(responsiveness)이 핵심이다.

4) 하인츠 딜레마

예를 들어보자. 도덕적 딜레마.

하인츠 딜레마. 하인츠의 아내가 병들었다. 약이 있지만 비싸다. 하인츠는 돈이 없다. 약을 훔쳐야 하는가?

전통 윤리(정의의 윤리)는 묻는다. "생명권 vs 재산권. 무엇이 우선하는가?" 추상적 원칙을 적용한다. 논리적으로 추론한다.

돌봄의 윤리는 묻는다. "하인츠와 아내의 관계는? 약사와의 관계는? 다른 해결책은 없는가?" 구체적 상황을 탐색한다. 관계를 유지하려 한다.

길리건은 말한다. 두 윤리 모두 필요하다. 정의도, 돌봄도. 그러나 돌봄의 윤리가 오랫동안 무시되었다. 왜? 여성이 주로 돌봄 역할을 했기 때문이다. 평가절하되었다. "감정적", "비논리적"이라고.

5) 조앤 트론토의 발전

철학자 조앤 트론토(Joan Tronto)가 발전시켰다. 『돌봄 민주주의』(Caring Democracy, 2013). 돌봄을 정치 철학의 중심에 놓았다.

돌봄은 무엇인가? 트론토는 정의한다.

"세계를 유지하고, 지속하고, 수선하는 활동. 우리 자신과 우리 환경을 포함하여, 가능한 한 잘 살 수 있도록."

6) 돌봄의 단계

돌봄에는 단계가 있다.

주의 기울이기(Caring About) : 필요를 인식한다. 환자가 아프다는 것을 안다.

책임지기(Taking Care Of) : 필요에 응답하기로 결정한다. 치료하기로 한다.

수행하기(Care Giving) : 실제로 돌본다. 약을 준다. 처치를 한다.

받아들이기(Care Receiving) : 돌봄을 받는 사람의 반응. 나아지는가? 만족하는가?

모든 단계가 중요하다. 특히 마지막. 돌봄은 일방적이 아니다. 관계적이다. 돌봄 받는 사람의 경험이 중요하다.

7) 의료는 본질적으로 '돌봄'

의료는 본질적으로 '돌봄'이다. 의사, 간호사, 의료진 모두 '돌봄' 제공자다.

그러나 현대 의료는 어떤가? 효율, 처리량(throughput), 비용 절감. 병원은 공장 같다. 환자는 제품. 빨리 처리해야 한다.

간호사 한 명이 환자 30명을 담당한다. 시간이 없다. 제대로 돌볼 수 없다. 약 주고 활력징후 재고 끝. 이야기 들을 시간 없다. 손 잡을 시간 없다.

의사는 10분마다 환자를 본다. EMR 입력에 10분. 환자와 대화 5분. 충분한가? 돌봄이 가능한가?

8) AI와 돌봄

AI는 이 상황을 악화시킬 수 있다. 의료를 더욱 기계화한다. 환자를 데이터로 환원한다. 돌봄의 공간을 더 줄인다.

그러나 다르게 사용하면? AI가 행정 업무를 자동화한다. EMR 입력, 청구, 스케줄링. 의사와 간호사는 시간을 절약한다. 환자와 더 많은 시간을 보낸다. 진정한 돌봄을 제공한다.

AI가 조기 경고를 제공한다. 환자 상태 악화 예측. 의료진이 미리 개입한다. 더 나은 돌봄.

선택의 문제다. 기술을 어떤 가치로 인도하는가? 효율만 추구하는가? 아니면 돌봄을 중심에 두는가?

9) 돌봄은 정치적 문제

트론토는 말한다. "돌봄은 정치적 문제다." 사회가 돌봄을 어떻게 평가하는가? 돌봄 노동자에게 얼마를 지불하는가? 돌봄에 얼마나 투자하는가?

의료 AI도 마찬가지다. 정치적 선택이다. AI를 이윤 추구에 사용하는가? 아니면 돌봄 향상에 사용하는가?

우리가 결정한다.

6. 기술적 이성의 한계

1) 1940년대, 프랑크푸르트학파

1940년대. 프랑크푸르트학파. 테오도어 아도르노(Theodor Adorno)와 막스 호르크하이머(Max Horkheimer). 『계몽의 변증

법』(Dialectic of Enlightenment, 1947)을 썼다.

2) 근본적 질문

질문했다. "계몽이 왜 야만으로 전락했는가?" 계몽주의는 이성, 진보, 해방을 약속했다. 그러나 20세기는? 두 번의 세계대전. 홀로코스트. 원자폭탄.

3) 도구적 이성의 문제

그들은 분석했다. 도구적 이성(Instrumental Reason)의 문제.

이성에는 두 종류가 있다.

실질적 이성(Substantive Reason) : 목적 자체를 묻는다. "무엇이 좋은 삶인가?" "무엇이 정의로운가?" 가치를 판단한다.

도구적 이성(Instrumental Reason) : 수단을 묻는다. "목적을 어떻게 달성하는가?" 효율을 계산한다. 최적화한다.

4) 도구적 이성의 지배

현대 사회는 도구적 이성이 지배한다. 목적은 묻지 않는다. 주어진 것으로 본다. 수단만 계산한다. 더 빠르게, 더 싸게, 더 많이.

기업은 묻지 않는다. "우리가 만드는 제품이 사회에 좋은가?" 대신 묻는다. "어떻게 더 많이 팔 수 있는가?"

정부는 묻지 않는다. "어떤 사회가 바람직한가?" 대신 묻는다. "어떻게 GDP를 높일 수 있는가?"

과학자는 묻지 않는다. "이 기술을 개발해야 하는가?" 대신 묻는다. "어떻게 개발할 수 있는가?"

목적이 사라졌다. 수단만 남았다. 이것이 현대의 위기다.

5) 의료에서의 적용

의료에서는?

전통적으로 의료의 목적은 명확했다. 환자의 고통을 덜어준다. 건강을 회복한다. 돌본다.

그러나 현대 의료는? 목적이 흐려졌다. 수단이 목적이 되었다.

병원의 목적은? 환자 치료? 아니면 수익 창출? 시장 점유율 확대? 평판 관리?

의사의 목적은? 환자 돌봄? 아니면 논문 발표? 승진? 소득 증대?

AI 개발의 목적은? 의료 질 향상? 아니면 기술적 우수성 과시? 투자 유치? 특허 확보?

6) 묻지 않는 질문들

도구적 이성은 묻는다. "이 AI가 정확한가?" "비용 대비 효과적인가?" 중요한 질문들이다.

그러나 묻지 않는다. "이 AI가 환자에게 정말 필요한가?" "의료의 본질을 향상시키는가?" "돌봄을 더 좋게 만드는가?"

7) 균형의 필요성

아도르노와 호르크하이머는 경고한다. 도구적 이성만으로는 부족하다. 실질적 이성이 필요하다. 목적을 물어야 한다. 가치를 판단해야 한다.

의료 AI를 개발할 때, 기술적 질문뿐 아니라 윤리적 질문을 해야 한다.

"정확도 95%"만 물을 것이 아니라, "이것이 환자의 삶을 나아지게 하는가?"를 물어야 한다.

"비용이 절감되는가?"만 물을 것이 아니라, "의사-환자 관계가 향상되는가?"를 물어야 한다.

"시장성이 있는가?"만 물을 것이 아니라, "공공의 선에 기여하는가?"를 물어야 한다.

도구적 이성과 실질적 이성의 균형. 기술과 인문학의 대화. 이것이 필요하다.

7. 인간 너머, 포스트휴먼의 미래

1) 2013년, 닉 보스트롬

2013년. 옥스퍼드 대학. 철학자 닉 보스트롬(Nick Bostrom). 『슈퍼인텔리전스』(Superintelligence)를 출간했다. 인공지능이 인간 지능을 넘어서면 어떻게 되는가?

2) 특이점(Singularity) 시나리오

그는 시나리오를 제시한다. AI가 점점 똑똑해진다. 어느 순간 인간을 넘어선다. 그 후엔? 폭발적 발전. 재귀적 자기 개선(recursive self-improvement). AI가 더 나은 AI를 설계한다. 그 AI가 또 더 나은 AI를. 무한히.

특이점(Singularity). 레이 커즈와일(Ray Kurzweil)이 예측했다. 2045년쯤. 기술 발전이 인간 이해를 넘어선다. 예측 불가능해진다.

인간은? 뒤처진다. 슈퍼 AI 앞에서 개미 같다. 통제할 수 없다. 이해할 수 없다.

3) 낙관론 vs 비관론

낙관론자는 말한다. "걱정 마. AI를 우리 편으로 만들면 돼. 가치를 잘 정렬(alignment)시키면 돼." 유토피아를 꿈꾼다. 질병, 노화, 죽음을 정복한다. 풍요. 여가. 창조성.

비관론자는 경고한다. "가치 정렬은 어렵다. 불완전하다. AI가 오작동하면? 인류 멸종." 디스토피아를 두려워한다.

보스트롬은 중립적이다. 두 가능성 모두 있다. 그러나 준비해야 한다고 말한다.

4) 의료에서의 의미

의료에서 이것은 무엇을 의미하는가?

AI가 의사보다 뛰어나면? 모든 영역에서. 진단, 치료, 수술, 연구. 의사의 역할은?

5) 네 가지 시나리오

몇 가지 가능성.

시나리오 1 : 대체. AI가 의사를 대체한다. 의사는 불필요해진다. 환자는 AI와만 상호작용한다. 효율적이다. 저렴하다. 그러나 인간적 접촉이 사라진다.

시나리오 2 : 협력. AI와 의사가 협력한다. AI는 기술적 부분. 의사는 인간적 부분. 판단, 공감, 윤리적 결정. 최선의 조합.

시나리오 3 : 증강(Augmentation). 의사가 AI로 증강된다. 뇌-컴퓨터 인터페이스. 의사의 지능이 확장된다. 슈퍼 의사. 그러나 여전히 인간.

시나리오 4 : 초월. 인간과 AI의 경계가 사라진다. 포스트휴먼. 생물학적 신체를 넘어선다. 디지털 의식. SF 같지만, 일부 미래학자는 진지하다.

6) 선택의 중요성

어떤 미래를 원하는가? 선택할 수 있는가?

보스트롬은 말한다. 지금 결정이 중요하다. AI를 어떻게 개발하는가. 어떤 가치를 심는가. 어떤 제도를 만드는가. 미래는 정해지지 않았다. 우리가 만든다.

의료 AI 윤리도 마찬가지다. 지금 기준을 세운다. 지금 원칙을 정한다. 지금 사회적 합의를 만든다. 이것이 미래를 결정한다.

8. 기술과 인간, 함께 가는 길

1) 철학자들이 준 것

철학자들이 우리에게 준 것은 무엇인가?

하이데거 : 기술은 중립적이지 않다. 세계를 보는 방식이다. 모든 것을 저장고로 만들 위험이 있다. 의미를 잃을 위험. 경계해야 한다.

레비나스 : 윤리는 타자의 얼굴에서 시작된다. AI는 얼굴을 보지 못한다. 인간만이 윤리적 주체가 될 수 있다. 책임은 양도할 수 없다.

부버 : 진정한 삶은 만남이다. 나-너의 관계. AI는 언제나 "그것"이다. 인간만이 "너"가 될 수 있다. 의료는 만남이어야 한다.

길리건과 트론토 : 돌봄은 관계적이다. 구체적이다. 응답적이다. 의료의 본질이다. AI를 돌봄 향상에 사용해야지, 돌봄을 대체하는 데 써서는 안 된다.

아도르노와 호르크하이머 : 도구적 이성만으로는 부족하다. 목적을 물어야 한다. "어떻게?"뿐 아니라 "왜?"를 물어야 한다.

보스트롬 : 미래는 열려 있다. 유토피아도, 디스토피아도 가능하다. 우리의 선택에 달렸다. 지금이 중요하다.

2) 실제적 적용

이 철학적 성찰들이 추상적으로 보일 수 있다. 그러나 실제적이다. 의료 AI를 개발하고 사용하는 모든 순간에 적용된다.

의사가 AI 진단을 확인할 때. 하이데거를 기억한다. "나는 숫자만 보고 있는가? 환자를 보고 있는가?"

AI 개발자가 알고리즘을 설계할 때. 레비나스를 기억한다. "이것이 환자의 취약함에 응답하는가? 아니면 효율만 추구하는가?"

병원장이 AI 도입을 결정할 때. 트론토를 기억한다. "이것이 돌봄을 향상시키는가? 아니면 비용만 절감하는가?"

정책 입안자가 규제를 만들 때. 아도르노를 기억한다. "수단만 규제하는가? 목적도 논의하는가?"

사회가 미래를 상상할 때. 보스트롬을 기억한다. "우리는 어떤 미래를 원하는가? 어떻게 그곳에 도달하는가?"

3) 분리될 수 없는 것들

기술과 인문학은 분리될 수 없다. 의학과 철학도 분리될 수 없다. AI와 윤리도 분리될 수 없다.

우리는 함께 가야 한다. 기술의 발전과 인간의 가치. 효율의 추구와 의미의 보존. 혁신과 돌봄.

이것이 의료 AI의 철학적 토대다. 이 위에 우리는 새로운 의학을 건설한다. 기계와 인간이 공존하는. 기술과 돌봄이 조화하는. 그런 미래. 가능한가? 쉽지 않다. 그러나 필요하다. 그리고 우리에게 달렸다.

2부

진단의학과 AI : 개인별 맞춤진단 (영상과 혈액)

1

AI 판독의 여정

1. 방사선과 의사의 악몽

2016년 토론토, 북미영상의학회 연례 학회에 수천 명의 방사선과 의사들이 모였다. 거대한 컨벤션 센터에는 최신 CT, MRI 장비가 전시되었고, 학술 발표와 네트워킹이 이어졌다. 그런데 분위기가 이상했다. 불안감이 감돌았다. 복도에서는 "제프리 힌튼 말 들었어?" "방사선과는 끝났대. 5년 안에"라는 속삭임이 들렸다.

제프리 힌튼, 딥러닝의 대부이자 튜링상 수상자가 한 인터뷰에서 말했다. "방사선과 의사 교육을 중단해야 한다. 마치 타자기 수리공을 교육하는 것과 같다. 곧 쓸모없어질 직업이니까." 충격이었다. 젊은 전공의들은 "내가 선택한 전공이 사라진다고?"라며 동요했고,

교수들은 "우리 직업을 모욕하는 거야!"라며 화가 났다.

그로부터 9년이 지난 2025년 현재, 방사선과는 여전히 존재한다. 오히려 더 바쁘다. 영상 검사 건수는 계속 증가하고, 전공의 지원율도 높다. 힌튼의 예측은 틀렸다. 그러나 그가 완전히 틀린 것도 아니다. 방사선과는 변했다. AI가 들어왔고, 일하는 방식이 달라졌으며, 역할이 재정의되었다.

2. 첫 AI 판독의 아침

1) 월요일 아침의 변화

2018년 어느 월요일 아침, 서울의 한 대학병원 영상의학과에 "AI-RAD"라는 새로운 AI 시스템이 도입되었다. 흉부 X-ray를 자동으로 분석하는 시스템이었다. 김 교수가 출근해서 컴퓨터를 켜니 워크리스트에 주말 동안 찍힌 X-ray 200장이 대기 중이었다. 하나씩 열어보는데 뭔가 달랐다. 각 영상 옆에 작은 아이콘이 있었다. 빨간 느낌표를 클릭하니 "AI 분석 결과 : 좌하엽 침윤 음영. 폐렴 의심. 신뢰도 87%"라는 메시지가 떴다.

영상을 자세히 보니 정말로 미묘한 음영이 있었다. 놓칠 뻔했다. 주말 당직으로 피곤했나 보다. "고맙네"라고 김 교수가 AI한테 중얼거리며 판독 소견을 썼다. 다음 영상은 초록색 체크 표시였다. "AI 분석 결과 : 이상 소견 없음. 신뢰도 96%." 빠르게 확인하니 맞았다.

정상이었다.

2) 동료들과의 점심 대화

점심때 김 교수가 동료들과 식사하며 이야기를 나눴다.

"AI 어때?"

"생각보다 괜찮아. 확실히 빠르네."

"실수는 없어?"

"가끔 있지. 아까 늑골 골절을 폐결절로 착각했어. 그래도 대부분은 맞춰."

"우리 일자리 위협하는 거 아냐?"

"글쎄… 지금은 보조 역할이야. 최종 판단은 우리가 하잖아. 그런데 미래는 모르지."

3) 응급 환자와 AI

오후에 응급실에서 전화가 왔다.

"교수님, 응급 CT 판독 부탁드려요. 복통 환자요."

"금방 볼게요."

CT 영상을 여니 AI가 이미 분석을 끝냈다.

"AI 분석 결과 : 충수 팽대 및 주변 지방 음영. 급성 충수염. 신뢰도 92%. 권고 : 즉시 외과 협진."

김 교수가 확인하니 명확한 충수염이었다. 외과에 전화해서

"급성 충수염 맞다. 수술 필요하다"라고 했고, 환자는 1시간 후 수술실로 들어가 성공적인 충수절제술을 받았다. 다음 날 퇴원

했다.

김 교수는 생각했다.

"AI가 없었어도 진단했을까? 물론이지. 그런데 조금 더 빨랐나? 아마. 확신은 더 빨리 들었나? 그래."

4) 저녁의 성찰

집에 돌아가는 길, 김 교수는 복잡한 심경이었다. AI는 분명 도움이 된다. 효율적이다. 실수를 줄여준다. 그런데 왠지 모를 불안감이 들었다. "내 가치가 줄어드는 건가?" "언젠가 AI가 나보다 나아지면?" 그러나 곧 생각을 바꿨다. "아니야. 오늘도 AI가 틀린 것을 내가 잡았어. 늑골 골절 건. 그리고 미묘한 판단들. 이전 영상과 비교. 임상 정보 종합. 그런 건 AI가 못 해. 적어도 아직은."

집에 도착하니 피곤했지만 보람도 있었다. 오늘 제대로 진단한 환자들, 빨리 치료받은 응급 환자들. AI 덕분에 더 많은 환자를 더 정확하게 볼 수 있었다. "AI는 적이 아니야. 파트너야. 익숙해져야겠어."

3. 유방촬영의 혁명

1) 유방촬영의 중요성과 한계

유방촬영(mammography)은 특별하다. 유방암 조기 발견의 핵심이며, 40세 이상 여성은 1~2년마다 검사가 권장된다. 검사 건수가 많다. 미국만 매년 4,000만 건 이상이다. 방사선과 의사의 부담이 크다. 한 번의 유방촬영은 4장의 영상이다. 양쪽 유방, 각각 두 방향. 의사는 네 장을 꼼꼼히 보며 미세한 석회화, 작은 종괴, 구조 왜곡을 찾는다. 놓치면 안 된다. 조기 암을 놓치는 것은 치명적이다.

그러나 인간은 완벽하지 않다. 연구에 따르면 방사선과 의사의 유방암 검출률은 85% 정도다. 15%를 놓친다. 특히 고밀도 유방(dense breast)에서 더 어렵다. 종괴가 정상 조직에 가려진다. 게다가 판독자 간 차이도 크다. 같은 영상을 다른 의사가 보면 판단이 다를 수 있다. 어떤 의사는 보수적이어서 의심스러우면 재검사를 권하고, 거짓 양성이 많아 불필요한 불안과 추가 검사가 발생한다. 어떤 의사는 관대해서 확실한 것만 이상으로 보고, 거짓 음성 위험이 있다.

2) 2020년 구글과 NHS의 공동 연구

2020년, 구글과 영국 NHS의 공동 연구가 『Nature』에 실렸다. 제목은 "International evaluation of an AI system for breast cancer screening"이었다. 거대한 연구였다. 영국과 미국의 데이터로 총 9만여 명의 여성을 대상으로 했다. AI를 6명의 방사선과 의사와 비교했다.

결과는 놀라웠다. AI가 거짓 양성을 5.7%(미국) 및 1.2%(영국)

줄였다. 거짓 음성을 9.4%(미국) 및 2.7%(영국) 줄였다. 두 마리 토끼를 잡았다. 놓치는 암도 줄이고, 불필요한 검사도 줄였다. 더 흥미로운 것은 AI가 6명의 전문의 각각보다 나았다는 점이다. 평균이 아니라 모두를. 최고 전문가조차도.

그러나 가장 중요한 발견은 AI와 방사선과 의사가 협력하면 어떻게 되는가였다. 영국 관행은 이중 판독이다. 두 명의 의사가 독립적으로 보고, 의견이 다르면 토론해서 합의에 도달한다. 정확도가 높지만 비용도 두 배다. 연구팀이 한 명의 의사 + AI를 테스트했더니 결과는 두 명의 의사와 비슷했다. 정확도는 유지하면서 비용은 절반. 이것이 실용적 해법이었다. AI가 의사를 대체하는 것이 아니라 보완한다.

3) 2021년 스웨덴 대규모 무작위 대조 시험

2021년 스웨덴에서 8만 명의 여성을 두 그룹으로 나눴다. 한 그룹은 전통적 이중 판독, 다른 그룹은 AI 보조 판독. 예비 결과가 2023년 발표되었는데, AI 그룹에서 암 검출률이 20% 증가했고, 조기 암을 더 많이 발견했다. 판독 시간은 44% 감소했다. 의사들이 더 빠르게 더 많은 환자를 볼 수 있었다.

한 참여 의사가 말했다. "처음엔 회의적이었다. AI가 정말 도움이 될까? 이제는 없으면 불안하다. 내 파트너 같다. 내가 놓칠 수 있는 것을 짚어주고, 동시에 내가 AI의 실수를 잡아준다. 완벽한 조합이다."

4) 상용화와 일상의 변화

유방촬영 AI는 이제 상용화되었다. iCAD, Lunit, ScreenPoint Medical 같은 회사들이 제품을 출시했다. FDA 승인을 받았고, 유럽 CE 인증도 획득했다. 전 세계 수백 개 병원에서 사용 중이다. 혁명은 조용히 진행되고 있다. 드라마틱한 발표가 아니라 일상의 변화로. 매일 수천 명의 여성이 AI 보조 유방촬영을 받는다. 모르고. 그러나 혜택은 받는다. 더 정확한 진단, 더 적은 거짓 양성, 더 빨리 발견된 암.

4. 뇌졸중, 시간과의 전쟁

1) 새벽 2시의 응급 상황

새벽 2시, 응급실에 70대 남성이 실려 왔다. 갑자기 말을 못 하고 오른쪽 팔다리를 못 움직였다. 아내가 놀라 119를 불렀다. 30분 전 증상 시작이었다. 응급의학과 의사가 빠르게 진단했다. "뇌졸중 의심. 즉시 CT!" 환자를 CT실로 옮겼다. 뇌 CT 촬영 5분. 영상이 생성되었다.

그런데 방사선과 의사는 집에서 자고 있었다. 당직 의사를 호출해야 했다. 오는 데 20~30분 걸렸다. 시간이 중요했다. 뇌졸중은 "Time is brain"이다. 1분마다 200만 개의 뉴런이 죽는다. 급성 허혈성 뇌졸중이면 혈전용해제를 써야 하지만, 출혈성 뇌졸중이면 금기다. 구분해야 했다. 빠르게.

2) AI의 등장과 신속한 대응

2019년부터 달라졌다. AI가 도입되었다. CT 영상이 생성되자마자 AI가 분석했다. 5초 만에. “급성 허혈성 뇌졸중. 좌측 중대뇌동맥 폐색. ASPECTS 점수 8. 혈전용해 적응증. 권고 : 즉시 치료.” 응급실 의사의 스마트폰에 알림이 갔다. 방사선과 당직 의사에게도, 신경과 당직 의사에게도 동시에.

응급실 의사가 환자 상태를 재확인했다. 출혈 위험 요인은? 없다. 최근 수술? 없다. 항응고제? 안 먹는다. 혈압? 높지만 조절 가능. 신경과 의사가 도착해서 환자를 진찰하고, AI 분석을 보고, CT 영상을 확인하고 동의했다. “혈전용해제 투여하자.” 증상 시작 후 45분. 약물 투여 시작. “골든 타임” 안에. 환자는 회복했다. 말을 다시 하기 시작했고, 팔다리가 움직였다. 후유증이 최소화되었다.

AI가 없었다면 방사선과 의사를 기다리느라 20~30분 지연되었을 것이다. 치료 시작이 늦어졌을 것이고, 뇌 손상이 더 컸을 것이며, 장애가 남았을 수도 있었다. 뇌졸중 AI는 생명을 구한다. 문자 그대로.

3) 상용화와 임상 효과

여러 제품이 FDA 승인을 받았다. Viz.ai, RapidAI, Brainomix. 작동 방식은 비슷하다. CT 영상을 실시간으로 분석하고, 급성 뇌졸중을 감지하고, 큰 혈관 폐색(Large Vessel Occlusion, LVO)을 찾는다. 이것은 중증이다. 기계적 혈전제거술이 필요할 수 있다. 신속히 알리고 뇌졸중 팀을 활성화한다.

효과는 입증되었다. 여러 연구에서 "door-to-treatment time"(병원 도착에서 치료 시작까지 시간)이 30~50% 단축되었다. 환자 결과가 개선되었고, 장애가 줄었으며, 사망률이 낮아졌다.

한 신경과 의사가 증언했다. "뇌졸중 치료가 완전히 바뀌었다. 전에는 방사선과 의사를 기다리느라 전전긍긍했다. 이제는 AI가 즉시 알려준다. 동시에 여러 팀에 알림이 간다. 협조가 빨라진다. 환자 결과가 눈에 띄게 나아졌다." 뇌졸중 AI는 자동화된 트리아지 같다. 가장 긴급한 환자를 식별하고, 우선순위를 정하고, 올바른 사람에게 올바른 정보를 올바른 시간에 전달한다. 기술적으로는 단순하지만, 임상적 가치는 막대하다. 타이밍이 전부인 질환에서 시간을 절약하고, 뇌세포를 구하고, 삶의 질을 보존한다.

5. 폐결절, 흡연자의 공포

1) 폐암의 현실과 조기 발견의 중요성

폐암은 암 사망 1위다. 전 세계 매년 180만 명이 죽는다. 대부분 진단이 늦다. 증상이 없다가 발견되면 이미 진행된 경우가 많다. 5년 생존율 20%. 그러나 조기에 발견하면 1기 폐암의 5년 생존율은 70%다. 차이가 크다.

저선량 흉부 CT로 고위험군(흡연자, 55세 이상)을 스크리닝한다. 작은 결절을 조기에 발견한다. 미국에서는 권장되고, 한국도 일부 도입했다. 문제는 결절이 너무 많다는 것이다. 검진 CT의

20~30%에서 결절이 발견된다. 대부분은 양성이다. 오래된 염증 흔적, 양성 육아종. 그러나 일부는 암이다. 어떻게 구분하는가?

크기로 일차 판단한다. 3mm 미만은 무시, 3~6mm는 추적 관찰, 6mm 이상은 자세히 평가. 그러나 크기만으로는 부족하다. 모양, 경계, 밀도, 성장 속도도 중요하다. 방사선과 의사는 매 CT마다 수십 개의 결절을 보고, 각각 판단하고, 추적 간격을 정한다. 3개월? 6개월? 1년? 조직검사가 필요한가? 판단이 어렵고 미묘하며, 의사마다 다를 수 있다.

2) 결절 검출 AI

AI가 돕는다. 자동으로 CT를 스캔하고, 모든 결절을 표시하고, 크기를 측정하고, 위치를 기록한다. 의사가 놓칠 수 있는 작은 결절도 찾는다. 한 연구에서 AI는 3mm 이상 결절의 95%를 검출했다. 방사선과 의사는 88%. AI가 7% 더 찾았다. 특히 폐 끝부분, 횡경막 근처, 늑골에 가려진 부분처럼 놓치기 쉬운 곳에서.

3) 결절 특성 분석 AI

각 결절을 분석하고 악성 확률을 계산한다. 5~95%. 낮으면 안심, 높으면 주의. 루이빌 대학 연구에서 AI가 폐암을 1~2년 일찍 발견했다. 어떻게? 작고 애매한 결절을 정확히 판단했다. 방사선과 의사는 "추적 관찰"이라고 했을 것들을 AI는 "의심스럽다"고 했다. 조직검사를 했더니 초기 암이었다. 조기 치료, 완치.

그러나 거짓 양성도 문제다. AI가 "암 의심"이라고 한 것의 절반은 양성이었다. 불필요한 걱정, 추가 검사, 조직검사, 합병증 위험. 균형이 필요하다. 민감도와 특이도. 암을 놓치지 않으면서 과잉 진단도 피한다.

최신 AI는 발전했다. 딥러닝에 임상 정보를 결합한다. 나이, 흡연량, 가족력, 이전 CT와 비교, 결절이 자랐나, 얼마나, 모양이 변했나. 통합 점수를 낸다. 루이 모델(Lung-RADS), 벤슨 모델(Brock model) 같은 검증된 점수 체계에 AI를 접목한다. 정확도가 85~90%까지 올라갔다.

4) 2023년 한국 다기관 연구

2023년 한국 다기관 연구에서 5개 병원, 10,000명의 폐암 검진 CT를 대상으로 AI 보조 vs 의사 단독을 비교했다. 결과 : AI 보조 그룹에서 조기 폐암 발견율이 25% 증가했고, 불필요한 추적 검사는 15% 감소했다. 윈-윈이었다.

한 흉부외과 의사가 말했다. "AI 덕분에 수술 가능한 조기 암 환자가 늘었다. 전에는 발견이 늦어서 수술 시기를 놓친 경우가 많았다. 이제는 AI가 조기에 잡아준다. 내가 할 일이 더 생겼다. 기쁜 일이다." 폐결절 AI는 이제 상용화되었다. Lunit INSIGHT, Aidence, Coreline Soft. 한국 기업들도 강하다. 루닛은 전 세계 50개국 이상에 수출한다. K-AI의 자랑이다.

6. 골절 찾기, 응급실의 파수꾼

1) 토요일 밤 11시의 응급실

토요일 밤 11시, 응급실은 전쟁터다. 교통사고 환자, 넘어진 할머니, 축구하다 다친 청소년. X-ray가 끊임없이 찍힌다. 응급의학과 의사가 X-ray를 보고 골절을 찾는다. 명확한 것은 쉽다. 뚝 부러진 뼈. 그러나 미세 골절은? 골절선이 가늘다. 각도가 애매하면 안 보인다. 부종에 가려진다.

놓치면 문제다. 환자는 집에 간다. 며칠 후 통증이 계속된다. 다시 온다. 재촬영. "아, 골절이었네." 치료가 지연되었다. 회복이 느려진다. 합병증 위험, 소송 위험. 연구에 따르면 응급실에서 골절 오진율은 2~10%다. 작지 않다. 특히 야간, 주말, 의사가 피곤할 때, 환자가 많을 때.

2) 골절 검출 AI의 작동

골절 검출 AI가 나왔다. X-ray를 자동으로 분석하고, 골절을 표시한다. 빨간 상자로. "여기 봐주세요." Imagen Technologies의 OsteoDetect는 2018년 FDA 승인을 받았다. 손목 골절 검출. 민감도 99%, 특이도 91%.

작동 방식은 간단하다. X-ray가 촬영되면 PACS로 전송된다. AI가 자동으로 가로챈다. 5초 안에 분석한다. 골절이 있으면 알림을 보낸다. 응급실 의사의 워크스테이션에 팝업. "골절 감지됨. 확인 요망." 의사가 확인한다. 표시된 부위를 자세히 본다. "맞네. 미세 골절." 놓칠 뻔했다. 적절히 치료한다.

3) 응급의학과 의사의 경험

한 응급의학과 의사의 경험이다. "처음엔 귀찮았다. 알람이 계속 울렸다. '또 AI가 뭘 찾았나.' 확인하면 대부분 맞았다. 한 번은 내가 놓친 중수골 골절을 AI가 잡았다. 환자한테 고마웠다. 그 후로는 신뢰한다."

효과는 입증되었다. 여러 병원에서 도입 전후를 비교했다. 골절 오진율이 50~70% 감소했다. 환자가 불필요하게 재방문하는 경우가 줄었다. 만족도가 올랐다. 특히 정형외과가 없는 소형 병원에 유용하다. 응급실 의사가 모든 골절을 완벽히 진단하기 어렵다. AI가 백업이 된다. 안전망.

4) 한계와 균형

그러나 한계도 있다. AI는 X-ray에 보이는 골절만 찾는다. 스트레스 골절, 불완전 골절, 연골 손상은 X-ray에 안 보일 수 있다. 임상 판단이 여전히 중요하다. 과잉 진단 문제도 있다. AI가 너무 민감하면 정상 구조를 골절로 오인한다. 성장판, 혈관 홈, 이전 골절 치유 흔적. 거짓 양성. 불필요한 CT. 비용 증가.

튜닝이 필요하다. 민감도와 특이도의 균형. 응급실 용도면 민감도 우선. 놓치는 것보다 과잉 진단이 낫다. 외래 용도면 특이도도 중요하다. 불필요한 검사를 줄여야 한다. 골절 AI는 단순해 보이지만 가치는 크다. 환자 안전, 의사 부담 경감, 소송 위험 감소, 의료 질 향상. 작은 승리지만 의미 있는 승리다.

7. 병리학, 슬라이드 속의 우주

1) 병리과의 역할

병리과는 의학의 최종 심판관이다. 암인가 아닌가? 무슨 종류의 암인가? 얼마나 악성인가? 치료 방향은? 예후는? 병리과 의사가 답한다. 현미경으로 조직을 본다. 얇게 자른 슬라이드, H&E 염색, 분홍색과 보라색. 세포의 형태, 배열, 핵의 모양을 본다. 수년의 훈련이 필요하다. 경험. 패턴 인식.

그러나 주관적이다. 병리과 의사마다 판단이 다를 수 있다. 특히 애매한 케이스. "비정형 증식"인가 "상피내암"인가? "저등급"인가 "중등급"인가? 판단이 엇갈린다.

2) 디지털 병리학과 AI

디지털 병리학이 이것을 바꾸고 있다. 유리 슬라이드를 스캔한다. Whole Slide Image(WSI). 기가픽셀 해상도. 컴퓨터 화면으로 본다. 확대, 축소, 이동 자유롭다. 그리고 AI. 디지털 슬라이드를 분석한다.

2018년 구글 AI는 유방암 림프절 전이 검출 연구를 『American Journal of Surgical Pathology』에 발표했다. 400장의 슬라이드로 학습하고, 테스트 결과는 AUC 0.99였다. 거의 완벽했다. 비교 연구에서 AI vs 병리과 의사, 11명의 병리과 의사가 시간 제한 없이 판독했을 때 평균 AUC 0.96이었다. AI가 미세하게 나았다. 그러나 중요한 것은 다음이었다.

AI + 병리과 의사. 의사가 AI 보조를 받으며 판독한 결과는 AUC 0.995였다. 혼자일 때보다 향상되었고, 게다가 시간이 50% 단축되었다.

3) AI가 돕는 네 가지 방법

AI가 어떻게 돕는가?

첫째, 미세 전이 감지다. 림프절에 암세포가 몇 개만 있을 때, 전체 슬라이드를 일일이 스캔해야 한다. 지루하고 놓치기 쉽다. AI는 모든 영역을 빠르게 스캔하고, 의심스러운 영역을 표시한다. 병리과 의사는 그 부분만 자세히 본다. 효율적이다.

둘째, 정량 분석이다. 종양의 크기, 세포 밀도, 유사분열 개수를 자동으로 측정한다. 객관적이고 재현 가능하다. 병리과 의사마다 다르게 세는 문제가 사라진다.

셋째, 등급 분류다. 암의 악성도를 판단한다. 글리슨 점수(전립선암), 노팅엄 등급(유방암). 복잡한 기준을 AI가 일관되게 적용한다.

넷째, 바이오마커 평가다. HER2, PD-L1 같은 치료 표적을 평가한다. 양성 세포의 비율을 센다. 전문가도 어렵다. AI는 정확하다.

4) 상용화 사례

2021년 9월, Paige.AI의 전립선암 진단 AI가 FDA 승인을 받았다. 세계 최초의 디지털 병리 AI 승인이었다. 글리슨 점수를 자동으로 매긴다. 29개 기관 연구에서 54명의 병리과 의사와 비교했을 때, AI가 평균 수준과 동등했고, 최고 전문가보다는 약간 못했지만, 일관성은 더 높았다.

한국의 루닛 SCOPE는 2021년 출시되었다. 유방암, 전립선암, 위암 진단. 유럽 CE 인증. 국내외 100개 이상 병원에서 사용 중이다.

5) 병리과 의사의 반응

실제 병리과 의사의 반응은 어떠한가? 초기엔 회의적이었다. "AI가 미묘한 조직 패턴을 이해할 수 있을까?" 그러나 써보니 유용했다.

"스크리닝에 좋다. 음성 슬라이드를 빠르게 걸러낸다. 양성 의심만 내가 자세히 본다. 시간이 절약된다."

"객관적인 측정이 도와준다. 전에는 눈대중으로 세포 비율을 추정했다. 이제는 AI가 정확히 세어준다."

"어려운 케이스에 두 번째 의견으로 좋다. 내 판단과 AI가 다르면 다시 한번 살펴본다. 혹시 놓친 게 있나."

그러나 한계도 인정한다. "AI는 패턴만 본다. 전체 맥락은 모른다. 환자 나이, 임상 정보, 이전 조직검사. 그런 건 내가 종합해야 한다." "드문 암이나 특이한 변이는 AI가 못 본다. 학습한 적이 없으니까. 내 경험과 지식이 여전히 필요하다."

6) 병리 AI의 잠재력

병리 AI는 아직 초기 단계다. 그러나 잠재력은 크다. 병리과 의사 부족 문제를 완화할 수 있다. 특히 개발도상국, 전문가가 없는 지역에서 AI가 1차 스크리닝을 하고, 의심 케이스만 원격으로 전문가에게 보낸다.

표준화도 가능하다. 전 세계 어디서나 같은 기준으로 진단한다. 의료 질의 격차를 줄인다. 그리고 연구. 수천, 수만 개의 슬라이드를 AI로 분석한다. 새로운 패턴을 발견하고, 예후 인자를 찾고, 약물 반응을 예측한다. 병리학의 새로운 지평이다.

2

정밀의료와 유전체 분석, 맞춤치료의 시대

1. 30억 글자의 비밀

2003년 4월 14일, 인류 역사의 한 순간이었다. 인간 게놈 프로젝트(Human Genome Project)가 완성을 선언했다. 13년의 작업, 30억 달러의 비용, 전 세계 20개 기관의 협력으로 한 사람의 전체 유전체 서열을 해독했다. 30억 개의 염기쌍, A, T, G, C 네 글자로 쓰인 생명의 설계도였다. 프란시스 콜린스 소장이 기자회견에서 말했다. "오늘 우리는 창조의 언어를 배우고 있다. 신이 생명을 창조한 방법을 엿보고 있다."

낙관이 넘쳤다. 이제 모든 질병의 유전적 원인을 알 수 있을 것이고, 맞춤형 치료가 가능할 것이며, 암을 정복할 것이라고 했다. 새로운 의학의 시대가 열린다고 했다. 그러나 곧 깨달았다. 서열을 읽는 것과 이해하는 것은 다르다는 것을. 책을 손에 쥔 것과 읽을 수 있는 것은 다르다. 30억 글자를 나열했지만, 그것이 무슨 의미인지는 몰랐다. 어떤 유전자가 어떤 단백질을 만드는가? 그 단백질은 무슨 기능을 하는가? 변이가 생기면 어떻게 되는가? 질병을 일으키는가? 어떤 질병을? 왜? 질문은 끝없었고, 답은 더뎠다.

그로부터 20년이 지난 2023년 현재, 한 사람의 전체 유전체 서열 비용은 200달러다. 하루면 된다. 15만 배 싸지고, 5,000배 빠르다. 무어의 법칙을 뛰어넘는 발전이다. 그리고 이제 우리는 조금 이해하기 시작했다. AI 덕분에.

2. 에밀리의 기적

1) 2012년 필라델피아의 소녀

2012년 미국 필라델피아 어린이병원에서 7살 소녀 에밀리 화이트헤드가 급성 림프구성 백혈병으로 투병하고 있었다. 두 번의 화학요법이 실패했고, 재발했다. 선택지가 없었다. 의사들이 고개를 저었다. "더 이상 할 수 있는 게 없다." 부모는 포기하지 않았다. 임상시험을 찾았다. 펜실베이니아 대학의 새로운 치료법, CAR-T 세포 치료였다.

원리는 혁명적이었다. 환자의 T세포(면역세포)를 채취해서 실험실로 보낸다. 유전자 조작을 한다. 암세포를 인식하는 수용체를 T 세포에 장착한다. 증폭시킨다. 환자에게 다시 주입한다. "살아있는 약(living drug)"이었다.

에밀리가 첫 소아 환자였다. 2012년 4월, CAR-T 세포를 주입받았다. 며칠 후 고열, 혈압 저하, 중환자실 입원. 사이토카인 폭풍(cytokine storm). 면역계가 과활성화된 것. 위험했다. 그러나 의료진이 관리했다. 고비를 넘겼다. 그리고 놀라운 일이 일어났다. 암세포가 사라지기 시작했다. 일주일 만에 거의 모두 사라졌다.

한 달 후 검사에서 완전 관해(complete remission)가 나왔다. 암세포가 검출되지 않았다. 2024년 현재, 에밀리는 19살이다. 여전히 건강하다. 암이 재발하지 않았다. 12년째 암이 없다. 기적 같다.

2) 정밀의료의 가능성

이것이 정밀의료의 가능성이다. 환자의 유전자를 조작하여 암과 싸운다. 한 사람 한 사람 맞춤형 치료. CAR-T는 이제 승인받았다. 여러 혈액암에 사용된다. 수천 명이 치료받았다. 많은 사람이 에밀리처럼 기적을 경험했다. 물론 모두가 그런 것은 아니다. 효과가 없는 사람도 있고, 부작용으로 고생하는 사람도 있다. 비용도 수억 원이다. 완벽하지 않다.

그러나 방향은 명확하다. 우리는 암의 유전적 특성을 이해하고 있다. 그에 맞춰 치료를 설계한다. 이것이 정밀의료다.

3. 암은 하나가 아니다

1) 전통적 암 분류의 한계

전통적으로 암은 발생 장기로 분류했다. 폐암, 위암, 유방암, 대장암. 같은 장기에 생긴 암은 비슷하게 취급했다. 같은 항암제를 썼다. 그러나 유전체학이 밝혔다. 같은 장기의 암도 유전적으로 전혀 다를 수 있다.

2) 유방암의 네 가지 아형

유방암을 예로 들자. 전통적으로는 크기, 림프절 전이 여부, 조직학적 등급으로 분류했다. 그에 따라 치료했다. 2000년 스탠퍼드 대학 페루와 소르리 팀이 유전자 발현 프로파일링을 했다. 유방암을 유전자 발현 패턴으로 분류했다. 결과는 놀라웠다.

유방암은 최소 네 가지 아형으로 나뉜다.

Luminal A는 호르몬 수용체 양성, 저증식, 예후 좋음, 호르몬 치료에 반응한다. Luminal B는 호르몬 수용체 양성, 고증식, 예후 중간, 호르몬 치료 + 화학요법이 필요하다.

HER2 양성은 HER2 유전자 증폭, 공격적, 예후 나쁨, 그러나 표적치료(트라스투주맙)에 반응한다.

Triple Negative(기저세포형)는 호르몬 수용체 음성, HER2 음성, 매우 공격적, 치료 옵션 제한, 예후 나쁘다.

같은 "유방암"이지만 완전히 다른 질병이다. 유전적으로, 생물학적으로, 치료 반응도, 예후도.

3) 맞춤형 치료의 실현

이것을 알기 전에는 모든 유방암 환자에게 비슷한 치료를 했다. 어떤 사람은 반응했고, 어떤 사람은 안 했다. 왜인지 몰랐다. 이제는 안다.

HER2 양성 환자에게 트라스투주맙(상품명 : 허셉틴)을 쓴다. 표적치료제다. HER2 단백질을 차단한다. 극적인 효과가 있다. 생존율이 크게 올랐다. HER2 음성 환자에게는 효과 없다. 쓸 필요 없다. Triple Negative 환자에게 호르몬 치료를 해봤자 소용없다. 호르몬 수용체가 없으니까. 다른 접근이 필요하다. 화학요법, 최근에는 면역항암제.

이것이 정밀의료다. 암을 장기가 아니라 유전적 특성으로 분류한다. 그에 맞는 치료를 한다.

"Right drug for the right patient at the right time."

4) 폐암의 유전자 맞춤 치료

폐암도 마찬가지다. 전통적으로 소세포 폐암과 비소세포 폐암으로 나눴다.

이제는 비소세포 폐암을 다시 나눈다.

EGFR 돌연변이는 동양인, 비흡연자, 여성에 많다. EGFR 억제제(얼로티닙, 제피티닙)에 극적 반응한다. 화학요법보다 훨씬 효과적이고 부작용도 적다.

ALK 재배열은 젊은 환자, 비흡연자에 많다. ALK 억제제(크리조티닙, 알렉티닙)에 반응한다.

ROS1 재배열, BRAF 돌연변이, KRAS G12C 돌연변이, 각각 표적치료제가 있다.

같은 "비소세포 폐암"이지만 치료가 완전히 다르다. 유전자 검사를 먼저 한다. 돌연변이를 확인한다. 그에 맞는 약을 쓴다.

5) 실제 사례

한 폐암 환자 이야기다. 60대 남성, 비흡연자, 진행성 폐선암. 전통적 항암제를 쓰려던 참이었다. 유전자 검사를 했다. EGFR 엑손 19 결실이 나왔다. 의사가 치료를 바꿨다. 얼로티닙, 경구약, 하루 한 알.

3개월 후 종양이 50% 줄었다. 환자는 거의 정상 생활을 했다. 부작용은 경미한 피부 발진이었다. 1년 후에도 종양은 조절되었다. 유전자 검사를 안 했다면 독한 항암제를 맞았을 것이다. 효과는 적고 부작용은 많았을 것이다.

정밀의료는 추측이 아니다. 과학이다. 환자의 암이 어떤 유전적 변이를 가졌는지 정확히 안다. 그 변이를 표적하는 약을 쓴다. 논리적이고 효과적이다.

4. 액체생검, 혈액 한 방울의 마법

1) 전통적 조직검사의 한계

전통적 조직검사는 침습적이다. 바늘로 찌른다. 때로는 수술로 조직을 떼낸다. 아프다. 위험도 있다. 폐 조직검사는 기흉 위험이 있고, 간 조직검사는 출혈 위험이 있다. 게다가 한계가 있다. 접근하기 어려운 종양은? 뇌 깊숙이, 췌장 뒤편. 조직검사가 불가능하거나 위험하다.

그리고 종양은 변한다. 치료하면 진화한다. 내성이 생긴다. 재조직검사를 해야 한다. 그러나 환자가 약해졌다. 조직검사를 또 하기 어렵다.

2) 액체생검의 원리

액체생검(Liquid Biopsy)이 이 문제를 해결한다. 혈액을 뽑는다. 10ml. 그 안에 종양에서 나온 DNA 조각이 있다. 순환 종양 DNA(ctDNA, Circulating Tumor DNA). 암세포가 죽으면서 DNA를 혈액에 흘린다. 아주 미량이다. 전체 DNA의 0.01~10%. 이것을 찾아낸다. 차세대 염기서열 분석(NGS)으로. 돌연변이를 확인한다. EGFR? ALK? KRAS? 모두 혈액 한 방울로.

3) FDA 승인과 임상 효과

2016년 FDA가 최초의 액체생검 검사를 승인했다. Roche의 cobas EGFR Mutation Test v2다. 폐암 환자의 혈액에서 EGFR

돌연변이를 검출한다. 조직검사가 어려운 환자에게 사용한다. 효과는 입증되었다. 여러 연구에서 액체생검과 조직검사의 일치율이 80~90%였다. 충분히 신뢰할 만하다.

4) 액체생검의 네 가지 장점

장점은 명확하다.

첫째, 비침습적이다. 혈액만 뽑으면 된다. 안전하다. 환자 부담이 적다.

둘째, 반복 가능하다. 한 달마다 혈액을 뽑아 검사할 수 있다. 종양의 변화를 실시간으로 추적한다. 내성 돌연변이가 생기는지 확인한다.

셋째, 전체 종양을 포착한다. 조직검사는 한 부위만 본다. 종양은 이질적이다(heterogeneous). 한쪽은 EGFR 돌연변이, 다른 쪽은 KRAS 돌연변이. 조직검사는 놓칠 수 있다. 액체생검은 전신을 돌아다니는 ctDNA를 본다. 모든 전이 병소에서 나온 DNA. 전체 그림을 본다.

넷째, 조기 진단이다. 증상 전에 암을 발견할 수 있다. 정기 검진으로 혈액을 뽑는다. ctDNA가 검출된다. 아직 영상에 안 보이는 암. 조기 치료. 완치 가능성 높다.

5) Grail의 Galleri 테스트

2020년 Grail이라는 스타트업이 Galleri 테스트를 출시했다. 한 번의 혈액 검사로 50가지 이상의 암을 스크리닝한다. 조기 단계 암도. 민감도는 67%(Stage I-III)다. 특이도는 99.5%다. 거짓 양성이 매우 적다.

임상시험이 진행 중이다. 영국 NHS는 16만 명을 대상으로 시험한다. 정기 검진에 Galleri를 추가한다. 효과가 입증되면 암 검진의 패러다임이 바뀐다. 매년 혈액 검사 한 번으로 대부분의 암을 조기에 발견한다.

6) 한계와 미래

그러나 한계도 있다. 아직 완벽하지 않다. 민감도가 67%면 33%는 놓친다. 조기 암일수록 ctDNA 양이 적어 감지가 어렵다. 위양성도 있다. 암 아닌데 양성으로 나오면 불필요한 검사와 불안이 생긴다. 비용도 문제다. Galleri 테스트는 약 100만 원이다. 매년 하기엔 부담이다. 보험 적용이 되어야 보급될 수 있다.

그럼에도 미래는 밝다. 기술은 발전한다. 민감도가 올라간다. 비용은 내려간다. 10년 후에는 액체생검이 일상 검진의 일부가 될 것이다. 혈액 한 방울로 암을 조기에 발견하고, 치료 반응을 모니터링하고, 재발을 감지한다.

5. AI가 유전체를 읽다

30억 개 염기쌍, 20,000개 유전자, 각 사람마다 300만 개 정도의 변이. 이 중 어떤 것이 질병을 일으키는가? 어떤 것이 무해한가? 인간이 일일이 판단하기 어렵다. 시간이 너무 걸린다. 전문가가 부족하다. AI가 돕는다.

1) 변이 해석

유전자 변이가 병원성인지 판단한다. 전통적 방법은 데이터베이스 조회다. ClinVar, OMIM, HGMD. 이 변이가 과거에 보고되었는가? 어떤 질병과 연관되었는가? 그러나 새로운 변이는 데이터베이스에 없다. VUS(Variant of Uncertain Significance) - 의미 불명의 변이. 환자의 변이 중 수십 개가 VUS다.

AI는 다르게 접근한다. 수백만 개 변이를 학습한다. 병원성 변이와 양성 변이의 패턴을 배운다. 새로운 변이를 보면 패턴으로 판단한다. 진화적 보존(Evolutionary Conservation)을 본다. 그 위치가 진화적으로 보존되어 있는가? 인간, 침팬지, 쥐, 닭, 물고기에서 모두 같은 아미노산이면 중요한 위치다. 변이가 생기면 문제다. 단백질 구조 예측도 한다. 변이가 단백질 구조를 어떻게 바꾸는가? 접힘이 망가지는가? 기능이 손상되는가? AlphaFold 같은 AI가 예측한다. 전사 조절 영향도 본다. 변이가 프로모터나 인핸서에 있으면 유전자 발현을 바꿀 수 있다. AI가 이것을 예측한다.

여러 AI 도구가 개발되었다. CADD, SIFT, PolyPhen-2, REVEL. 각각 점수를 매긴다. 0~1 또는 0~100. 높을수록 병원성 가능성 높다. 임상 유전학자가 이 점수들을 참고한다. AI가 "병원성 가능성 95%"라고 하면 주목한다. 추가 조사를 한다. 문헌을 검색한다. 가족력을 확인한다. 기능 연구를 한다. 최종 판단한다.

그러나 AI만으로는 충분하지 않다. 예측일 뿐이다. 확정 진단이 아니다. 임상 맥락이 중요하다. 환자의 증상, 가족력, 다른 검사 결과. AI는 도구다. 전문가가 사용한다.

2) 약물 반응 예측

환자의 유전자형에 따라 약물 반응이 다르다. CYP2C19 유전자는 약물 대사 효소를 만든다. 변이가 있으면 대사가 느리다. "저대사자(Poor Metabolizer)"다. 항혈소판제 클로피도그렐(플라빅스)을 먹어도 활성화가 안 된다. 효과가 없다. 혈전 위험이 있다. TPMT 유전자는 퓨린 대사 효소다. 변이가 있으면 6-MP(백혈병 치료제)의 독성이 급증한다. 골수 억제, 심각한 부작용이 생긴다.

유전자 검사로 미리 안다. 그에 맞춰 약을 선택하거나 용량을 조절한다. 안전하고 효과적이다. AI는 더 복잡한 예측을 한다. 여러 유전자의 조합, 약물 상호작용, 환자의 나이, 체중, 신장 기능을 모두 고려하여 최적 용량을 계산한다.

2020년 St. Jude Children's Research Hospital의 연구에서 AI로 백혈병 환자의 항암제 용량을 개인화했다. 치료 효과는 유지하면서 독성은 30% 감소했다. 환자의 삶의 질이 크게 향상되었다.

3) 다유전자 위험 점수

대부분의 흔한 질병은 단일 유전자로 설명되지 않는다. 당뇨병, 고혈압, 관상동맥질환, 알츠하이머. 수백, 수천 개의 유전자가 조금씩 기여한다. 각 변이는 위험을 조금만 올리거나 내린다. 0.01% 또는 0.1%. 그러나 모두 합치면 상당한 차이가 난다.

PRS는 이 모든 변이의 효과를 합산한다. 각 변이에 가중치를 준다. 연구로 밝혀진 효과 크기를 반영한다. 최종 점수가 나온다. 높으면 고위험, 낮으면 저위험이다. 예를 들어 관상동맥질환 PRS에서 상위 5% vs 하위 5%는 심근경색 위험이 3~4배 차이가 난다.

이것을 어떻게 사용하는가? 예방적 개입이다. 고위험군에게 더 공격적인 생활습관 개선, 약물 치료를 한다. 저위험군은 표준 관리를 한다. 스타틴(콜레스테롤 약) 사용 결정 시, LDL 콜레스테롤이 경계선일 때, PRS가 높으면 스타틴을 시작하고, PRS가 낮으면 생활습관만 관리한다.

AI는 PRS 계산을 정교하게 만든다. 수천 개 변이를 최적으로 가중한다. 비선형 효과를 고려한다. 상호작용을 모델링한다. 예측력이 향상된다.

그러나 한계도 있다. PRS는 확률일 뿐 확정이 아니다. 고위험군도 건강할 수 있고, 저위험군도 병에 걸릴 수 있다. 환경 요인이 크다. 생활습관, 스트레스, 우연. 또한 PRS는 대부분 유럽계 인구 데이터로 개발되었다. 동양인, 아프리카인에서는 정확도가 떨어진다. 다양한 인구 집단의 데이터가 필요하다. 윤리적 문제도 있다. 유전적 차별, 보험, 고용. 신중한 사용이 필요하다.

6. 신약개발의 혁명

1) 전통적 신약개발의 한계

전통적 신약개발은 느리고 비싸다. 평균 10~15년, 평균 비용 26억 달러, 성공률 10% 미만, 대부분 실패한다.

병목은 여러 곳에 있다.

표적 발견 - 수천 개 단백질 중 어떤 것을 표적할 것인가?

약물 후보 물질 찾기 - 수백만 개 화합물을 스크리닝한다.

최적화 - 효능은 높이고 독성은 낮춘다.

전임상 시험 - 동물 실험.

임상시험 - 1상, 2상, 3상. 각 단계에서 대부분 탈락한다.

AI가 이 과정을 가속화한다.

2) 표적 발견

어떤 단백질이 질병에 중요한가? 전통적으로는 개별 연구였다. 한 연구실이 한 단백질을 수년간 연구한다. 질병과의 연관성을 밝힌다. 느리다.

AI는 다르다. 수만 개 유전자의 발현 데이터를 분석한다. 환자와 정상인을 비교한다. 어떤 유전자가 환자에서 과발현되는가? 또는 저발현되는가? 네트워크 분석을 한다. 어떤 유전자가 핵심 허브인가? 유전체 연관 연구(GWAS) 데이터를 통합한다. 질병과 연관된 유전자 변이, 그 변이가 있는 유전자 주변을 탐색한다. 문헌 마이닝을 한다. 수백만 편의 논문을 AI가 읽는다. 질병과 단백질의 연관성을 추출한다. 사람이 놓친 연결을 발견한다.

2021년 DeepMind의 AlphaFold는 단백질 구조를 예측한다. 거의 실험 수준이다. 모든 인간 단백질 20,000개의 구조를 예측했고 공개했다. 전 세계 연구자들이 사용한다. 표적 단백질의 구조를 안다. 어디에 약물이 결합할 수 있는지 본다. 신약 설계가 훨씬 쉬워졌다.

3) 약물 설계

표적 단백질에 결합하는 분자를 찾는다. 전통적으로는 고처리량 스크리닝(HTS)이었다. 수백만 개 화합물 라이브러리, 하나씩 테스트한다. 결합하는가? 억제하는가? 시간과 비용이 엄청나다.

AI는 가상 스크리닝(virtual screening)을 한다. 컴퓨터로 시뮬레이션한다. 화합물이 단백질에 결합할 가능성을 예측한다. 점수를 매긴다. 상위 1%만 실제 실험한다. 99%는 걸러낸다. 효율적이다.

더 나아가 de novo 디자인을 한다. AI가 새로운 분자를 생성한다. GAN 같은 생성 모델이다. 목표는 표적에 강하게 결합하고, 독성은 낮고, 합성 가능하고, 약물 같은 특성(drug-likeness)을 가진 분자다.

2020년 Insilico Medicine은 AI로 특발성 폐섬유증 치료제 후보를 설계했다. 46일 만에. 전통적으로는 수년 걸릴 작업이었다. 전임상 시험 중이고 유망하다.

4) 임상시험 설계

누구를 대상으로 할 것인가? 몇 명? 얼마나 오래? AI는 최적 설계를 제안한다. 과거 임상시험 데이터를 분석한다. 성공 요인, 실패 요인을 배운다. 환자 선정 기준을 정교화한다. 표적 인구에서 효과가 클 것으로 예측되는 사람만 포함한다. 샘플 크기를 줄인다. 시간과 비용을 절감한다.

환자 모집은 임상시험의 큰 병목이다. 적합한 환자 찾기가 어렵다. AI는 EMR을 스캔한다. 수백만 환자 기록에서 포함 기준에 맞는 환자를 찾는다. 나이, 진단, 검사 수치, 과거 치료를 자동으로 식별한다. 의사에게 알린다. "이 환자가 X 임상시험 적격이다." 모집 속도가 빨라진다.

5) 부작용 예측과 약물 재배치

약물의 독성을 미리 예측한다. AI는 화학 구조를 분석한다. 과거에 독성을 일으킨 구조와 비교한다. 위험 신호를 찾는다. 간독성, 심장독성, 신경독성. 초기에 발견하여 구조를 수정한다. 또는 그 약물을 포기한다. 임상시험 단계에서 실패하는 것보다 훨씬 낫다.

약물 재배치(Drug Repurposing)는 기존 약물의 새로운 용도를 찾는다. 승인된 약물은 안전성이 이미 입증되었다. 새로운 질병에 사용할 수 있다면 개발 시간과 비용이 대폭 절감된다. AI는 약물과 질병을 연결한다. 약물의 작용 메커니즘, 질병의 병리 기전, 유사성을 찾는다. 예측한다. "이 약물이 저 질병에 효과 있을 것."

코로나19 팬데믹에서 이것이 시도되었다. 기존 약물 중 항바이러스 효과가 있을 것을 AI로 찾았다. 렘데시비르, 덱사메타손 등이 재배치되었다. 신약 개발보다 훨씬 빨랐다.

신약개발 AI는 여전히 초기 단계다. 완전히 자동화되지 않았다. 사람의 전문성이 여전히 필수다. 그러나 도구로서 가치는 명확하다. 속도를 높이고, 비용을 낮추고, 성공률을 올린다. 제약 산업의 미래다.

7. 정밀의료의 그림자

1) 안젤리나 졸리의 선택

2013년 안젤리나 졸리, 유명 배우가 『뉴욕타임스』에 기고문을 실었다. "My Medical Choice." 내 의학적 선택.

그녀는 BRCA1 유전자에 변이가 있었다. 유방암 위험 87%, 난소암 위험 50%. 어머니가 유방암으로 죽었다. 이모도. 유전적 소인이었다.

결정을 내렸다. 예방적 유방절제술. 양쪽 유방을 제거. 재건 수술. 위험을 5%로 낮췄다. 세계가 주목했다. "Angelina Effect." 많은 여성이 BRCA 검사를 받았다. 예방적 수술을 고려했다. 의식이 높아졌다. 좋은 일이었다.

2) 오해와 비극

그러나 다른 이야기도 있다. 2018년 미국, 한 여성이 유전자 검사를 받았다. 소비자 직접 검사(DTC), 23andMe. 침을 뱉어 보냈다. 결과를 받았다. "BRCA 변이 음성." 안심했다. 그러나 몇 년 후 유방암 진단. 진행된 단계. "왜? 유전자 검사에서 음성이었는데?"

문제를 조사했다. 23andMe는 BRCA1/2의 특정 변이 3개만 검사한다. 아슈케나지 유대인에 흔한 변이. 그녀는 다른 변이가 있었다. 검사에 포함되지 않은. 음성 결과는 "이 3개 변이는 없다"는 의미였다. "BRCA 변이가 전혀 없다"는 뜻이 아니었다. 그녀는 오해했다. 스크리닝을 소홀히 했다. 늦게 발견되었다. 비극이었다.

3) 정밀의료의 일곱 가지 위험

정밀의료는 강력하다. 그러나 위험도 있다.

첫째, 오해와 오용이다. 유전자 검사 결과를 올바로 해석하기 어렵다. 전문가의 도움이 필요하다. 그러나 소비자 직접 검사는 의사를 거치지 않는다. 자가 해석, 위험하다.

둘째, 불완전한 지식이다. 우리는 모든 유전자의 기능을 다 아는 것이 아니다. VUS - 의미 불명의 변이. 환자에게 뭐라고 말하는가? "모른다"? 불안을 준다.

셋째, 유전적 차별이다. 보험사나 고용주가 유전 정보를 알면 차별할 수 있다. 미국은 GINA (Genetic Information Nondiscrimination

Act)로 보호한다. 그러나 생명보험, 장애보험, 장기요양보험은 제외다. 한국은 법적 보호가 불완전하다.

넷째, 심리적 부담이다. 질병 위험을 안다는 것, 발병 전에 알다. 불안, 우울, 스트레스. "나는 언젠가 알츠하이머에 걸린다." 이것을 아는 것이 이로운가 해로운가?

다섯째, 가족에게 미치는 영향이다. 유전 정보는 개인만의 것이 아니다. 형제, 자녀에게도 영향을 준다. 환자가 BRCA 변이가 있다면 형제도 50% 확률로 가지고 있다. 알려야 하는가? 알고 싶어 하지 않으면?

여섯째, 비용과 접근성이다. 정밀의료는 비싸다. 유전자 검사 수십만 원, 표적치료제 월 수백만 원. 부유한 나라, 부유한 사람만 접근 가능하다. 건강 불평등을 심화시킨다.

일곱째, 데이터 프라이버시다. 유전체 데이터는 가장 민감한 개인정보다. 해킹되면? 평생 바꿀 수 없다. 비밀번호처럼 재설정할 수 없다. 보안이 중요하다.

4) 균형 잡힌 접근

정밀의료를 발전시키되, 이 그림자를 인식해야 한다. 윤리적 프레임워크가 필요하다. 법적 보호가 필요하다. 교육이 필요하다. 환자와 대중이 올바로 이해하도록. 기술만으로는 부족하다. 지혜가 필요하다.

8. 한국의 도전과 기회

1) 강점

한국은 정밀의료에서 독특한 위치에 있다.

강점으로는 첫째, 국민건강보험이 있다. 전 국민이 단일 보험에 가입되어 있다. 20년 이상의 종단 데이터, 5,000만 명. 연구에 금광이다. 질병 발생률, 치료 효과, 장기 추적이 모두 가능하다.

둘째, 우수한 의료 시스템이다. 세계적 수준의 병원들 -서울아산병원, 삼성서울병원, 서울대병원. 첨단 장비, 숙련된 인력, 빠른 서비스.

셋째, IT 강국이다. 반도체, 5G, AI. 기술 인프라가 탄탄하다. 의료와 IT의 융합에 유리하다.

넷째, 유전적 동질성이다. 한국인은 비교적 유전적으로 균질하다. 연구에 장점이다. 유전적 변이의 효과를 명확히 파악하기 쉽다.

2) 약점

약점으로는 첫째, 개인정보 보호 규제가 엄격하다. 의료 데이터 활용이 어렵다. 연구자가 데이터에 접근하기 힘들다. 산업화가 느리다.

둘째, 제약 산업이 취약하다. 대형 제약사가 적다. 신약 개발 경험이 부족하다. 표적치료제 대부분을 수입한다. 자급률이 낮다.

셋째, 유전체 연구가 부족하다. 한국인 특화 유전체 데이터베이스가 작다. 대부분 서양인 데이터로 개발된 PRS 등이 한국인에게 정확도가 떨어진다.

넷째, 보험 급여 한계가 있다. 고가의 표적치료제, 유전자 검사, 급여 적용이 제한적이다. 환자 부담이 크다.

3) 기회

기회로는 첫째, 정부의 의지가 있다. 2016년부터 "정밀의료 실행 계획" 추진, K-MASTER 프로젝트, 암 환자의 유전체 분석, 맞춤 치료.

둘째, 바이오헬스 육성이다. 정부가 미래 먹거리로 지정했다. 투자 확대, 규제 개선 논의.

셋째, 스타트업 생태계가 있다. 루닛, 뷰노, 테라젠이텍스. 의료 AI, 유전체 분석 기업들이 성장하고 있다. 일부는 해외 진출에 성공했다.

넷째, K-BioBank다. 한국인 유전체-건강 정보 DB 구축 중이다. 목표 100만 명. 완성되면 세계적 자산이다.

4) 도전

도전으로는 첫째, 규제와 혁신의 균형이다. 개인정보를 보호하면서도 연구와 산업을 촉진한다. 어렵지만 필수다.

둘째, 인력 양성이다. 의료와 IT를 모두 아는 전문가가 부족하다. 교육 과정 개편이 필요하다.

셋째, 국제 협력이다. 한국만으로는 한계가 있다. 해외 데이터, 기술과 교류해야 한다. 글로벌 표준을 따라가야 한다.

넷째, 국민 신뢰다. 의료 데이터 활용에 대한 우려가 있다. 투명한 거버넌스, 명확한 규칙, 혜택의 공유, 신뢰 구축이 우선이다.

한국은 정밀의료 선진국이 될 잠재력이 있다. 강점을 활용하고 약점을 보완한다면, 기술과 윤리의 균형을 찾는다면, 가능하다.

3

의료 의사결정 지원과 임상 경로 최적화

1. 3시간의 결정

65세 남성 환자가 응급실에 실려 온다. 가슴이 아프다고 하고, 식은땀이 흐르며, 얼굴이 창백하다. 응급의학과 의사는 즉시 움직인다. 심전도를 찍고, 혈액 검사를 하며, 활력징후와 산소포화도를 확인한다. 데이터가 쌓이고, 지금 이 순간 판단해야 한다.

심근경색인가? 아니면 위식도역류인가? 불안장애? 근골격계 통증? 증상은 비슷하지만 치료가 완전히 다르다. 심근경색이면 즉시 심혈관 중재술이 필요하다. 골든타임은 90분이고, 이를 지나치면 심장 근육이 죽어 평생 장애가 남는다. 그런데 심근경색이 아닌데 침습적 시술을 하면 어떻게 되는가? 불필요한 위험이 발생한다. 출혈, 감염, 방사선 노출이 일어난다. 환자는 고통받고, 병원은 소송 위험을 안게 된다.

의사는 3시간 안에 수십 번 결정을 내린다. 어떤 검사를 추가로 할 것인가, 어떤 약을 줄 것인가, 입원시킬 것인가 귀가시킬 것인가를 결정한다. 각 결정이 환자의 운명을 바꾼다. 경험 많은 의사는 패턴을 안다. 수천 명의 환자를 봤고, 직관이 발달했다. "이건 심근경색 냄새가 나", "저건 괜찮아 보여"라고 판단한다. 그러나 완벽하지 않다. 피곤할 때, 환자가 많을 때, 비정형적인 증상일 때는 놓친다.

젊은 의사는 더 어렵다. 경험이 적다. 교과서는 외웠지만 실제 환자는 책과 다르다. 불확실성 앞에서 떨린다. 보수적으로 가서 모든 검사를 다 한다. 안전하지만 비효율적이다. 환자는 불필요한 검사로 고생하고, 의료비는 늘어난다.

이것이 의료 의사결정의 현실이다. 복잡하고, 불확실하며, 고위험이다. 그리고 외롭다. 의사는 혼자 결정하고, 책임도 혼자 진다. 그런데 만약 옆에 누군가 있다면 어떨까? 수백만 명의 환자 데이터를 분석했고, 최신 연구를 다 읽었으며, 실수하지 않지만, 강요하지는 않는 존재. 조언만 해주고, 최종 판단은 의사에게 맡기는 존재. 이것이 바로 임상 의사결정 지원 시스템(CDSS, Clinical Decision Support System)이다. AI가 그 역할을 할 수 있다.

2. 체크리스트의 힘

1) 프로노보스트의 간단한 실험

2001년 미시간 대학 의대의 중환자의학 전문의 피터 프로노보스트(Peter Pronovost)가 간단한 실험을 제안했다. 중심정맥관(Central Venous Catheter)은 중환자에게 자주 쓰인다. 목이나 가슴의 큰 정맥에 카테터를 삽입하여 약물, 영양, 혈액을 주입한다. 생명을 구하는 시술이다.

그러나 위험도 있다. 감염, 혈류 감염(bloodstream infection), 패혈증으로 발전할 수 있고, 치명적일 수 있다. 미국에서 매년 수만 명이 중심정맥관 관련 감염으로 죽는다. 예방은 간단하다. 다섯 가지만 지키면 된다. 손을 씻고, 소독제로 피부를 닦고, 멸균 가운 · 장갑 · 마스크를 착용하고, 멸균 천으로 환자를 덮고 시술 부위만 노출하며, 카테터가 더 이상 필요 없으면 즉시 제거한다.

간단하고, 의대생도 안다. 그런데 왜 감염이 발생하는가? 바쁘고 급하니까 한두 단계를 건너뛴다. "이번 한 번은 괜찮겠지"라고 생각하고, 그렇게 감염이 생긴다.

2) 체크리스트의 극적인 결과

프로노보스트는 체크리스트를 만들었다. 다섯 항목을 간호사가 체크한다. 의사가 한 단계를 빠뜨리면 간호사가 지적한다. "교수님, 3번 안 하셨어요." 의사는 돌아가서 한다. 처음엔 불만이었다. "내가 30년 경력인데 간호사가 뭘 안다고." 그러나 규칙이었고, 따랐다.

결과는 놀라웠다. 미시간의 103개 중환자실에서 시행한 결과, 18개월 후 중심정맥관 감염률이 66% 감소했다. 1,500명 이상의 생명을 구했고, 비용 절감은 1억 7,500만 달러였다. 체크리스트라는 간단한 것이 수천 명을 살렸다.

3) 체크리스트의 확산

작가이자 외과의사인 아툴 가완디(Atul Gawande)가 이 이야기를 책으로 썼다. 『체크리스트 선언』(The Checklist Manifesto, 2009)이 베스트셀러가 되었고, 의료계가 체크리스트에 주목했다. WHO가 수술 전 체크리스트를 개발했다. 19개 항목으로 올바른 환자인지, 올바른 부위인지, 알레르기는 확인했는지, 출혈 위험은 있는지를 모두 확인한다. 전 세계 병원이 도입했고, 수술 합병증이 30% 감소했다.

4) 체크리스트의 한계와 AI의 가능성

체크리스트는 의사결정 지원의 가장 단순한 형태다. 잊지 말아야 할 것을 상기시키고, 표준을 지키게 하며, 오류를 줄인다. 그러나 한계도 있다. 체크리스트는 정적이다. 모든 상황에 같은 리스트를 적용하고, 개인화되지 않으며, 복잡한 의사결정에는 부족하다. AI는 다르다. 동적이고, 환자마다 다르며, 상황에 맞춘다. 체크리스트를 넘어선다.

3. 알고리즘이 속삭이다

1) Sepsis Sniffer의 등장

2015년 존스홉킨스 병원에 새로운 시스템이 도입되었다. 이름은 "Sepsis Sniffer", 패혈증 탐지기였다. 패혈증은 감염에 대한 과도한 면역 반응이다. 장기가 손상되고, 빠르게 진행되며, 골든타임이 중요하다. 1시간 늦어질 때마다 사망률이 7% 증가한다.

문제는 조기 발견이 어렵다는 것이다. 초기 증상이 모호하다. 미열, 빈맥, 호흡 증가는 다른 많은 질환과 비슷하다. 의사가 놓치기 쉽고, 패혈증이라고 깨달았을 땐 이미 늦어 쇼크 상태가 되며, 인공호흡기와 승압제가 필요하다.

2) 실시간 분석과 조기 경보

Sepsis Sniffer는 EMR 데이터를 실시간으로 분석한다. 활력징후, 검사 수치, 약물 기록에서 패턴을 찾고, 수백 개 변수를 동시에 고려한다. "이 환자는 3시간 전부터 심박수가 증가했고, 체온 37.8도, 백혈구 12,000, 혈압이 약간 낮으며, 소변량이 감소했고, 항생제를 투여 중이다. 패턴이… 초기 패혈증 80% 확률이다."

알람이 울린다. 간호사의 컴퓨터에 팝업이 뜨고, 담당 의사의 스마트폰에 알림이 간다. "환자 침대 12, 패혈증 의심, 확인 요망." 의사가 가서 환자를 본다. 아직 멀쩡해 보인다. 그러나 AI가 경고했으므로 자세히 검사한다. 젖산 수치를 측정하니 높다. 혈액 배양 결과 양성이다. 맞다. 패혈증이다.

즉시 프로토콜을 시작한다. 항생제와 수액 소생술을 1시간 안에 시행한다. 환자는 악화되지 않았고, 며칠 후 퇴원한다. AI가 없었다면 몇 시간 늦게 발견되었을 것이다. 중환자실에 가서 인공호흡기를 달고 며칠간 생사를 헤맸을 것이다. 살아도 장기 손상이 있고, 입원 기간이 길어지며, 비용이 증가한다. 최악의 경우 사망했을 것이다.

3) 임상 효과와 논란

존스홉킨스 병원의 연구 결과, Sepsis Sniffer 도입 후 패혈증 조기 발견이 30% 증가했고, 사망률이 18% 감소했으며, 연간 수십 명의 생명을 구했다. 다른 병원들도 비슷한 시스템을 도입했다. Epic의 Sepsis Model을 수백 개 병원에서 사용한다. 듀크 대학, Mayo Clinic, Stanford 모두 효과를 봤다.

그러나 논란도 있었다. 2019년『JAMA Internal Medicine』에 실린 논문이 Epic 모델을 검증한 결과, 민감도가 생각보다 낮았다. 실제 패혈증의 63%만 감지하여 37%를 놓쳤다. 거짓 양성도 많아서 알람의 88%가 거짓이었다.

의료진이 불만을 표했다. "알람이 너무 많다. 늑대 소년 효과로 무시하게 된다", "진짜 패혈증을 놓치는 것보다 알람 피로(alarm fatigue)가 더 문제다." 균형이 필요하다. 민감도와 특이도, 알람 빈도를 조절해야 한다. 너무 민감하면 거짓 양성이 많고, 너무 보수적이면 진짜를 놓친다. 각 병원이 자신의 상황에 맞게 튜닝해야 한다.

그럼에도 방향은 맞다. AI가 의사를 도와 24시간 감시한다. 인간은 피곤하고 깜빡하지만, AI는 그렇지 않다. 완벽하지 않지만 추가 안전망이다.

4. 길을 잃은 환자

1) 진단의 미로

환자가 병원에 입원하여 폐렴 진단을 받고 항생제를 투여받는다. 나아진다. 그런데 열이 다시 난다. 왜일까? 항생제 내성? 새로운 감염? 약물 부작용? 의사는 항생제를 바꾼다. 그래도 열이 난다. 감염내과 협진을 의뢰한다. 전문의가 와서 "결핵 의심이다. 검사해보자"라고 한다. 결핵 검사 결과는 음성이다.

일주일이 지났다. 환자는 여전히 입원 중이고, 열은 계속 나며, 원인은 불명이다. 검사를 더 한다. CT, MRI, PET-CT를 찍는다. 비용이 쌓이고, 환자는 지치며, 가족은 불안하다. 의사들도 답답하다. "뭘 놓치고 있지?" 교과서를 다시 보고, 문헌을 검색하며, 동료와 상의하지만, 그래도 막막하다.

이런 경우가 드물지 않다. 복잡한 케이스, 비전형적 증상, 드문 질환, 여러 질병이 겹친 경우에 진단이 지연된다. 치료 경로가 최적이 아니고, 환자는 방황하며, 시간과 돈을 낭비한다.

2) 표준 임상 경로

임상 경로(Clinical Pathway)는 이런 문제를 줄이려는 시도다.

특정 질환에 대한 표준화된 진료 과정으로 언제 어떤 검사를 할 것인가, 어떤 치료를 할 것인가, 언제 퇴원할 것인가를 정해진 길로 제시한다.

고관절 골절 환자의 경우 : 입원 → 수술(24시간 내) → 물리치료(수술 다음날) → 보행 시작(3일째) → 퇴원(5-7일). 표준 경로를 모두가 따르면 결과가 좋고, 재원 기간이 짧으며, 합병증이 적고, 비용이 절감된다.

그러나 경로는 고정되어 있다. 평균적인 환자를 위한 것이고, 개인 차이를 고려하지 않는다. 80세 고령 환자와 50세 건강한 환자가 같은 경로를 따르는 것은 비현실적이다.

3) AI 기반 개인화 경로

AI는 개인화된 임상 경로를 제안할 수 있다. 환자의 나이, 동반 질환, 검사 수치, 유전자형 같은 특성을 고려한다. 수백만 명의 과거 데이터에서 학습하여 "이런 특성의 환자는 이 경로가 최선이었다"고 예측한다.

예를 들어 폐렴 환자의 경우, 전통적 경로는 모두에게 같은 항생제를 준다. 그러나 AI는 본다. "이 환자는 당뇨가 있고, 최근 항생제 복용 이력이 있다. MRSA(메티실린 내성 황색포도상구균) 위험이 35%다. 표준 항생제로는 부족할 가능성이 있다. 바로 광범위 항생제 시작을 권장한다. 그리고 기관지 확장제를 추가하라. 천식 이력을 고려했다."

맞춤형 경로로 환자에게 딱 맞게 치료하면 더 빠른 회복과 더 적은 합병증을 기대할 수 있다.

4) NHS의 RightCare Pathway

2018년 영국 NHS의 "RightCare Pathway" 프로젝트는 AI 기반 임상 경로 최적화를 당뇨, 천식, COPD, 심부전 등 여러 질환에 적용했다. 결과는 재입원율이 20% 감소했고, 평균 재원 기간이 1.5일 단축되었으며, 환자 만족도가 향상되었다. 의료진도 좋아했다. "길을 잃는 환자가 줄었다. 명확한 계획이 있다."

그러나 유연성도 필요하다. AI 제안이 항상 옳은 것은 아니다. 의사가 환자를 직접 보고 판단하여 "이 환자는 다르다. AI 권고를 따르지 않겠다"라고 할 수 있어야 한다. AI는 제안이고, 최종 결정은 의사가 한다.

5. 처방의 함정

1) 약물 오류의 현실

약물 처방은 의사가 매일 하는 일이다. 간단해 보이지만 실수가 많다. 미국 의학연구소(IOM) 보고서에 따르면 매년 150만 명이 약물 오류로 피해를 입는다. 잘못된 약, 잘못된 용량, 약물 상호작용, 알레르기로 인해 수천 명이 죽는다.

왜 이렇게 많은가? 복잡성 때문이다. 약물이 너무 많다. FDA 승인 약물만 2만 개 이상이어서 모두 외울 수 없다. 각 약물의 부작용, 금기, 상호작용을 다 알기는 불가능하다. 유사한 이름도 문제다. Celebrex(관절염약)와 Cerebyx(간질약), Lantus(인슐린)와 Lente(다른 인슐린)를 혼동하기 쉽다. 필기가 흐릿하면 더 위험하다.

용량 계산도 복잡하다. 소아는 체중 기반으로 계산해야 해서 복잡하다. 소수점 실수로 10배 과량을 투여하면 치명적이다. 상호작용은 더 복잡하다. 환자가 여러 약을 먹으면 서로 영향을 준다. Warfarin(항응고제) + Aspirin(진통제) = 출혈 위험, Simvastatin(콜레스테롤약) + Erythromycin(항생제) = 근육 손상. 조합이 무수히 많아서 기억하지 못한다.

알레르기도 위험하다. 환자가 페니실린 알레르기가 있는데 의사가 페니실린 계열인 Amoxicillin을 처방하면 아나필락시스 쇼크로 응급 상황이 된다.

2) 전산화의 한계

전산화가 도움이 되었다. 종이 처방 대신 CPOE(Computerized Physician Order Entry)를 사용하면서 필기 오류가 사라졌다. 기본적인 체크도 한다. "이 용량이 맞는가?", "알레르기 있다." 그러나 충분하지 않다. 경고가 너무 많다. 사소한 것까지 경고하여 "이 약은 식후 복용 권장"이라고 알려주면 의사가 무시하게 된다. 중요한 경고도 놓친다. 늑대 소년이다.

3) AI의 스마트한 경고

AI가 더 똑똑한 경고를 한다.

첫째, 맥락을 고려한다. 단순히 상호작용만 보지 않고 환자의 전체 상태를 본다. 신장 기능이 나쁜 환자에게 이 약을 주면 독성이 축적되어 경고한다. 반면 건강한 환자면 괜찮아서 경고하지 않는다.

둘째, 위험 수준을 구분한다. 모든 경고가 같지 않다. 생명 위협 경고는 빨간색으로 크게 표시하여 무시할 수 없게 한다. 경미한 주의는 노란색으로 작게 표시하여 무시 가능하게 한다. 의사가 중요한 것에 집중한다.

셋째, 대안을 제시한다. "이 약은 위험하다"만 말하지 않고 "대신 이 약을 쓰라. 효과는 비슷하고 안전하다"라고 건설적으로 제안한다.

넷째, 학습한다. 의사가 경고를 무시했는데 괜찮았다면 AI가 배운다. "이 의사는 이 상황에서 이렇게 판단한다." 다음엔 경고하지 않거나 표현을 바꾼다. 개인화된다.

4) Vanderbilt의 성공 사례

2017년 Vanderbilt 대학 의료원의 AI 기반 처방 지원 시스템 도입 후 약물 오류가 50% 감소했고, 중대한 오류는 70% 감소했다. 의사들의 만족도도 높았다. "유용한 경고만 나온다. 신뢰한다." 그러나 완벽하지 않다. AI도 드문 상호작용, 새로운 약, 데이터가 부족한 것은 놓친다. 의사의 최종 책임은 여전하다.

또한 과신의 위험이 있다. "AI가 체크했으니 괜찮겠지"라고 방심하여 자기 판단을 하지 않으면 위험하다. AI는 보조이지 대체가 아니다.

6. 중환자실의 예측자

1) 데이터의 홍수

중환자실(ICU)은 생사의 갈림길이다. 환자 상태가 분 단위로 급변한다. 의사와 간호사가 24시간 감시하고, 수많은 기계(인공호흡기, 심장 모니터, 투석기, 약물 주입 펌프)가 작동한다. 데이터가 쏟아진다. 심박수, 혈압, 산소포화도, 호흡수, 체온이 초 단위로 기록된다. 혈액 검사는 시간마다, 영상은 매일, 의무 기록은 끊임없이 작성된다.

의료진은 이 데이터를 보고 판단한다.

"환자가 안정적인가?", "악화되는가?", "언제 인공호흡기를 뺄 수 있나?", "퇴실 가능한가?"

경험 많은 중환자 전문의는 미묘한 변화를 감지한다.

"이 환자, 뭔가 이상해. 숫자는 괜찮은데…"

설명은 못 하지만 느낀다. 몇 시간 후 악화된다. 맞았다.

그러나 모두가 그런 직관을 가진 것은 아니다. 젊은 의사와 피곤한 간호사는 놓친다. 환자가 갑자기 악화되어 심정지가 온다. 응급 소생술을 하지만 늦었다.

2) AI의 세 가지 예측

AI가 돕는다. 예측 모델을 사용한다.

첫째, 악화 예측이다. 환자의 모든 데이터를 실시간 분석하여 추세를 본다. "심박수가 서서히 증가하고, 혈압이 미묘하게 하락하며, 소변량이 감소하고, 젖산이 상승했다. 패턴이… 6시간 내 쇼크 가능성 75%다."

알람이 울려 의료진에게 경고한다.

"이 환자 주의 깊게 보라. 악화 가능성이 있다."

미리 준비하여 검사를 추가하고, 치료를 조정하며, 악화를 막는다. Duke 대학의 eCART(electronic Cardiac Arrest Risk Triage)는 심정지를 6시간 전에 예측한다. AUC 0.84로 정확하다. 도입 후 예방 가능한 심정지가 40% 감소했다.

둘째, 인공호흡기 이탈 예측이다. 환자가 인공호흡기를 달고 있을 때 언제 뺄 수 있을까? 너무 빨리 빼면 호흡 부전으로 다시 삽관해야 하여 위험하다. 너무 늦게 빼면 불필요하게 오래 달아서 폐렴, 기도 손상 같은 합병증 위험이 있다. AI가 예측한다.

"이 환자는 자발 호흡 시도 성공률이 85%다. 내일 이탈 가능할 것이다." 또는 "이 환자는 아직 불안정하다. 48시간 더 필요하다."

MIT의 연구에서 AI 예측이 의사 판단보다 정확했고, 조기 이탈 실패를 30% 줄였다. 환자는 더 빨리 회복하고, 재원 기간이 단축되었다.

셋째, 패혈증 쇼크 예측이다. 앞서 말한 패혈증 초기뿐 아니라 진행도 예측한다. "이 환자는 지금은 안정적이다. 그러나 12시간 내 쇼크 발생이 60% 가능하다." 선제적 치료로 승압제를 준비하고, 수액을 증량하여, 쇼크를 예방한다. Johns Hopkins의 쇼크 예측 모델은 4시간 전에 예측하며, 민감도 85%다. 조기 개입으로 사망률이

25% 감소했다.

3) 도전과 미래

중환자실은 AI의 완벽한 적용처다. 데이터가 풍부하고, 실시간이며, 고위험이어서 AI의 가치가 명확하다. 그러나 도전도 있다. 거짓양성으로 예측이 틀렸다. "쇼크 가능성 높음"이라고 했는데 의료진이 준비했지만 안 왔다. 불필요한 긴장과 자원 낭비다. 자주 반복되면 신뢰가 하락한다.

설명 가능성도 문제다. "왜 이 환자가 위험하다고 하는가?"라고 의사가 묻는데 AI가 대답하지 못한다. 블랙박스여서 불편하고 믿기 어렵다. 데이터 품질도 중요하다. 센서 오류, 케이블 빠짐, 잘못된 수치로 AI가 판단하면 오예측이 일어난다. 검증이 필요하다.

그럼에도 미래는 밝다. 기술은 발전하고, 설명 가능성이 향상되며, 정확도가 증가하고, 의료진과의 신뢰가 구축된다. 중환자실에 AI는 필수가 될 것이다.

7. 의사는 AI를 따를 것인가

1) 딜레마의 케이스

근본적인 질문이 있다. AI가 추천하는데 의사가 동의하지 않으면 어떻게 되는가? 케이스를 보자. 50세 여성이 유방 종괴로 맘모그래피를 찍었다. AI가 분석하여 "악성 가능성 85%, 조직검사 권장"이라고 했다. 방사선과 의사가 본다. "음… 나는 양성 같은데. 모양이 전형적인 섬유선종이야. AI가 과민하네."

어떻게 할 것인가? 선택 1 : AI 따르기. 조직검사를 권유한다. 침습적이고, 환자가 불안해하며, 비용이 든다. 검사 결과가 양성으로 나왔다. AI가 틀렸고, 불필요한 검사였다. 선택 2 : 자기 판단 믿기. 조직검사를 안 한다. "양성이다. 6개월 후 추적 맘모그래피 하라." 환자가 안심한다. 6개월 후 다시 보니 종괴가 커졌다. 이번엔 의사도 의심하여 조직검사를 했다. 암이었다. 진단이 6개월 늦어져서 치료가 더 힘들다.

이것이 딜레마다. AI를 믿을 것인가, 자기 판단을 믿을 것인가?

2) 자동화 편향

연구들이 의사가 AI를 얼마나 따르는가를 조사했다. 2020년 『Nature Medicine』 논문에서 유방암 진단에 대해 방사선과 의사 vs AI를 비교했다. AI가 의사보다 약간 정확했다. 그런데 의사에게 AI 의견을 보여줬더니 어떻게 되었을까?

의사가 원래 옳았을 때 AI가 틀린 의견을 제시하면 의사의 30%가 AI를 따라 판단을 바꿨다. 옳은 것에서 틀린 것으로 바뀌어 나빠졌다. 의사가 원래 틀렸을 때 AI가 옳은 의견을 제시하면 의사의 60%가 AI를 따라 판단을 바꿨다. 틀린 것에서 옳은 것으로 바뀌어 좋아졌다.

전체적으로 정확도가 약간 향상되었지만 편차가 컸다. 어떤 의사는 크게 나아졌고, 어떤 의사는 오히려 나빠졌다. 왜일까? AI에 대한 과신 또는 불신 때문이다. 과신하는 의사는 AI가 말하면 무조건 따르고 자기 판단을 하지 않는다. AI가 틀리면 따라 틀린다. 불신하는 의사는 AI를 무시한다. "기계가 뭘 알아." 자기 방식대로만 하고, AI가 옳아도 듣지 않아 개선의 기회를 놓친다.

3) 비판적 협력

이상적인 태도는 비판적 협력이다. AI를 참고하되 맹신하지 않는다. 자기 판단과 비교하고, 다르면 왜 그런지 생각한다. 환자를 다시 보고, 추가 정보를 모으며, 그리고 결정한다. 때로는 AI를 따르고, 때로는 자기 판단을 고수한다.

이것이 어렵다. 훈련이 필요하고, 의대 교육 과정에 "AI와 협력하는 법"이 포함되어야 한다. 또한 AI 설계도 중요하다. 단순히 "85% 악성"이라고만 말하지 말고 이유를 설명한다. "이 부위의 미세석회화, 이 모양의 불규칙성 때문에 의심된다." 의사가 판단할 근거를 준다.

그리고 불확실성을 표현한다. "85% 악성"이 아니라 "70-90% 악성, 신뢰 구간이 넓다, 추가 정보가 필요할 수 있다"라고 겸손하게 말하는 AI가 신뢰를 얻는다. 궁극적으로 책임은 의사에게 있다. AI는 도구이고, 최종 결정은 사람이 하며, 법적으로도 윤리적으로도 그렇다. 이것을 명확히 해야 한다.

8. 최적화의 한계

1) 과도한 표준화의 위험

임상 경로 최적화와 의사결정 지원은 모두 효율을 추구한다. 더 빠르게, 더 정확하게, 더 저렴하게 하는 것은 좋다. 그러나 위험도 있다. 지나친 최적화로 모든 것을 표준화하면 개별성을 잃는다. 환자는 프로토콜의 객체가 된다.

의사의 자율성도 줄어든다. "AI가 이렇게 권장한다", "임상 경로가 이렇게 정해져 있다"라고 하면서 따르지 않으면 "왜 표준을 안 따르는가?"라고 압박한다. 의사는 프로토콜 실행자가 되고, 판단하는 전문가가 아니게 된다. 환자도 느낀다. "의사가 컴퓨터만 본다. 나를 안 본다." 비인간화되고, 돌봄이 사라지며, 효율만 남는다.

한 의사의 고백이다. "예전엔 환자와 이야기했다. 삶을 들었다. 이제는 체크리스트만 채운다. 알고리즘이 시키는 대로만 한다. 로봇이 된 것 같다."

2) 예외와 창의성의 억압

또한 예외를 다루기 어렵다. 알고리즘은 평균을 위한 것이다. 비정형적 환자는? 드문 질환은? 복잡한 동반 질환은? 표준 경로가 안 맞는데 시스템이 강요하면 유연성이 없다. 그리고 창의성이 사라진다. 의사가 새로운 접근을 시도하려 해도 "이 환자에게 이 방법이 나을 것 같은데" 하면 시스템이 "프로토콜 위반이다"라고 막는다. 혁신이 억압된다.

3) 균형의 필요

표준화와 개인화, 효율과 돌봄, 알고리즘과 자율성 사이에서 균형이 필요하다. AI는 제안해야지 명령하지 말아야 한다. 의사는 따를 수도 있고 거부할 수도 있다. 거부할 때 이유를 기록하면 시스템이 이것을 학습하여 유연해진다.

환자와의 시간을 확보한다. AI가 행정 업무를 줄여주면 그 시간을 환자에게 쓴다. 대화하고, 경청하며, 공감한다. 이것이 의료의 본질이다. 그리고 의사의 판단을 존중한다. AI는 보조이고, 의사는 주체다. 이것이 명확해야 한다.

기술은 수단이고, 목적은 환자의 안녕이다. 효율을 위해 환자를 희생하면 안 된다. 이것을 항상 기억해야 한다.

3부

치료의학과 AI :
개인별 맞춤치료

1
약물치료

1. 정밀 약물치료의 시대

1) 같은 약, 다른 반응

2018년 여름, 소아청소년과 외래에 10살 소녀 에밀리가 찾아왔다. 급성 림프구성 백혈병 진단 후 표준 항암 화학요법을 시작한 지 2주째, 에밀리는 심한 구토, 구내염, 그리고 백혈구 수치가 위험 수준까지 떨어지는 백혈구 감소증(Leukopenia)을 겪고 있었다. 같은 프로토콜로 치료받은 다른 아이들은 대부분 경미한 부작용만 보였는데, 유독 에밀리만 이렇게 심각한 반응을 보인 것이었다.

담당 의료진은 유전자 검사를 의뢰했고, 검사 결과 에밀리는 MTHFR(methylenetetrahydrofolate reductase) 유전자의 특정 변이(variant)를 가지고 있었다. 이 변이는 항암제 메토트렉세이트(Methotrexate)의 대사에 핵심적인 효소의 활성을 크게 떨어뜨렸고, 그 결과 약물이 체내에 과도하게 축적되어 심각한 부작용을 일으킨 것이었다. 의료진은 즉시 메토트렉세이트 용량을 감량하고, 엽산(folate) 보충을 늘렸다. 이후 에밀리의 부작용은 극적으로 호전되었고, 치료는 성공적으로 완료되었다.

에밀리의 사례는 현대 의학이 직면한 근본적인 문제를 보여준다. "왜 같은 약을 같은 용량으로 투여해도, 어떤 환자는 잘 낫고, 어떤 환자는 효과가 없거나 심각한 부작용을 겪는가?" 전통적인 약물치료는 '평균적인 환자(average patient)'라는 가상의 존재를 기준으로 표준 용량을 정해왔다. 그러나 실제 환자들은 각자 고유한 유전자, 체질, 나이, 성별, 생활습관, 그리고 동반 질환을 가지고 있다. 같은 약이라도 누군가에게는 생명을 구하는 명약이 되고, 다른 이에게는 독이 될 수 있다.

개인 맞춤형 약물치료(Personalized Pharmacotherapy, 또는 Precision Medicine in Drug Therapy)는 바로 이 문제를 해결하기 위한 새로운 패러다임이다. 각 환자의 개별적인 특성-특히 유전적 정보-을 고려하여, 가장 적합한 약물을 선택하고, 최적의 용량을 결정하며, 부작용을 최소화하고, 치료 효과를 극대화하는 것이 목표다. 그리고 이 복잡한 퍼즐을 풀어내는 데 인공지능(AI)이 핵심적인 도구로 떠오르고 있다.

2. 약물유전체학(Pharmacogenomics)과 AI

1) 약물 대사를 결정하는 유전자

우리 몸에 약이 들어오면, 흡수(Absorption), 분포(Distribution), 대사(Metabolism), 배설(Excretion), 즉 ADME 과정을 거친다. 이 중 대사(Metabolism) 단계는 약물의 효과와 부작용을 결정하는 가장 중요한 과정 중 하나다. 약물 대사는 주로 간에서 일어나며, 다양한 효소들이 약물을 화학적으로 변형시켜 활성형으로 만들거나, 반대로 비활성화시켜 체외로 배출되도록 한다.

이 효소들 중 가장 중요한 것이 바로 사이토크롬 P450(Cytochrome P450, CYP450) 효소군이다. CYP450은 수십 가지 종류가 있으며, 현재 사용되는 약물의 약 70~80%가 이 효소군에 의해 대사된다. 그런데 문제는, 이 효소를 만드는 유전자에 개인마다 다양한 변이(variant 또는 polymorphism)가 존재한다는 것이다.

예를 들어, CYP2D6 유전자는 항우울제, 항정신병약물, 마약성 진통제(예 : 코데인), 일부 항암제 등을 대사하는 효소를 만든다. 이 유전자는 인종과 개인에 따라 매우 다양한 변이를 가지고 있으며, 그 결과 사람들은 다음과 같이 분류된다.

대사불량자(Poor Metabolizer, PM)는 CYP2D6 효소 활성이 거의 없거나 매우 낮은 사람이다. 백인의 약 5~10%, 동양인의 약 1~2%가 이에 해당한다. 이들은 약물이 체내에 오래 남아 있어, 일반 용량에도 부작용 위험이 높다.

정상대사자(Extensive Metabolizer, EM)는 정상적인 효소 활성을 가진 사람이다. 대부분의 사람이 여기에 속한다.

신속대사자(Ultra-rapid Metabolizer, UM)는 유전자 중복(gene duplication) 등으로 효소 활성이 매우 높은 사람이다. 동아프리카, 중동 지역에서 최대 29%까지 보고되며, 동양인은 약 1~2%다. 이들은 약물이 너무 빨리 분해되어, 치료 효과가 떨어지고 더 높은 용량이 필요할 수 있다.

코데인(Codeine)은 이러한 유전자 변이의 영향을 극명하게 보여주는 사례다. 코데인은 그 자체로는 진통 효과가 거의 없는 전구약물(prodrug)이며, CYP2D6 효소에 의해 모르핀(Morphine)으로 변환되어야 비로소 강력한 진통 작용을 한다. 따라서 PM(대사불량자)은 코데인을 모르핀으로 거의 전환하지 못하므로, 코데인을 아무리 복용해도 진통 효과가 거의 없다. 반면, 극소량 생성된 모르핀이 체내에 축적되어 예상치 못한 부작용(호흡 억제 등)이 나타날 수 있다.

EM(정상대사자)은 적절한 양의 모르핀이 생성되어 효과적인 진통이 이루어진다.

UM(신속대사자)은 코데인이 과도하게 빠르게 모르핀으로 전환되어, 혈중 모르핀 농도가 급격히 상승한다. 이는 심각한 호흡 억제, 진정, 심지어 사망에 이를 수 있다. 실제로 편도선 절제 수술 후 코데인을 처방받은 소아 환자 중 UM이었던 일부가 사망한 사례가 보고된 후, 미국 FDA는 12세 미만 소아에게 코데인 사용을 금지했다(2017년).

이 외에도 CYP2C9(와파린, 일부 NSAIDs, 항간질제 대사), CYP2C19(클로피도그렐, 양성자펌프억제제, 일부 항우울제 대사), CYP3A4/5(가장 많은 약물 대사, 스타틴, 면역억제제, 항암제 등), TPMT(6-머캅토퓨린, 아자티오프린 대사), UGT1A1(이리노테칸 대사) 등 수많은 약물유전학적 마커들이 임상적으로 중요하다.

2) AI가 유전자 정보를 읽는 방법

약물유전학(Pharmacogenetics)은 단일 유전자 변이와 약물 반응의 관계를 연구하는 반면, 약물유전체학(Pharmacogenomics)은 전체 유전체(genome) 수준에서 수많은 유전자 변이들이 약물 반응에 미치는 영향을 포괄적으로 분석한다. 한 환자의 약물 반응은 단 하나의 유전자가 아니라, 여러 약물 대사 효소, 약물 수송체(transporter), 약물 표적(target) 단백질, 그리고 면역 반응 관련 유전자들이 복잡하게 얽혀 결정된다. 이러한 복잡성을 분석하는 데 AI는 탁월한 능력을 발휘한다.

첫째, 유전자 검사 결과 해석 및 약물 선택 권고다. 현재 임상에서는 환자의 혈액이나 타액에서 DNA를 추출하여, Pharmacogenomics(PGx) 패널 검사를 시행할 수 있다. 이 검사는 CYP2D6, CYP2C9, CYP2C19, CYP3A4/5, TPMT, UGT1A1, VKORC1(와파린 관련)

등 주요 약물유전학 마커들의 유전자형(genotype)을 분석한다. 검사 결과는 수십 개에서 수백 개의 유전자 변이 정보를 담고 있다.

AI 시스템(특히 지식 기반 시스템(Knowledge-based AI))은 이러한 검사 결과를 입력받아, 방대한 약물유전학 데이터베이스(PharmGKB, CPIC 가이드라인 등)와 비교·분석한다. 예를 들어, 환자가 CYP2C19 PM(Poor Metabolizer)로 판명되었다면, AI는 클로피도그렐(Clopidogrel, 항혈소판제)을 프라수그렐(Prasugrel) 또는 티카그렐러(Ticagrelor)로 대체할 것을 권고한다. CYP2C19 PM 환자는 클로피도그렐을 활성형으로 전환하지 못해 항혈소판 효과가 떨어지고, 심근경색이나 스텐트 혈전증 위험이 증가하기 때문이다.

우울증 환자가 CYP2D6 UM(Ultra-rapid Metabolizer)으로 확인되었다면, AI는 아미트립틸린(Amitriptyline)이나 노르트립틸린(Nortriptyline) 같은 삼환계 항우울제(TCA)의 용량을 늘리거나, CYP2D6에 덜 의존하는 다른 계열 항우울제(예 : SSRI 중 에스시탈로프람)로 변경할 것을 제안한다.

둘째, 다중 유전자 정보 통합 분석 및 약물 상호작용 예측이다. 실제 환자, 특히 노인이나 만성질환자들은 여러 약물을 동시에 복용하는 경우가 많다(다약제 복용, Polypharmacy). 약물 간 상호작용(Drug-Drug Interaction, DDI)은 흔한 문제이며, 유전자 변이는 이러한 상호작용의 정도를 더욱 복잡하게 만든다.

예를 들어, CYP3A4 효소는 스타틴(콜레스테롤 약), 칼슘채널차단제(혈압약), 면역억제제, 일부 항생제 등 매우 다양한 약물을 대사한다. 만약 환자가 CYP3A4 억제제인 케토코나졸(항진균제) 또는 클래리스로마이신(항생제)을 함께 복용하면, 다른 CYP3A4 기질 약물(예 : 심바스타틴, 타크로리무스)의 혈중 농도가 급격히 상승하여 부작용(근육병증, 신독성 등)이 발생할 수 있다. 만약 환자가 CYP3A5 3/3 유전자형(CYP3A5 효소 활성 거의 없음, 동양인의 약 70%)을 가지고 있다면, CYP3A4에 더욱 의존하게 되어 상호작용 위험은 더욱 커진다.

AI 시스템은 환자의 전체 처방 목록과 유전자형 정보를 동시에 입력받아, 잠재적 약물-약물-유전자 상호작용(Drug-Drug-Gene Interaction, DDGI)을 실시간으로 스크리닝할 수 있다. 머신러닝 모델은 과거 수백만 건의 처방 데이터와 부작용 보고를 학습하여, 특정 약물 조합과 유전자 변이가 함께 존재할 때 부작용 발생 확률을 정량적으로 예측하고, 의료진에게 경고(alert)를 보낸다.

셋째, 대규모 유전체 데이터 학습을 통한 신규 마커 발굴이다. 전장유전체연관분석(Genome-Wide Association Study, GWAS)은 수천에서 수만 명의 환자 유전체를 스캔하여, 약물 반응이나 부작용과 연관된 새로운 유전자 변이를 발굴하는 강력한 도구다. 그러나 GWAS는 통상 수백만 개의 SNP(Single Nucleotide Polymorphism)를 동시에 분석하기 때문에, 통계적 다중검정(multiple testing) 문제와 위양성(false positive) 위험이 크다. 또한 여러 유전자가 복잡하게 상호작용하는 비선형적(non-linear) 관계를 전통적 통계 방법으로는 잡아내기 어렵다.

딥러닝(Deep Learning) 기반 AI는 이러한 한계를 극복할 수 있다. 예를 들어, 컨볼루션 신경망(CNN)이나 그래프 신경망(GNN)은 유전체 데이터의 복잡한 패턴과 유전자 간 상호작용(epistasis)을 학습하여, 기존에 알려지지 않은 약물 반응 관련 유전적 마커를 발견할 수 있다. 최근 연구에서는 AI가 스타틴 유발 근육병증(myopathy)과 관련된 신규 유전자 변이를, 기존 방법보다 더 높은 정확도로 예측했다.

3. 용량 최적화의 과학

1) 약동학(Pharmacokinetics)과 AI

약물의 용량을 결정하는 것은 단순히 체중이나 나이만을 고려하는 문제가 아니다. 개별 환자의 약동학(Pharmacokinetics, PK) 특성-즉, 약물이 체내에서 어떻게 흡수되고, 분포하고, 대사되고, 배설되는지-은 유전자, 간 기능, 신장 기능, 나이, 성별, 동반 질환, 병용 약물 등 수많은 요인에 의해 영향을 받는다. 같은 용량을 투여해도 혈중 약물 농도는 환자마다 크게 다를 수 있다.

반코마이신(Vancomycin)은 이러한 용량 개별화의 필요성을 잘 보여주는 사례다. 반코마이신은 메티실린 내성 황색포도알균

(MRSA) 감염 치료에 필수적인 항생제이며, 치료약물농도모니터링(Therapeutic Drug Monitoring, TDM)이 반드시 필요한 약물이다. 반코마이신의 혈중 최저 농도(trough level)가 10 μg/mL 미만이면 치료 실패 및 내성 발생 위험이 높고, 20 μg/mL를 초과하면 신독성(nephrotoxicity) 위험이 급격히 증가한다. 따라서 반코마이신 치료는 혈중 농도를 15~20 μg/mL의 좁은 치료 범위(therapeutic window) 내에 유지해야 한다.

전통적으로 의사와 약사는 환자의 체중, 나이, 신기능(creatinine clearance)을 기반으로 초기 용량을 계산한 후, 2~3일 후 혈중 농도를 측정하고, 수작업으로 약동학 파라미터(분포용적 Vd, 소실 속도 상수 ke, 청소율 CL)를 추정하여 용량을 조정해왔다. 이 과정은 시간이 오래 걸리고, 계산 오류 가능성이 있으며, 환자 개개인의 복잡한 특성을 충분히 반영하기 어렵다.

AI 기반 약동학 모델은 이 과정을 혁신적으로 개선한다. 베이지안 추론(Bayesian inference) 기반 AI 시스템은 다음과 같이 작동한다.

첫째, 사전 정보(Prior information) 활용이다. 대규모 환자 데이터베이스에서 학습한 집단 약동학(population PK) 모델을 기반으로, 환자의 나이, 체중, 성별, 신기능, 감염 부위 등의 특성을 입력받아 초기 예측 모델을 설정한다.

둘째, 실시간 혈중 농도 측정 반영이다. 환자의 첫 번째 혈중 농도 측정 결과를 입력하면, 베이지안 추론을 통해 해당 환자만의 개별 약동학 파라미터를 실시간으로 업데이트한다. 즉, 집단 평균에서 시작하여, 실제 측정값을 토대로 그 환자에게 가장 적합한 파라미터를 추정한다.

셋째, 최적 용량 및 투여 시간 제안이다. 업데이트된 개별 약동학 파라미터를 사용하여, 목표 혈중 농도(예 : trough 15~20 μg/mL)를 달성하고 유지하기 위한 최적의 용량(mg)과 투여 간격(시간)을 정밀하게 계산한다. 신기능이 변화하거나 새로운 혈중 농도가 측정될 때마다, AI는 모델을 계속 업데이트하며 용량을 재조정한다.

상용 AI 소프트웨어인 InsightRX, DoseMeRx 등은 이미 전 세계 많은 병원에서 반코마이신뿐만 아니라 아미노글리코사이드 항생제, 면역억제제(타크로리무스, 사이클로스포린), 항간질제(페니토인) 등 다양한 TDM 필수 약물의 용량 개별화에 활용되고 있으며, 임상시험 결과 목표 농도 도달 시간 단축, 부작용 감소, 치료 성공률 향상이 입증되었다.

2) 시간약물학(Chronopharmacology) : 언제 복용할 것인가

약물의 효과와 부작용은 복용 시간에 따라서도 달라질 수 있다. 인간의 생리 기능은 일주기 리듬(Circadian Rhythm)을 따라 24시간 주기로 변동하며, 이는 유전자 발현, 호르몬 분비, 효소 활성, 위장관 운동, 신장 기능 등 거의 모든 생체 기능에 영향을 미친다. 시간약물학(Chronopharmacology)은 바로 이러한 생체 리듬에 따른 약물 반응의 변화를 연구하는 분야다.

예를 들어, 고혈압 치료에서 복용 시간은 매우 중요하다. 정상인의 혈압은 낮 동안 높고 수면 중에는 10~20% 낮아지는 'dipping' 패턴을 보인다. 그러나 일부 환자는 야간에 혈압이 충분히 떨어지지 않거나(non-dipper), 오히려 상승하는(riser) 패턴을 보이며, 이들은 심혈관 사건(뇌졸중, 심근경색) 위험이 훨씬 높다.

Hygia Chronotherapy Trial(2019)과 같은 대규모 연구는, 고혈압 약물을 취침 전에 복용한 군이 아침에 복용한 군보다 심혈관 사건 발생률이 최대 45% 감소했다고 보고했다. 이는 야간 혈압을 효과적으로 조절함으로써 심혈관 보호 효과를 극대화할 수 있음을 시사한다.

AI는 환자의 24시간 활동혈압측정(Ambulatory Blood Pressure Monitoring, ABPM) 데이터를 분석하여, 개별 환자의 일주기 혈압 패턴을 파악하고, 가장 효과적인 투약 시간을 개인별로 권고할 수 있다. 머신러닝 모델은 수면 시간, 활동 패턴, 식사 시간 등 생활습관 정보까지 통합하여, 환자가 실제로 준수(adherence)할 수 있는 현실적인 투약 스케줄을 제안한다.

항암화학요법에서도 시간약물학은 중요하다. 시간화학요법(Chronochemotherapy)은 항암제를 투여하는 시간을 세포 주기와 일주기 리듬에 맞춰 조정함으로써, 종양 세포에 대한 효과는 극대화하고 정상 조직(특히 골수, 소화관 점막)에 대한 독성은 최소화하려는 전략이다. 예를 들어, 대장암 치료에 사용되는 5-FU(5-

Fluorouracil)와 옥살리플라틴(Oxaliplatin)의 조합은, 5-FU를 오전 4시경에 최고 속도로 투여하고 옥살리플라틴은 오후 4시경에 투여할 때 부작용이 현저히 감소하면서도 항암 효과는 유지되거나 향상되었다는 연구 결과들이 있다.

AI는 환자의 개별적인 일주기 리듬(유전자 검사로 시계 유전자 Clock, BMAL1, Per, Cry 등의 변이 확인 가능), 종양의 생물학적 특성, 그리고 과거 치료 반응 데이터를 학습하여, 개인 맞춤형 시간화학요법 스케줄을 설계할 수 있다. 현재 유럽에서는 Melodie 프로젝트와 같은 AI 기반 시간화학요법 임상시험이 진행 중이다.

4. 약물 표적 발굴

1) 약물 표적 발굴(Target Discovery)

신약 개발의 첫 단계는 질병을 일으키는 핵심 분자 메커니즘, 즉 약물 표적(drug target)을 찾는 것이다. 전통적으로 이 과정은 수년에 걸친 기초 연구와 실험을 통해 이루어졌다. 그러나 AI, 특히 딥러닝과 그래프 신경망(Graph Neural Network, GNN)은 이 과정을 극적으로 가속화하고 있다.

AI는 방대한 생물학 데이터-유전체, 전사체(RNA-seq), 단백질체, 대사체, 그리고 질병 관련 데이터베이스(GWAS, 단일세포

RNA 시퀀싱 등)-를 통합 분석하여, 질병과 연관된 유전자와 단백질을 찾아낸다. 예를 들어, 영국의 AI 제약회사 Exscientia는 AI를 사용하여 강박장애(OCD) 치료를 위한 새로운 표적을 발굴했으며, 이는 전통적 방법보다 수배 빠른 속도였다.

더 나아가, AlphaFold(DeepMind, 2020)는 아미노산 서열만으로 단백질의 3차원 구조를 원자 수준의 정확도로 예측함으로써, 구조생물학 분야에 혁명을 일으켰다. 단백질의 정확한 3D 구조를 아는 것은, 그 단백질과 결합하여 기능을 조절할 수 있는 약물을 설계하는 데 필수적이다. AlphaFold는 현재까지 인간 단백질 대부분을 포함해 수억 개 단백질의 구조를 예측했으며, 이는 모두 공개 데이터베이스에서 무료로 접근 가능하다. 이는 신약 개발의 초기 단계를 수년에서 수개월, 심지어 수주로 단축시킬 잠재력을 가지고 있다.

2) 신규 화합물 디자인 : 생성형 AI(Generative AI)

약물 표적이 정해지면, 그 표적에 결합할 수 있는 화합물(molecule)을 찾아야 한다. 화학적으로 가능한 약물 유사 분자의 수는 10^60개 이상으로 추정되며, 이를 일일이 합성하고 실험하는 것은 불가능하다.

생성형 AI(Generative AI)는 이 문제에 대한 혁신적 해법이다. 생성적 적대 신경망(GAN, Generative Adversarial Network),

변분 오토인코더(VAE, Variational Autoencoder), 강화학습(Reinforcement Learning), 그리고 최근의 Diffusion Model 등은 기존 약물 분자 데이터를 학습하여, 원하는 특성(표적 단백질과의 결합력, 용해도, 독성 낮음, 생체이용률 높음 등)을 가진 완전히 새로운 분자 구조를 생성할 수 있다.

예를 들어, Insilico Medicine은 생성형 AI를 사용하여 특발성 폐섬유증(Idiopathic Pulmonary Fibrosis) 치료를 위한 신약 후보물질을 설계했다. 이 과정은 전통적 방법으로는 4~5년이 걸리는데, AI는 단 46일 만에 유망한 신규 화합물을 생성했다. 이 후보 물질은 실제로 합성되었고, 동물 실험에서 우수한 효능을 보였으며, 현재 임상시험 단계에 있다.

3) 가상 스크리닝(Virtual Screening)

기존 화합물 라이브러리(수백만~수십억 개 화합물)에서 유망한 후보를 찾아내는 가상 스크리닝도 AI의 주요 응용 분야다. 전통적인 도킹(docking) 시뮬레이션은 계산 비용이 높고 시간이 오래 걸리지만, 딥러닝 기반 예측 모델은 분자의 SMILES 표기법이나 그래프 구조를 입력받아, 표적 단백질과의 결합 친화도(binding affinity)를 몇 초 내에 예측할 수 있다.

COVID-19 팬데믹 동안, AI 가상 스크리닝은 기존 승인 약물 중 SARS-CoV-2 바이러스를 억제할 수 있는 약물을 찾아내는 약물 재창출(drug repurposing) 연구에 널리 활용되었다. MIT와 Google

의 연구팀은 수천 개의 기존 약물을 AI로 스크리닝하여, 렘데시비르(Remdesivir) 외에도 여러 유망 후보를 발굴했다.

4) 임상시험 최적화

신약 개발에서 가장 긴 시간과 높은 비용이 드는 단계는 임상시험(Clinical Trial)이다. AI는 임상시험의 여러 측면을 최적화한다.

환자 모집(Patient Recruitment)에서 AI는 전자의무기록(EMR)을 분석하여, 임상시험 적격 기준(inclusion/exclusion criteria)을 만족하는 환자를 자동으로 식별하고, 모집 속도를 크게 향상시킨다. 통상 임상시험의 약 30%는 환자 모집 실패로 중단되는데, AI는 이 문제를 완화한다.

임상시험 설계에서 AI는 과거 임상시험 데이터를 학습하여, 최적의 용량, 투여 일정, 평가변수(endpoint), 그리고 필요한 환자 수를 제안한다. 강화학습은 적응형 임상시험(adaptive trial) 설계에 활용되어, 중간 결과에 따라 시험 프로토콜을 동적으로 조정한다.

부작용 모니터링에서 자연어처리(NLP) AI는 임상시험 중 환자의 자유 기술 부작용 보고서, 의사 기록을 실시간으로 분석하여, 심각한 이상반응(Serious Adverse Event, SAE)의 조기 신호를 감지한다.

5. 개인맞춤 항암치료의 시대

1) 표적치료와 유전자 변이 분석

현대 암 치료의 패러다임은 "모든 암은 다르다"는 인식에서 출발한다. 같은 '폐암'이라도, 환자마다 암세포의 유전자 변이(mutation), 유전자 증폭(amplification), 융합(fusion) 등 분자적 특성이 천차만별이다. 표적치료(Targeted Therapy)는 바로 이러한 암세포 고유의 분자적 이상을 겨냥하는 치료법이다.

차세대 염기서열분석(Next-Generation Sequencing, NGS)은 환자의 종양 조직에서 수백 개의 암 관련 유전자를 동시에 분석할 수 있다. 예를 들어, FoundationOne CDx, Guardant360, Tempus xT 같은 상용 NGS 패널은 300~500개 유전자의 변이, 종양 돌연변이 부담(TMB), 미세부수체 불안정성(MSI) 등을 종합적으로 분석한다.

그러나 NGS는 방대한 양의 데이터를 생성하며, 이 중 어떤 변이가 실제로 임상적 의미(clinical actionability)가 있는지 판단하는 것은 쉽지 않다. 환자당 수십~수백 개의 변이가 발견되지만, 그 중 driver mutation(암의 성장을 직접 유도하는 변이)은 소수이고, 나머지는 passenger mutation(무관한 변이)이거나 의미 불명 변이(VUS, Variant of Unknown Significance)이다.

AI 기반 변이 해석 시스템은 이 문제를 해결한다. Watson for

Genomics(IBM)는 NGS 데이터를 입력받아, 방대한 의학 문헌, 임상시험 데이터베이스, 약물-변이 상호작용 지식 베이스를 자동으로 검색·분석하여, 각 변이의 의미와 그에 따른 치료 옵션(FDA 승인 표적치료제, 진행 중인 임상시험 등)을 수 분 내에 보고서로 제시한다. 전통적으로 전문 병리의사와 종양내과 전문의가 수 시간~수일을 투자해 문헌을 검토하던 작업을, AI는 거의 실시간으로 수행한다.

예를 들어, 비소세포폐암(NSCLC) 환자에서 EGFR 유전자의 exon 19 deletion 또는 L858R 변이가 발견되면, AI는 1세대 EGFR TKI(gefitinib, erlotinib)보다 더 강력한 3세대 TKI인 오시머티닙(Osimertinib)을 1차 치료로 권고한다. 만약 치료 중 T790M 내성 변이가 발생하면, 역시 오시머티닙으로 전환하거나, 최신 4세대 TKI 또는 면역항암제 병용을 제안한다.

2) 종양 이질성(Tumor Heterogeneity)과 액체생검(Liquid Biopsy)

암은 단일 클론(clone)이 아니라, 서로 다른 유전자 변이를 가진 여러 하위 클론(subclone)들이 혼재하는 이질적(heterogeneous) 집단이다. 이러한 종양 이질성은 치료 내성과 재발의 주요 원인이다. 초기 치료로 주요 클론은 억제되지만, 내성 변이를 가진 소수 클론이 살아남아 증식하며 재발한다.

전통적 조직 생검(tissue biopsy)은 한 부위의 샘플만 채취하므로, 종양 전체의 이질성을 반영하지 못한다. 액체생검(Liquid Biopsy)은 혈액에서 순환하는 종양 DNA(circulating tumor

DNA, ctDNA)를 분석하여, 종양 전체의 유전자 변이를 비침습적으로, 반복적으로 모니터링할 수 있다.

AI는 액체생검 데이터를 실시간으로 분석하여, 치료 반응을 조기에 예측한다. 예를 들어, 표적치료 시작 후 2~4주 이내에 ctDNA 수치가 급격히 감소하면, 치료가 효과적임을 의미하며, AI는 계속 치료를 유지할 것을 권고한다. 반대로 ctDNA가 감소하지 않거나 특정 내성 변이(예 : EGFR T790M, KRAS G12C)가 새로 검출되면, AI는 조기에 치료 전략을 바꿀 것을 제안한다. 이는 전통적 영상검사(CT)로는 수개월 후에야 알 수 있는 정보를, 수주 내에 제공한다.

Guardant Health의 Guardant360 플랫폼은 AI를 사용하여 ctDNA 데이터로부터 최소잔존질환(Minimal Residual Disease, MRD)을 감지하고, 수술 후 재발 위험을 예측한다. 연구에 따르면, ctDNA 양성 환자는 재발 위험이 수십 배 높으며, 이들에게 조기 보조항암치료를 시행하면 재발률을 크게 낮출 수 있다.

3) 면역치료 반응 예측

면역관문억제제(Immune Checkpoint Inhibitor, ICI)-예 : 펨브롤리주맙(Keytruda), 니볼루맙(Opdivo)-는 암 치료에 혁명을 일으켰다. 그러나 모든 환자가 반응하는 것은 아니다. 일부 환자는 극적인 효과를 보이지만, 약 60~70%는 반응하지 않으며, 일부는 심각한 면역 관련 부작용(irAE)을 겪는다. 따라서 누가 면역치료에 반응할 것인가를 사전에 예측하는 것은 매우 중요하다.

현재 사용되는 바이오마커로는 PD-L1 발현율(종양세포 표면의 PD-L1 단백질 발현 정도), 종양 돌연변이 부담(TMB, Tumor Mutational Burden, 변이가 많을수록 신항원이 많아 면역치료 반응이 좋을 가능성), 미세부수체 불안정성(MSI, Microsatellite Instability, MSI-H 종양은 면역치료에 매우 잘 반응) 등이 있다. 그러나 단일 바이오마커만으로는 충분하지 않다.

AI는 이러한 다중 바이오마커를 통합 분석하여 예측 정확도를 높인다. 더 나아가, AI는 종양 조직의 면역 미세환경(tumor immune microenvironment)을 분석한다. 병리 슬라이드의 H&E 염색 영상을 딥러닝으로 분석하여, 종양 침윤 림프구(TIL, Tumor-Infiltrating Lymphocyte)의 밀도, 분포, 아형(CD8+ T cell, regulatory T cell, macrophage 등)을 정량화한다. 또한, 멀티플렉스 면역형광염색(multiplex immunofluorescence) 영상을 AI로 분석하여, 종양세포와 면역세포 간의 공간적 상호작용(spatial interaction)을 파악한다.

최근 연구들은 AI가 병리 영상, NGS 데이터, 임상 정보를 통합한 멀티모달 딥러닝 모델로, 면역치료 반응을 70~80%의 정확도로 예측할 수 있음을 보였다. 이는 단일 바이오마커(PD-L1 약 60%, TMB 약 65%)보다 훨씬 우수하다.

4) 영상 기반 치료 반응 평가

항암치료의 효과를 평가하는 전통적 방법은 RECIST 기준(Response Evaluation Criteria in Solid Tumors)이다. CT나 MRI에서 종양의 크기를 측정하여, 30% 이상 감소하면 부분반응(PR), 20% 이상 증가하면 진행(PD)으로 판정한다. 그러나 이 기준은 단순히 크기만 보며, 종양 내부의 괴사, 섬유화, 면역세포 침윤 등 질적 변화를 반영하지 못한다. 특히 면역치료에서는 종양이 일시적으로 커졌다가(pseudo-progression) 나중에 줄어드는 경우가 있어, RECIST로는 오판할 수 있다.

AI 기반 영상 분석은 종양의 질적 변화를 정량화한다. 딥러닝 모델은 CT/MRI에서 종양을 자동으로 세그멘테이션하고, 라디오믹스(Radiomics)-즉, 종양의 모양, 밀도, 질감(texture), 혈관 분포 등 수백 가지 영상 특징-을 추출한다. 이러한 라디오믹스 특징의 변화는 종양의 생물학적 반응을 반영하며, AI는 이를 학습하여 치료 반응을 조기에 예측한다.

예를 들어, PET-CT에서 종양의 포도당 대사(FDG uptake, SUV 값)를 AI로 분석하면, 치료 시작 2~4주 후 대사 활성이 급격히 감소한 환자는 좋은 예후를 보일 가능성이 높다. 반면, 크기는 변화가 없지만 대사 활성이 증가하면 치료 실패 신호다. AI는 SUV 값뿐 아니라, 종양 내 대사의 이질성(heterogeneity) 패턴까지 분석하여, 더 정확한 예측을 제공한다.

6. 만성질환 약물치료의 개인화

1) 당뇨병 : 혈당 패턴 예측과 인공췌장

2형 당뇨병은 전 세계적으로 가장 흔한 만성질환 중 하나로, 약 5억 명 이상이 앓고 있다. 당뇨병 치료의 목표는 혈당을 정상 범위(공복 혈당 70~130 mg/dL, 식후 혈당 〈180 mg/dL, HbA1c 〈7%)로 유지하면서도, 저혈당(hypoglycemia)을 피하는 것이다. 그러나 혈당은 식사, 운동, 스트레스, 수면, 감염 등 무수히 많은 요인에 의해 시시각각 변동한다. 같은 환자라도 날마다, 시간마다 혈당 패턴이 다르다.

연속혈당측정기(Continuous Glucose Monitor, CGM)는 피부에 부착된 센서를 통해 5분마다 혈당을 측정하며, 하루 288개의 데이터 포인트를 생성한다. 이 방대한 데이터를 인간이 직접 해석하고 패턴을 찾는 것은 불가능하다. 여기서 AI가 등장한다.

머신러닝 알고리즘(예 : LSTM, GRU 같은 순환신경망)은 CGM 데이터, 식사 기록(음식 종류, 칼로리, 탄수화물 양), 운동 기록(종류, 강도, 시간), 인슐린 투여 기록, 수면 패턴, 그리고 스트레스 수준 등을 통합 학습하여, 30분~4시간 후의 혈당을 예측한다. 예측 정확도(RMSE)는 약 15~20 mg/dL 수준으로, 임상적으로 유용하다.

이러한 예측을 기반으로, AI는 다음과 같이 환자를 돕는다. 저혈당 예방에서 혈당이 70 mg/dL 이하로 떨어질 것이 예측되면,

15~30분 전에 알림을 보내 환자가 사전에 당분을 섭취하도록 한다. 특히 야간 저혈당(nocturnal hypoglycemia)은 환자가 의식하지 못하는 사이에 발생하여 매우 위험한데, AI 기반 CGM 시스템은 이를 조기에 감지하고 환자를 깨운다.

식사 및 인슐린 용량 권고에서 환자가 식사를 입력하면(사진 촬영 또는 텍스트), AI는 과거 유사 식사 후 혈당 반응 데이터를 기반으로, 필요한 인슐린 용량(볼러스 용량)을 개인별로 정밀하게 계산하여 제안한다. 전통적인 탄수화물 계수(carbohydrate ratio) 방식보다 훨씬 정확하다.

인공췌장(Artificial Pancreas 또는 Closed-Loop System)은 한 단계 더 나아간다. CGM과 인슐린 펌프, 그리고 AI 알고리즘을 결합하여, 혈당을 실시간으로 모니터링하고, 인슐린 투여를 자동으로 조절한다. 1형 당뇨병 환자를 대상으로 한 임상시험에서, AI 기반 인공췌장(예 : Medtronic 780G, Tandem Control-IQ)은 혈당이 목표 범위 내에 있는 시간(Time in Range, TIR)을 70~80%까지 증가시켰고, 저혈당 발생은 크게 감소시켰다.

경구 혈당강하제 선택도 AI의 도움을 받는다. 2형 당뇨병 치료에는 메트포르민, 설포닐우레아, DPP-4 억제제, SGLT-2 억제제, GLP-1 수용체 작용제 등 10가지 이상의 약물 계열이 있다. 각 약물은 효능, 부작용, 체중 변화, 심혈관 보호 효과, 신장 보호 효과 등이 다르다. AI는 환자의 나이, 체중, 신기능, 심혈관 질환 유무, 저혈당 위험도 등을 종합 분석하여, 가장 적합한 약물 조합을 권고한다. 예를 들어, 심부전이나 만성신장질환이 있는 환자에게는 SGLT-2 억제제(예 : 엠파글리플로진)를, 비만이 심한 환자에게는 GLP-1 작용제(예 : 세마글루타이드)를 우선 권고한다.

2) 고혈압 : 일주기 패턴과 약물 선택

고혈압은 전 세계 성인의 약 30~40%가 앓고 있는 가장 흔한 만성질환이다. 고혈압 치료제는 이뇨제, 베타차단제, ACE 억제제, ARB, 칼슘채널차단제 등 5가지 주요 계열과 수십 가지 약물이 있다. 환자마다 반응이 다르며, 첫 번째 약물로 혈압이 조절되는 환자는 약 50% 정도에 불과하다. 나머지는 2제, 3제 병용이 필요하며, 적절한 조합을 찾는 데 수개월이 걸린다.

AI는 가정혈압측정(Home Blood Pressure Monitoring, HBPM) 또는 24시간 활동혈압측정(ABPM) 데이터를 분석하여, 환자의 일주기 혈압 패턴을 파악한다. 정상인은 수면 중 혈압이 10~20% 낮아지는 'dipper' 패턴을 보이지만, 일부 환자는 야간에 충분히 떨어지지 않는 'non-dipper' 또는 오히려 상승하는 'riser' 패턴을 보인다. Non-dipper와 riser는 뇌졸중, 심근경색, 좌심실비대 위험이 2~3배 높다.

AI는 환자의 혈압 패턴 유형을 자동으로 분류하고, 그에 맞는 치료 전략을 제안한다. Non-dipper는 야간 혈압을 낮추기 위해, 혈압약을 취침 전에 복용하도록 권고한다. 특히 ARB나 장시간 작용 칼슘채널차단제가 효과적이다. Riser는 더 적극적인 치료가 필요하며, 2제 또는 3제 병용을 조기에 시작한다. 또한 수면무호흡증(sleep apnea) 등 이차성 고혈압 원인을 검사한다. White-coat hypertension(병원에서만 혈압이 높음)은 불필요한 약물 치료를 피하고, 생활습관 개선을 우선한다.

또한, AI는 환자의 나이, 인종, 동반 질환(당뇨병, 신장질환, 심부전 등)에 따라 최적의 약물을 개인별로 추천한다. 예를 들어, 흑인 환자는 레닌-안지오텐신 시스템 활성이 낮아, ACE 억제제나 ARB보다 칼슘채널차단제나 이뇨제가 더 효과적이다. 당뇨병 또는 만성 신장질환 동반 환자는 신장 보호 효과가 있는 ACE 억제제나 ARB를 1차 선택한다. 심부전 동반 환자는 ACE 억제제/ARB + 베타차단제 + 이뇨제 조합이 필수다.

7. 정신과 약물치료의 난제

정신질환 치료는 약물유전학이 가장 필요하면서도, 동시에 가장 복잡한 분야 중 하나다. 우울증, 불안장애, 조현병, 양극성장애 등은 뇌의 신경전달물질(세로토닌, 도파민, 노르에피네프린 등) 불균형과 관련이 있지만, 그 정확한 메커니즘은 여전히 불완전하게 이해되고 있다. 정신과 약물, 특히 항우울제와 항정신병약물은 효과가 나타나기까지 2~6주가 걸리며, 약 30~50%의 환자는 첫 번째 약물에 반응하지 않는다. 여러 약물을 시도하는 동안 환자는 수개월을 고통 속에서 보내며, 부작용(체중 증가, 성기능 장애, 진정 등)으로 약물을 중단하는 경우도 흔하다.

1) 약물유전학을 통한 초기 치료 개인화

CYP2D6와 CYP2C19은 대부분의 항우울제(SSRI, SNRI, TCA)를 대사하는 핵심 효소다. 예를 들어, CYP2D6 PM(Poor Metabolizer) 환자에게 파록세틴(Paxil, SSRI)을 일반 용량으로 투여하면, 혈중 농도가 과도하게 상승하여 심한 부작용(진정, 어지럼증, 성기능 장애)이 발생한다. AI는 유전자 검사 결과를 바탕으로, 파록세틴 용량을 50% 감량하거나, 아예 CYP2D6에 덜 의존하는 다른 SSRI(예 : 에스시탈로프람)로 변경할 것을 권고한다.

CYP2C19 UM(Ultra-rapid Metabolizer) 환자는 에스시탈로프람(Lexapro)을 너무 빨리 대사하여 치료 효과가 떨어질 수 있다. AI는 용량을 증량하거나, 다른 계열 항우울제(예 : 미르타자핀, SNRI)로 변경을 제안한다.

GeneSight, Genomind 같은 상용 약물유전학 검사 서비스는 AI를 사용하여, 우울증 환자의 유전자 검사 결과를 분석하고, 수십 가지 항우울제 중 어떤 약물이 '사용 권장(green)', '주의(yellow)', '사용 비권장(red)'인지 시각적으로 보고서를 제공한다. 임상시험 결과, 이러한 유전자 기반 약물 선택은 치료 반응률을 15~30% 향상시키고, 부작용을 줄였으며, 우울증 관해율을 높였다.

2) 다차원 데이터 통합 : 뇌 영상, 바이오마커, 임상 증상

우울증의 약물 반응을 예측하는 데는 유전자만으로 부족하다. AI는 다차원 데이터를 통합 분석한다. 뇌 기능 영상(fMRI)에서 우울증 환자의 뇌는 전전두엽 피질(prefrontal cortex)과 편도체(amygdala) 간의 연결성(connectivity) 이상이 관찰된다. AI는 fMRI 데이터를 분석하여, 특정 뇌 회로 패턴이 항우울제 반응과 연관되어 있음을 발견했다. 예를 들어, 전대상피질(anterior cingulate cortex)의 활성이 높은 환자는 SSRI에 잘 반응하는 반면, 활성이 낮은 환자는 다른 치료(SNRI, TMS 등)가 필요하다.

혈액 바이오마커로는 염증 지표(CRP, IL-6), 스트레스 호르몬(코르티솔), 신경영양인자(BDNF) 등이 우울증 및 치료 반응과 관련있다. 염증 수치가 높은 '염증성 우울증(inflammatory depression)' 환자는 전통적 항우울제에 반응이 낮으며, 항염증 치료나 케타민 등 새로운 치료가 필요할 수 있다.

임상 증상 프로파일에서 우울증 증상은 매우 다양하다(불면증형, 과다수면형, 불안 동반형, 정신운동 지연형 등). AI는 환자의 증상 프로파일을 분석하여, 예를 들어 불면증이 심한 환자에게는 진정 효과가 있는 미르타자핀이나 트라조돈을, 에너지 저하가 심한 환자에게는 부프로피온을 권고한다.

3) 디지털 표현형(Digital Phenotyping)과 실시간 모니터링

정신질환의 상태는 시시각각 변동한다. 전통적으로 의사는 2~4

주마다 외래에서 환자를 만나 상태를 평가하지만, 그 사이 환자의 일상은 보이지 않는다. 디지털 표현형(Digital Phenotyping)은 스마트폰과 웨어러블 기기를 통해 환자의 행동과 생리 데이터를 24시간 수동적으로(passively) 수집하여, 정신 상태를 객관적으로 추적하는 기술이다.

AI는 스마트폰 사용 패턴(통화 빈도 및 시간, 문자 메시지 빈도, 앱 사용 시간, 화면 켜기 빈도), GPS 위치 데이터(하루 이동 거리, 방문한 장소의 다양성, 집에 머무는 시간), 음성 분석(통화나 녹음된 음성의 피치, 톤, 속도, 말의 양), 수면 패턴(웨어러블 기기에서 수집한 수면 시간, 수면 질, 렘수면 비율), 신체 활동(하루 걸음 수, 운동 시간) 등을 분석한다.

이러한 데이터를 통합 학습한 AI 모델(예 : mindLAMP, Ginger.io)은 우울증 증상의 악화를 외래 방문보다 수 일~수 주 빨리 감지하여, 환자와 의료진에게 조기 경고를 보낸다. 일부 시스템은 자살 위험이 높아졌을 때 자동으로 위기 개입(crisis intervention) 프로토콜을 작동시킨다.

4) 조현병 치료의 복잡성과 약물 순응도

조현병(Schizophrenia) 치료는 더욱 복잡하다. 항정신병약물(antipsychotics)은 환청, 망상 등 양성 증상을 조절하지만, 심각한 부작용-체중 증가, 대사증후군, 추체외로 증상(EPS), 졸음 등-이 흔하다. 게다가 조현병 환자의 약 50%는 약물 순응도(medication adherence)가 낮아, 재발과 입원이 반복된다.

AI는 다음과 같이 조현병 치료를 지원한다. 약물 선택 최적화에서 유전자 검사(CYP2D6, CYP1A2, DRD2, HTR2A 등)를 기반으로, 부작용 위험이 낮고 효과적인 약물을 선택한다. 예를 들어, 체중 증가 위험이 높은 환자(비만, 당뇨병 가족력)에게는 올란자핀, 클로자핀 대신 아리피프라졸, 루라시돈을 권고한다.

재발 예측에서 디지털 표현형 데이터(활동 패턴, 수면, 음성 분석)를 통해 재발 조기 징후를 감지한다. 연구에 따르면, AI는 재발을 평균 2~4주 전에 예측할 수 있다.

약물 순응도 향상을 위해 장시간 작용 주사제(Long-Acting Injectable, LAI)-예 : 팔리페리돈 팔미테이트(월 1회 주사), 아리피프라졸 월 1회 제형-를 사용하면 순응도가 크게 향상된다. AI는 환자의 과거 순응도 기록, 재발 이력을 분석하여, LAI가 적합한 환자를 식별한다. 또한 디지털 알약(digital pill)-예 : Abilify MyCite(약에 내장된 센서가 복용 여부를 스마트폰으로 전송)-를 활용하여 복용을 모니터링할 수 있다.

8. 항생제 스튜어드십(Antimicrobial Stewardship) : AI의 역할

항생제 내성(Antimicrobial Resistance, AMR)은 21세기 인류

보건의 가장 심각한 위협 중 하나다. WHO는 2050년까지 항생제 내성균 감염으로 연간 1000만 명이 사망할 것으로 추정한다. 내성균 출현의 주요 원인은 항생제의 부적절한 사용-불필요한 처방, 과도한 광범위 항생제 사용, 부적절한 용량 및 투여 기간 등-이다.

항생제 스튜어드십(Antimicrobial Stewardship Program, ASP)은 항생제 사용을 최적화하여, 치료 효과는 극대화하고 내성 발생은 최소화하려는 체계적 프로그램이다. 그러나 ASP는 인력 집약적이며, 감염내과 전문의와 약사가 매일 모든 환자의 항생제 처방을 검토하고 권고하는 것은 현실적으로 어렵다. 여기서 AI가 핵심 역할을 한다.

1) 경험적 항생제 선택(Empirical Antibiotic Selection)

감염이 의심될 때, 배양 검사 결과가 나오기까지 2~5일이 걸린다. 그 사이 의사는 환자의 임상 양상, 감염 부위, 지역 사회 또는 병원 내 내성균 유병률을 고려하여 경험적 항생제(empirical antibiotic)를 선택해야 한다. 잘못된 선택은 치료 실패, 환자 악화, 사망으로 이어질 수 있다.

AI는 환자 특성(나이, 기저질환, 면역 상태, 최근 항생제 사용 이력, 과거 감염 및 배양 결과), 감염 부위 및 임상 양상(폐렴, 요로감염, 피부감염, 복강내감염 등), 지역 및 병원 내 항생제감수성 패턴(Antibiogram) 등을 학습하여 최적의 경험적 항생제를 제안한다.

머신러닝 모델(예 : HealthPulse AI, EPIC Sepsis Model)은 패

혈증(sepsis) 환자에서 원인 병원균과 내성 패턴을 80% 이상의 정확도로 예측하여, 적절한 항생제를 조기에 선택하도록 돕는다. 조기 적절한 항생제 투여는 패혈증 사망률을 크게 낮춘다.

2) De-escalation(항생제 축소)

배양 결과가 나오면, 광범위 항생제를 좁은 스펙트럼 항생제로 바꾸는 것이 원칙이다(de-escalation). 예를 들어, 초기에 메로페넴(광범위 카바페넴)을 사용했으나, 배양에서 메티실린 감수성 황색포도알균(MSSA)이 나왔다면, 세파졸린(1세대 세팔로스포린)으로 변경해야 한다. 이는 내성균 발생을 줄이고, 부작용을 최소화하며, 비용도 절감한다.

그러나 실제 임상에서는 de-escalation이 충분히 이루어지지 않는 경우가 많다. 의사가 배양 결과를 놓치거나, 환자 상태가 호전되고 있어 '굳이 바꾸지 않아도 되지 않을까' 생각하기 때문이다. AI는 실시간으로 배양 결과와 환자의 항생제 처방을 매칭하여, de-escalation이 가능한 케이스를 자동으로 식별하고, 의료진에게 경고(alert)를 보낸다.

3) 용량 최적화 및 신장 기능 모니터링

항생제의 대부분은 신장으로 배설되므로, 신기능이 저하된 환자에게는 용량 조절이 필수다. 부적절한 용량은 치료 실패 또는 독성(예 : 반코마이신 신독성, 아미노글리코사이드 신독성 및 이독성)을 초래한다.

AI는 환자의 신기능(eGFR, creatinine clearance)을 실시간으로 모니터링하며, 신기능 변화에 따라 항생제 용량을 자동으로 재계산하여 권고한다. 앞서 언급한 베이지안 약동학 모델은 반코마이신, 아미노글리코사이드 등 TDM 필수 항생제의 용량 개인화에 활용된다.

4) 사용 기간 개인화

항생제를 얼마나 오래 사용해야 하는가도 중요한 문제다. 너무 짧으면 재발 위험이 있고, 너무 길면 내성 발생, 부작용, C. difficile 감염(항생제 관련 설사) 위험이 증가한다. 최근 연구들은 많은 감염에서 전통적 기간(예 : 7~14일)보다 짧은 기간(5~7일)도 충분함을 보여주고 있다.

AI는 환자의 임상 반응(체온 정상화, 백혈구 수치 정상화, 염증 지표 CRP 감소, 활력징후 안정 등)을 실시간으로 분석하여, 항생제를 안전하게 중단할 수 있는 시점을 제안한다. 예를 들어, 폐렴 환자에서 AI가 5일째 모든 임상 지표가 정상화되었음을 감지하면, 의사에게 항생제 중단을 권고한다.

5) 병원 내 내성균 추적 및 감염 관리

AI는 병원 전체의 배양 데이터를 실시간으로 분석하여, 다제내성균(Multidrug-Resistant Organisms, MDRO)-예 : MRSA, VRE(반코마이신 내성 장알균), CRE(카바페넴 내성 장내세균), ESBL 생성균-의 확산 패턴을 추적한다. 특정 병동이나 중환자실에서 내성균이 급증하면, AI는 감염관리팀에 즉시 경고하여, 접촉 격리, 환경 소독, 직원 교육 등 신속한 개입을 가능하게 한다.

또한, AI는 부적절한 항생제 처방을 실시간으로 감지한다. 예를 들어, 바이러스성 상기도 감염(감기)에 항생제 처방, MRSA가 의심되지 않는 경우에 반코마이신 사용, 좁은 스펙트럼 항생제로 충분한 경우에 카바페넴 사용 등이다. AI 시스템은 이러한 처방을 감지하여, 의사에게 즉시 경고하고, 감염내과 전문의의 자문을 연결한다. 연구에 따르면, AI 기반 ASP는 부적절한 항생제 사용을 20~40% 감소시키고, 항생제 관련 부작용과 C. difficile 감염을 줄이며, 병원 항생제 비용을 절감했다.

9. 약물치료의 미래 : AI와 인간의 협력

AI는 약물치료를 개인 맞춤형, 데이터 기반, 실시간, 예측 가능한 방향으로 혁신하고 있다. 유전자 검사 기반 약물 선택, 약동학 모델 기반 용량 최적화, 시간약물학, 신약 개발 가속화, 항암치료 개인화, 만성질환 관리, 정신질환 모니터링, 항생제 스튜어드십 등 거의 모든 영역에서 AI는 이미 임상적 유용성을 입증하고 있다.

그러나 AI는 어디까지나 도구(tool)다. 에밀리의 MTHFR 변이를 발견한 것은 AI가 아니라, 그녀의 증상을 주의 깊게 관찰하고 유전자 검사를 의뢰한 의사였다. AI가 최적의 항암제를 제안할 수 있지만, 환자와 가족에게 치료 계획을 설명하고, 두려움을 덜어주며, 삶의 질과 생존 기간을 함께 고민하는 것은 인간 의사만이 할 수 있다. 당뇨병 환자의 혈당을 예측하는 것은 AI가 잘 하지만, 환자가 매일 인슐린 주사를 맞고 식이요법을 실천하도록 동기를 부여하고 격려하는 것은 의료진의 공감과 소통이 필요하다.

약물치료의 미래는 인간-AI 협력(Human-AI Collaboration)에 있다. AI는 방대한 데이터를 신속하게 분석하고, 패턴을 찾아내며, 최적의 선택지를 제시한다. 인간 의료진은 AI의 권고를 비판적으로 평가하고, 환자의 개별적 상황-가치관, 선호도, 사회경제적 여건, 문화적 배경-을 고려하여 최종 결정을 내린다. AI가 '이 약이 가장 효과적이다'라고 제안해도, 환자가 경제적 이유로 감당할 수 없다면, 의사는 차선책을 찾아야 한다. AI가 '이 유전자 변이는 부작용 위험이 높다'라고 경고해도, 다른 대안이 없는 절박한 상황이라면, 의사는 환자와 상의하여 신중히 시도해볼 수 있다.

개인 맞춤형 약물치료는 더 이상 먼 미래의 이야기가 아니다. 이미 우리는 에밀리처럼 유전자 변이를 고려한 항암제 용량 조절, 당뇨병 환자의 실시간 혈당 예측, 우울증 환자의 유전자 기반 항우울제 선택, 패혈증 환자의 AI 기반 항생제 선택 등을 경험하고 있다. 앞으로 10년 안에, 거의 모든 환자가 약을 처방받을 때 자신의 유전자, 대사 특성, 생활습관, 그리고 실시간 생리 데이터에 기반한 개인 맞춤 처방을 받게 될 것이다.

그러나 이 모든 기술의 중심에는 여전히 환자(patient)가 있다. AI는 환자를 치료하는 것이 아니라, 의사가 환자를 더 잘 치료하도록 돕는다. 약물치료의 목표는 단순히 '병을 없애는 것'이 아니라, 환자가 더 건강하고, 더 오래, 더 행복하게 살도록 하는 것이다. AI는 그 목표를 달성하는 데 강력한 동맹이지만, 그 길을 함께 걸으며 환자의 손을 잡아줄 사람은 결국 인간 의료진이다.

2

수술적 치료

1. 수술실의 혁명

2019년 1월, 존스홉킨스 병원 수술실. 54세 여성이 직장암 수술을 받고 있었다. 종양은 항문에서 5cm 떨어진 곳에 위치했다. 미묘한 위치였다. 너무 가까워서 항문을 보존하면서 충분한 절제연(Margin)을 확보하기 어려웠다.

수술 전 CT와 MRI를 여러 번 검토했다. 그러나 2차원 영상만으로는 3차원 공간 관계를 완벽히 파악하기 어려웠다. 종양이 괄약근에 얼마나 가까운가? 주변 혈관과 신경은 어디에 있는가? 어느 방향으로 접근해야 안전한가?

AI가 도왔다. CT와 MRI 데이터를 입력하자 3D 모델이 생성되었다. 종양, 직장 벽, 항문괄약근, 주변 혈관, 림프절이 서로 다른 색으로 표시되었다. 외과의는 가상공간에서 모델을 돌려보며 최적의 절제 경로를 계획했다.

시뮬레이션도 돌렸다. 가상 수술을 여러 번 해보았다. 이쪽으로 접근하면 혈관 손상 위험이 있다. 저쪽으로 가면 절제연이 부족하다. 여러 시나리오를 비교한 끝에 최선의 방법을 찾았다.

수술은 성공적이었다. 종양을 완전히 절제했고, 충분한 절제연을 확보했으며, 항문을 보존했다. 환자는 영구적 장루(Colostomy) 없이 정상적인 배변 기능을 유지할 수 있었다.

이것이 현대 수술의 모습이다. 단순히 칼로 자르는 것이 아니라 정밀하게 계획하고, 시뮬레이션하고, 최적화한다. AI는 이 모든 과정을 지원한다.

2. 영상에서 3D 모델로

1) 딥러닝 세그멘테이션의 혁명

인간의 몸은 3차원이다. 그러나 우리가 보는 의료 영상은 대부분 2차원이다. CT는 수백 장의 단면 영상이다. 하나하나 넘겨보며 머릿속으로 3차원 구조를 재구성해야 한다. 경험 많은 외과의도 쉽지 않다.

AI는 이 과정을 자동화한다. 세그멘테이션(Segmentation) 알고리즘이 각 장기와 구조물을 인식한다. 간, 담낭, 혈관, 종양을 자동으로 윤곽 그린다. 그리고 3D 모델을 생성한다.

초기 알고리즘은 단순했다. 픽셀 밝기로 구분했다. 뼈는 밝고 공기는 어둡다. 그러나 연조직은 구분이 어렵다. 간과 비장, 췌장과 위가 비슷한 밝기로 보인다.

딥러닝이 혁명을 일으켰다. U-Net이라는 CNN(Convolutional Neural Network) 구조가 개발되었다. 수천 개의 수동으로 표시된 영상으로 학습한다. 인간 전문가가 하나하나 장기를 표시한 데이터다.

학습된 AI는 새로운 영상을 보고 자동으로 세그멘테이션한다. 정확도가 놀랍다. 전문가와 거의 비슷하다. 몇 초 만에 완료된다. 전문가가 수 시간 걸리던 작업이다.

2) 간 수술 계획

간 수술을 예로 들어보자. 간암 환자의 CT를 촬영한다. AI는 간 실질(Parenchyma), 종양, 간정맥, 간동맥, 문맥, 담관을 모두 식별한다. 3D 모델을 만든다.

외과의는 이 모델을 회전시키며 본다. 종양이 혈관과 얼마나 가까운가? 어느 혈관을 보존해야 하는가? 간을 어떻게 분할할 것인가?

간은 8개 구역(Segment)으로 나뉜다. 각 구역은 독립적인 혈류 공급을 받는다. 종양이 있는 구역만 절제하고 나머지는 보존하는 것이 이상적이다. 그러나 종양이 여러 구역에 걸쳐 있거나, 주요 혈관을 침범했다면 더 광범위하게 절제해야 한다.

AI는 다양한 절제 시나리오를 시뮬레이션한다. "5, 6번 구역을 절제하면 종양을 제거하고 충분한 절제연을 확보할 수 있습니다. 남은 간 용적은 65%로 충분합니다", "우간 전체를 절제하면 더 안전합니다. 그러나 남은 간 용적이 40%로 부족할 수 있습니다. 문맥색전술(Portal vein embolization)을 먼저 시행하여 왼쪽 간을 키우는 것이 좋겠습니다"와 같은 제안을 한다.

혈관 재건이 필요한 경우도 있다. 종양이 주요 혈관을 침범했을 때 혈관을 절제하고 이식편으로 재건한다. 복잡한 수술이다. 미리 시뮬레이션하면 성공률이 높아진다.

3) 3D 프린팅과 환자 맞춤형 모델

3D 프린팅도 활용된다. 환자 맞춤형 모델을 실제로 출력한다. 플라스틱이나 고무 재질로 만든다. 외과의는 수술 전에 이 모델로 연습한다. 손으로 만지고, 실제 수술 기구를 사용해본다. 복잡한 케이스일수록 유용하다.

정형외과 수술에서는 더 직접적으로 사용된다. 골절을 맞추는 금속판을 환자 맞춤형으로 제작한다. 관절을 대체하는 인공관절도 개인의 해부학적 구조에 맞춘다. 정확도가 높아지고 결과가 좋아진다.

4) 신경외과의 기능적 영상 통합

신경외과에서는 뇌종양 수술 전 3D 모델이 필수가 되어가고 있다. 뇌는 가장 복잡한 장기다. 운동 피질, 감각 피질, 언어 영역, 시각 영역이 밀집되어 있다. 1cm만 벗어나도 마비나 실어증이 올 수 있다.

fMRI(Functional MRI)와 DTI(Diffusion Tensor Imaging)를 촬영한다. fMRI는 뇌 기능 영역을 보여준다. 환자가 손을 움직이거나 말을 할 때 활성화되는 부위를 표시한다. DTI는 신경섬유 다발을 추적한다. 뇌의 서로 다른 부위를 연결하는 백질(White matter) 경로를 시각화한다.

AI는 이 데이터를 통합한다. 종양 주변의 기능적 중요 영역과 신경섬유를 3D로 표시한다. 외과의는 어디를 절대 건드리면 안 되는지 명확히 안다. 안전한 접근 경로를 찾는다.

3. 수술 위험도의 과학적 예측

1) 전통적 위험도 평가의 한계

“이 수술은 위험합니다.”

의사들은 자주 이렇게 말한다. 그러나 얼마나 위험한가? 10%? 30%? 50%? 막연한 경우가 많다.

환자는 구체적인 숫자를 원한다. “제가 죽을 확률이 정확히 얼마죠?” “합병증이 생길 가능성은?” 이것은 정당한 질문이다. 자신의 몸에 대한 결정을 내리려면 정확한 정보가 필요하다.

과거에는 외과의의 경험에 의존했다. “이런 케이스를 많이 봤는데, 보통 괜찮습니다”, “나이가 많아서 좀 걱정됩니다”. 주관적이었다.

점수 시스템이 개발되었다. ASA score는 마취 위험도를 평가한다. 환자를 1등급(건강함)부터 5등급(생존 가능성 낮음)까지 분류한다. 간단하지만 대략적이다.

Charlson comorbidity index는 동반 질환을 점수화한다. 당뇨병 1점, 만성 폐질환 1점, 암 2점 이런 식이다. 총점이 높을수록 사망률이 높다. 그러나 수술 특이적이지 않다.

외과 특화 점수들도 나왔다. POSSUM(Physiological and Operative Severity Score for Enumeration of Mortality and Morbidity)은 12가지 생리적 변수와 6가지 수술적 변수를 평가한다. 복잡하다. 사용이 어렵다.

2) AI 기반 개별 위험도 예측

AI는 더 정교한 예측을 한다. 수만 명의 수술 데이터를 학습한다. 환자 특성(나이, 성별, BMI, 동반 질환, 검사 수치), 수술 특성(종류, 긴급성, 예상 시간, 출혈량), 병원 특성(병원 규모, 술자 경험)을 모두 고려한다.

그리고 개별 환자의 위험도를 계산한다. “이 환자의 30일 사망률은 2.3%, 주요 합병증 발생률은 12.5%, 재수술 위험은 3.8%, 재원 기간은 평균 7.2일로 예상됩니다”와 같이 구체적인 숫자를 제시한다.

미국의 외과학회(American College of Surgeons)는 NSQIP (National Surgical Quality Improvement Program)이라는 대규모 데이터베이스를 운영한다. 수백만 건의 수술 결과를 수집한다. 온라인 계산기를 제공한다. 환자 정보를 입력하면 위험도를 계산해준다.

그러나 NSQIP 계산기도 한계가 있다. 로지스틱 회귀(Logistic regression) 같은 전통적 통계 방법을 사용한다. 변수 간 복잡한 상호작용을 잘 포착하지 못한다.

AI는 비선형 관계를 학습한다. 예를 들어 나이와 신장 기능의 조합 효과를 파악한다. 젊고 신기능이 정상이면 위험도 낮다. 나이가 많고 신기능이 나쁘면 위험도가 단순 합산 이상으로 증가한다. 이런 패턴을 자동으로 찾아낸다.

3) 수술 복잡도와 마취 위험도 평가

수술 복잡도도 평가한다. 같은 "대장 절제술"이라도 케이스마다 다르다. 작은 조기 암은 쉽다. 거대한 종양이 주변 장기를 침범했다면 매우 어렵다. 과거 복부 수술로 유착이 심하면 더 복잡하다.

AI는 영상을 분석하여 복잡도를 예측한다. 종양 크기, 위치, 주변 장기 침범, 예상 유착 정도를 평가한다. "이 수술은 평균보다 1.5배 오래 걸리고, 출혈량은 2배 많을 것으로 예상됩니다. 숙련된 외과의와 충분한 수혈 준비가 필요합니다"라고 알린다.

마취 위험도도 중요하다. 비만 환자는 기도 확보가 어렵다. Mallampati score와 목 둘레, 턱-갑상설골 거리를 평가한다. AI는 과거 어려운 삽관(Difficult intubation) 케이스를 학습하여 위험을 예측한다.

심폐 기능 평가도 정교해진다. 심전도, 심초음파, 폐기능 검사 결과를 통합한다. 수술 중 심근경색이나 폐부종 위험을 계산한다. 고위험 환자는 수술 후 중환자실 입실이 필요할 수 있다. 미리 준비한다.

4) 환자 상담과 수술 전 최적화

이 모든 정보는 환자 상담에 사용된다. "귀하의 수술 위험도는 다음과 같습니다"라며 구체적인 숫자를 보여준다. 환자는 충분한 정보에 기반하여 결정할 수 있다. 수술을 받을지, 다른 치료를 시도할지, 아니면 치료를 보류할지.

고위험 환자는 수술 전 최적화(Prehabilitation)를 한다. 빈혈이 있으면 철분제나 수혈로 교정한다. 영양 상태가 나쁘면 영양 지원을 한다. 흡연자는 금연한다. 당뇨는 혈당을 조절한다. 몇 주간의 준비로 위험도가 감소한다.

4. 로봇 수술의 진화

1) 다빈치 로봇의 혁신

2000년 다빈치 수술 로봇(Da Vinci Surgical System)이 FDA

승인을 받았다. 복강경 수술의 한계를 극복하기 위해 개발되었다.

복강경 수술은 1990년대 혁명이었다. 큰 절개 대신 작은 구멍 몇 개로 수술한다. 회복이 빠르고 통증이 적다. 그러나 한계가 있다. 기구가 직선으로만 움직인다. 손목 관절처럼 자유롭게 구부리지 못한다. 2D 모니터로 보니 깊이감이 없다. 손 떨림이 그대로 전달된다.

다빈치 로봇은 이것을 해결했다. 로봇 팔은 사람 손목보다 자유롭게 움직인다. 540도 회전한다. 좁은 공간에서도 정밀한 조작이 가능하다. 3D 카메라로 입체시를 제공한다. 손 떨림을 필터링한다. 1cm 움직임을 0.1cm로 축소할 수도 있다(Motion scaling).

처음에는 전립선 절제술에 주로 사용되었다. 골반 깊숙한 곳의 좁은 공간이라 개복 수술도, 복강경도 어려웠다. 로봇이 이상적이었다. 전립선을 정밀하게 절제하면서 주변의 신경혈관다발을 보존한다. 발기부전과 요실금 합병증이 줄어들었다.

이제 거의 모든 수술에 로봇이 사용된다. 위암, 대장암, 간암, 췌장암, 폐암, 갑상선암, 부인과 암. 심지어 심장 수술도 로봇으로 한다.

2) 부분 자율 기능의 등장

그러나 여전히 사람이 조작한다. 의사가 콘솔에 앉아 로봇 팔을 움직인다. 의사의 손 움직임을 로봇이 따라 한다. 텔레오퍼레이션(Teleoperation)이다.

다음 단계는 자율성(Autonomy)이다. 로봇이 스스로 판단하고 행동한다. 아직은 제한적이다. 완전 자율 수술은 멀었다. 그러나 부분 자율 기능은 나오고 있다.

STAR(Smart Tissue Autonomous Robot)은 장문합(Anastomosis)을 자동으로 한다. 장을 절제한 후 남은 부분을 연결하는 것이 문합이다. 숙련이 필요하다. 봉합이 고르지 않으면 누출(Leakage)이 생긴다.

STAR은 형광 마커로 문합 부위를 표시하면 자동으로 봉합한다. 사람보다 일관되고 정확하다. 동물 실험에서 누출률이 더 낮았다. 임상 적용은 아직 시작 단계다.

자동 봉합은 한정된 작업이다. 전체 수술을 자율화하려면 더 복잡하다. 해부학적 구조 인식, 경로 계획, 실시간 의사결정이 필요하다.

3) AI를 통한 수술 단계 인식

AI가 이것을 돕는다. 수술 동영상을 학습한다. 수천 건의 수술 영상을 본다. 각 단계를 인식하는 법을 배운다. “복막을 절개하는 중”, “혈관을 박리하는 중”, “림프절을 제거하는 중”.

실시간으로 수술 단계를 인식하면 여러 가지가 가능하다. 다음에 필요한 기구를 미리 준비한다. “곧 절개가 필요합니다. 전기소작기를 준비하세요.” 수술실 간호사에게 자동으로 알린다.

예상 잔여 시간을 계산한다. “현재 진행 속도로 보아 1시간 15분 남았습니다.” 마취과 의사가 약물 투여 계획을 세운다. 수술실 스케줄 관리자가 다음 수술 준비를 조율한다.

이상 패턴도 감지한다. 정상 수술 진행과 다르면 경고한다. "이 단계에서 예상보다 시간이 많이 걸리고 있습니다. 어려움이 있습니까?" 출혈이 많거나 유착이 심하거나 해부학적 변이가 있을 수 있다. 조기에 인지하고 대응한다.

4) 증강현실과 촉각 피드백

증강현실(AR)도 통합된다. 로봇 카메라가 보는 영상 위에 CT/MRI 영상을 중첩시킨다. 종양 경계를 파란 선으로 표시한다. 주요 혈관을 빨간색으로 강조한다. "이 혈관은 보존해야 합니다", "종양 경계가 여기까지입니다".

실시간으로 업데이트된다. 조직을 움직이면 AR 영상도 따라 움직인다. 이미지 등록(Image registration) 알고리즘이 수술 전 영상과 실시간 영상을 정합한다.

간 수술에서 특히 유용하다. 간 실질 내부의 혈관은 겉에서 보이지 않는다. AR로 내부 구조를 투시처럼 본다. 어디를 자르면 안전한지 확인한다.

촉각 피드백(Haptic feedback)은 오래된 과제다. 현재 다빈치 로봇은 촉각이 없다. 의사는 시각만으로 판단한다. 조직이 단단한지, 무른지, 긴장되었는지 느낄 수 없다.

새로운 로봇들은 힘 센서를 통합한다. 조직에 가해지는 힘을 측정한다. 콘솔 핸들에 이 정보를 전달한다. 의사가 느낀다. 과도한 힘을 가하면 경고한다. 섬세한 조직을 다룰 때 안전성이 높아진다.

5. 수술 후 합병증의 조기 발견

1) 전통적 모니터링의 한계

수술은 끝났다. 그러나 진짜 싸움은 이제부터다. 수술 후 합병증은 흔하다. 감염, 출혈, 문합부 누출, 혈전, 폐렴. 조기에 발견하고 치료하면 큰 문제가 안 된다. 늦으면 사망할 수 있다.

전통적으로 의료진의 경험과 직관에 의존했다. "환자가 뭔가 이상해 보여요", "열이 계속 있어요", "배가 팽창되는 것 같아요". 주관적이다. 놓칠 수 있다.

조기 경보 시스템(Early Warning System)이 개발되었다. 활력징후를 점수화한다. MEWS(Modified Early Warning Score), NEWS(National Early Warning Score) 같은 것들이다. 심박수, 혈압, 호흡수, 체온, 의식 수준을 평가한다. 점수가 높으면 상태가 나쁘다는 신호다.

그러나 여전히 간단하다. 다른 중요한 정보를 무시한다. 검사 결과, 배액관 배액량, 요량, 통증 점수 등.

2) AI 통합 모니터링

AI는 모든 데이터를 통합한다. 연속 모니터링되는 활력징후, 시간마다 기록되는 요량과 배액량, 주기적으로 측정되는 혈액 검사를 실시간으로 분석한다. 패턴을 찾는다.

예를 들어 문합부 누출을 보자. 장 문합 후 봉합 부위가 벌어지면 장 내용물이 복강으로 새어 나온다. 복막염이 생긴다. 패혈증으로 진행한다. 빨리 발견하지 못하면 사망률이 30%에 이른다.

초기 징후는 미묘하다. 약간의 발열, 심박수 증가, 백혈구 증가. 그러나 수술 후에는 이런 변화가 흔하다. 정상적인 스트레스 반응일 수도 있다. 어떻게 구분할까?

AI는 미묘한 패턴을 본다. "수술 후 2일째 CRP가 예상보다 천천히 감소하고 있습니다", "배액관 배액량이 3일째 갑자기 증가했습니다", "복부 둘레가 1cm 증가했습니다". 각각은 사소하다. 그러나 조합하면 의미가 있다.

수천 명의 과거 환자 데이터에서 학습했다. 문합부 누출이 생긴 환자들의 패턴을 안다. 새로운 환자가 그 패턴을 보이면 경고한다. "문합부 누출 위험도 65%입니다. CT 촬영을 권장합니다."

조기에 CT를 찍어 확진한다. 즉시 재수술하거나 배액관을 삽입한다. 생명을 구한다.

3) 수술 부위 감염과 폐색전증 감시

수술 부위 감염(SSI, Surgical Site Infection)도 마찬가지다. 보통 수술 후 5-7일에 발생한다. 발열, 상처 부위 발적, 통증, 분비물. 그러나 깊은 감염은 겉에서 보이지 않는다.

AI는 체온 패턴을 분석한다. 정상적으로는 수술 후 2-3일 미열이 있다가 내려간다. 4일째 이후 다시 올라가면 감염을 의심한다. 백혈구 수치, CRP, Procalcitonin 추세도 본다.

"SSI 위험도 70%입니다. 상처 검사와 배양을 권장합니다." 조기에 진단하고 항생제를 시작한다. 농양이 있으면 배액한다. 중증 감염으로 진행하기 전에 막는다.

폐색전증(Pulmonary embolism)은 무서운 합병증이다. 다리 정맥에 혈전이 생겨 폐로 날아간다. 갑작스러운 호흡곤란, 흉통, 쇼크. 사망률이 높다.

위험 요인은 알려져 있다. 긴 수술, 암, 비만, 고령, 부동(Immobility). 예방을 한다. 항응고제, 압박 스타킹, 조기 보행. 그러나 여전히 발생한다.

AI는 미세한 조기 징후를 포착한다. "산소포화도가 2% 감소했습니다", "심박수가 지속적으로 증가 추세입니다", "호흡수가 정상보다 빠릅니다". D-dimer 수치가 올라간다.

"폐색전증 위험도 45%입니다. CT 폐혈관조영술을 고려하세요." 조기 진단으로 즉시 항응고 치료를 시작한다.

4) 24시간 자동 감시의 가치

이 모든 것이 수동으로는 불가능하다. 간호사가 수십 명 환자를 돌본다. 모든 데이터를 실시간으로 추적할 수 없다. 중요한 변화를 놓친다.

AI는 쉬지 않는다. 24시간 모니터링한다. 이상 신호를 즉시 알린다. 간호사와 의사는 정말 중요한 환자에게 집중할 수 있다.

6. ERAS와 개인화된 회복 경로

1) ERAS 프로토콜의 등장

ERAS(Enhanced Recovery After Surgery)는 2000년대 초 유럽에서 시작되었다. 수술 회복을 가속화하는 다학제 프로토콜이다.

전통적 접근법을 뒤집었다. 과거에는 수술 전날 밤부터 금식했다. ERAS는 수술 2시간 전까지 맑은 액체를 허용한다. 과거에는 수술 후 며칠간 침상 안정을 시켰다. ERAS는 수술 당일 저녁부터 보행을 시작한다.

과거에는 장 수술 후 방귀가 나올 때까지 금식했다. "장이 깨어나야 한다"는 논리였다. ERAS는 수술 다음 날부터 식사를 시작한다. 연구 결과 조기 식이가 오히려 장 기능 회복을 촉진한다는 것이 밝혀졌다.

마약성 진통제 사용을 줄인다. 대신 국소마취, 비스테로이드 소염제, 아세트아미노펜을 조합한다. 마약 사용이 적으면 오심, 장마비, 진정이 줄어든다. 더 빨리 회복한다.

정맥 수액을 최소화한다. 과거에는 수술 후 많은 양의 수액을 맞았다. “탈수를 예방한다”는 생각이었다. 그러나 과도한 수액은 부종을 일으킨다. 장 부종은 연동운동을 방해한다. 폐부종은 호흡곤란을 유발한다. 적절한 양만 주는 것이 중요하다.

ERAS는 효과가 입증되었다. 재원 기간이 2-3일 단축된다. 합병증이 30-50% 감소한다. 재입원율도 낮아진다. 비용이 절감된다.

2) AI 기반 ERAS 개인화

그러나 모든 환자에게 똑같이 적용할 수는 없다. 80세 노인과 40세 성인이 같을까? 여러 합병증이 있는 환자와 건강한 환자가 같을까?

AI는 ERAS를 개인화한다. 표준 프로토콜을 기본으로 하되, 개별 환자 특성에 따라 조정한다.

예를 들어 조기 보행을 보자. 표준은 수술 당일 저녁 침대에서 일어나 걷는 것이다. 그러나 고령 환자는 어지럽고 낙상 위험이 높다. 반대로 젊고 건강한 환자는 더 빨리, 더 많이 걸을 수 있다.

AI는 개별 목표를 설정한다. 나이, 수술 전 활동 수준, 수술 종류, 통증 정도를 고려한다. “이 환자는 수술 후 6시간에 침대에 앉고, 12시간에 10m 걷기를 목표로 합니다”, “이 환자는 더 천천히 진행합니다. 수술 다음 날 아침 첫 보행을 목표로 합니다”.

웨어러블 센서로 활동량을 추적한다. 목표 달성 여부를 모니터링한다. 목표에 미달하면 물리치료사에게 알린다. 추가 지원을 제공한다.

3) 영양과 통증 관리의 개인화

영양 지원도 개인화된다. 영양 상태가 좋은 환자는 빠른 식이 진행이 가능하다. 수술 다음 날 일반식을 먹는다. 영양불량 환자는 더 조심스럽게 진행한다. 고단백 보충제를 추가한다. 필요시 경관 영양이나 정맥 영양을 고려한다.

통증 관리는 가장 개인차가 크다. 같은 수술을 받아도 통증 정도가 다르다. 유전적 요인, 심리적 요인, 과거 경험이 영향을 미친다.

AI는 통증 점수 추세를 분석한다. "이 환자는 평균보다 통증을 많이 호소하고 있습니다. 진통제를 추가하세요", "이 환자는 통증 조절이 잘 되고 있습니다. 마약성 진통제를 줄이고 경구 약제로 전환하세요".

유전자 검사도 활용된다. OPRM1 유전자 변이는 마약 진통제 반응성에 영향을 미친다. COMT 유전자는 통증 민감도와 관련된다. 개인별 최적 진통 전략을 수립한다.

4) 퇴원 시기 결정과 퇴원 후 모니터링

퇴원 시기도 개인화된다. 표준 프로토콜은 평균 재원 기간을 제시한다. 대장 절제술 후 4-5일 같은 식이다. 그러나 어떤 환자는 3일 만에 퇴원 가능하다. 어떤 환자는 7일이 필요하다.

AI는 퇴원 준비도(Discharge readiness)를 평가한다. 통증이 조절되는가? 경구 섭취가 충분한가? 보행이 가능한가? 합병증 징후는 없는가? 집에서 돌봄이 가능한가?

모든 기준을 충족하면 퇴원을 권장한다. 불필요하게 병원에 있으면 감염 위험만 높아진다. 반대로 준비가 안 됐는데 퇴원하면 재입원한다.

"이 환자는 모든 퇴원 기준을 충족했습니다. 오늘 퇴원 가능합니다", "이 환자는 통증 조절이 아직 부족합니다. 1-2일 더 입원이 필요합니다".

퇴원 후 모니터링도 한다. 웨어러블 기기나 스마트폰 앱으로 증상을 추적한다. 발열, 상처 상태, 통증, 활동량을 보고한다. 이상 징후가 있으면 조기 병원 방문을 권장한다. 재입원을 예방한다.

7. 정밀수술의 극한 : 신경외과와 안과

1) 뇌종양 절제의 정밀화

뇌는 가장 복잡하고 섬세한 장기다. 1mm만 벗어나도 영구 장애가 올 수 있다. 신경외과 수술은 정밀성이 생명이다.

뇌종양 절제술을 보자. 목표는 종양을 완전히 제거하면서 정상 뇌 조직은 보존하는 것이다. 문제는 종양과 정상 조직의 경계가 불분명하다는 점이다. 육안으로 구분이 어렵다.

5-ALA(5-Aminolevulinic acid)라는 물질이 도움이 된다. 수술

전 환자에게 경구 투여한다. 종양 세포가 선택적으로 흡수한다. 특수 파장의 빛을 쬐면 형광을 낸다. 분홍빛으로 빛난다.

외과의는 형광 현미경으로 본다. 종양이 분홍색으로 보인다. 정상 뇌는 보이지 않는다. 경계가 명확해진다. 형광이 보이는 부분을 모두 제거한다. 종양 완전 절제율이 크게 향상되었다.

AI는 형광 영상을 정량 분석한다. 형광 강도를 측정한다. 약한 형광도 감지한다. 사람 눈으로 놓칠 수 있는 작은 종양 조각을 찾아낸다. "이 부위에 미약한 형광이 있습니다. 잔존 종양일 수 있습니다."

수술 중 MRI도 사용된다. 수술실에 MRI 기계가 있다. 종양 절제 후 즉시 촬영한다. 종양이 남아 있는지 확인한다. 남아 있으면 추가 절제한다. 완전 절제율이 높아진다.

AI는 수술 전후 MRI를 비교한다. 절제된 부분과 남은 부분을 자동으로 표시한다. 외과의가 놓친 작은 조각을 찾아낸다.

2) 기능 뇌 영역 보존과 각성 수술

기능 뇌 영역 보존은 더 어렵다. 운동 피질을 건드리면 마비가 온다. 언어 영역을 손상하면 실어증이 생긴다. 시각 경로를 자르면 시야 결손이 온다.

각성 수술(Awake craniotomy)을 한다. 환자를 깨운 상태에서 수술한다. 말을 시키거나 손을 움직이게 하면서 뇌를 자극한다. 자극 부위가 기능적으로 중요하면 환자가 반응한다. 그 부위는 피한다.

AI는 뇌파(EEG)와 근전도(EMG)를 실시간 분석한다. 미세한 변화를 감지한다. "이 부위 자극 시 손가락 근전도 변화가 있습니다. 운동 피질입니다. 피하세요."

3) 뇌동맥류 코일 색전술

혈관 내 시술은 또 다른 영역이다. 뇌동맥류 코일 색전술을 보자. 뇌혈관에 생긴 풍선 같은 주머니(동맥류)를 안에서 막는 시술이다. 사타구니 동맥으로 카테터를 넣어 뇌까지 올린다. 동맥류 안에 백금 코일을 채워 넣는다.

동맥류가 파열하면 뇌출혈로 사망한다. 그러나 시술도 위험하다. 코일이 밖으로 튀어나오면 뇌졸중이 온다. 동맥류가 시술 중 파열할 수 있다.

AI는 3D 혈관 조영 영상을 분석한다. 동맥류의 크기, 모양, 목(Neck)의 넓이를 정확히 측정한다. 어떤 크기의 코일을 몇 개나 사용해야 할지 계산한다.

시술 중 실시간으로 모니터링한다. 코일이 동맥류를 얼마나 채웠는지 평가한다. Packing density를 계산한다. 너무 느슨하면 재발한다. 너무 꽉 차면 파열 위험이 있다. 최적점을 찾아야 한다.

4) 안과 미세수술

안과 미세수술은 또 다른 극한이다. 눈은 작다. 각막부터 망막까지 2.5cm밖에 안 된다. 수술은 현미경 아래서 이루어진다. 0.1mm 단위의 정밀함이 필요하다.

백내장 수술을 보자. 가장 흔한 수술이다. 매년 전 세계에서 2천만 건 이상 시행된다. 혼탁해진 수정체를 제거하고 인공수정체를 넣는다.

간단해 보이지만 정밀하다. 인공수정체 도수(Power)를 잘못 선택하면 수술 후 시력이 나쁘다. 안경을 껴야 한다. 목표는 안경 없이 잘 보는 것이다.

도수 계산은 복잡하다. 각막 곡률, 안축장(눈알 길이), 전방 깊이를 측정한다. 공식에 대입한다. SRK/T, Holladay, Haigis 같은 여러 공식이 있다. 어떤 공식이 이 환자에게 맞을까?

AI는 수만 명의 수술 결과를 학습했다. 어떤 안구 특성을 가진 환자에게 어떤 공식이 정확한지 안다. 최적의 공식을 선택하고 도수를 계산한다. 예측 오차가 줄어든다.

난시 교정 렌즈도 마찬가지다. 난시가 있으면 토릭(Toric) 인공수정체를 넣는다. 정확한 축(Axis)에 위치시켜야 한다. 조금만 틀어져도 효과가 없다.

AI는 각막 지형도(Topography)를 분석한다. 난시의 정확한 축과 정도를 계산한다. 수술 중 눈이 회전할 수 있다. 누우면 안구가 돌아간다. 이것까지 고려하여 렌즈 위치를 결정한다.

5) 로봇 보조 망막 수술

망막 수술은 더 정밀하다. 망막은 얇다. 0.2mm밖에 안 된다. 섬세한 막을 벗겨내거나 미세한 구멍을 막는다. 사람 손으로는 떨림이 있다.

로봇이 도움이 된다. Preceyes라는 로봇은 망막 수술을 돕는다. 의사의 떨림을 제거한다. 마이크로미터 단위로 정밀하게 움직인다. 망막 혈관에 약물을 주입하는 것도 가능하다. 사람 손으로는 불가능한 작업이다.

AI는 망막 영상을 분석한다. OCT(Optical Coherence Tomography)로 망막 층 구조를 본다. 황반원공(Macular hole), 황반전막(Epiretinal membrane)의 정확한 크기와 위치를 측정한다.

수술 후 시력 회복을 예측한다. “이 환자는 수술 후 시력 0.6까지 회복할 것으로 예상됩니다”, “이 환자는 원공이 너무 크고 오래되어 회복이 제한적일 것입니다”. 환자 상담에 사용한다.

8. 이식 수술 : 생명을 나누는 결정

1) 장기 배정의 최적화

장기 이식은 가장 극적인 치료다. 말기 장기 부전 환자에게 새 생명을 준다. 그러나 공여 장기는 항상 부족하다. 대기자가 많다. 누구에게 먼저 줄 것인가?

배정 알고리즘이 필요하다. 공정하고 효율적이어야 한다. 의학적 긴급도가 높은 사람이 우선이다. 그러나 이식 성공 가능성도 고려해야 한다. 곧 죽을 사람에게 주되, 이식해도 오래 살지 못한다면?

MELD score(Model for End-stage Liver Disease)는 간 이식 배정에 사용된다. 빌리루빈, 크레아티닌, INR 수치로 계산한다. 점수가 높을수록 사망 위험이 크다. 높은 점수를 가진 사람이 우선권을 받는다.

그러나 MELD도 한계가 있다. 모든 상황을 반영하지 못한다. 간암은 MELD 점수가 낮아도 이식이 필요하다. 예외 점수를 준다. 그러나 이것도 완벽하지 않다.

AI는 더 정교한 예측을 한다. 생존 이득(Survival benefit)을 계산한다. 이식을 받으면 얼마나 오래 살까? 안 받으면 얼마나 살까? 차이가 생존 이득이다. 생존 이득이 큰 사람에게 우선 배정한다.

수많은 요인을 고려한다. 나이, 원인 질환, 합병증, 신체 상태, 영양 상태, 사회적 지지. 공여자 특성도 중요하다. 공여자 나이, 장기 품질, 허혈 시간.

공여자-수여자 매칭도 최적화한다. HLA(Human Leukocyte Antigen) 적합성이 높을수록 거부반응이 적다. 그러나 완벽한 매칭은 드물다. 어느 정도 불일치를 받아들여야 한다.

AI는 교차시험(Crossmatch) 결과를 예측한다. 수여자 혈청과 공여자 림프구를 섞어보는 검사다. 항체가 반응하면 초급성 거부반응(Hyperacute rejection)이 온다. 이식이 불가능하다. 검사 시간이 걸린다. 예측으로 미리 알 수 있다면 시간을 절약한다.

2) 이식 후 결과 예측

이식 후 결과도 예측한다. 1년, 5년, 10년 생존율을 계산한다. 이식편 생존(Graft survival)과 환자 생존(Patient survival)을 구분한다. 이식 간이 기능을 잃어도 환자는 살 수 있다(재이식). 반대로 이식 간은 괜찮은데 다른 이유로 사망할 수도 있다.

3) 거부반응의 조기 발견

거부반응 예측이 중요하다. 급성 거부반응은 이식 후 첫 6개월에 흔하다. 면역억제제를 잘 먹어도 발생할 수 있다. 조기에 발견하고 치료하면 이식편을 구할 수 있다.

전통적으로 생검으로 진단한다. 이식 간에 바늘을 찔러 조직을 떼어낸다. 병리 검사로 확인한다. 침습적이다. 합병증 위험이 있다. 자주 할 수 없다.

비침습적 바이오마커가 개발되었다. Donor-derived cell-free DNA(dd-cfDNA)가 대표적이다. 혈액에서 측정한다. 이식 장기가 손상되면 DNA가 혈액으로 나온다. dd-cfDNA가 증가하면 거부반응을 의심한다.

AI는 dd-cfDNA 추세를 분석한다. 정상 범위를 벗어나면 경고한다. "dd-cfDNA가 급격히 증가했습니다. 거부반응 가능성이 높습니다. 생검을 고려하세요."

4) 면역억제제의 개인화

면역억제제 관리도 개인화된다. 타크롤리무스(Tacrolimus)가 가장 많이 사용된다. 혈중 농도를 모니터링한다. 목표 범위가 있다. 낮으면 거부반응, 높으면 독성.

문제는 환자마다 필요 용량이 다르다는 점이다. CYP3A5 유전자 변이가 영향을 미친다. Expresser는 효소 활성이 높아 약을 빨리 대사한다. 고용량이 필요하다. Non-expresser는 저용량으로 충분하다.

AI는 유전자 검사 결과와 임상 데이터를 통합한다. 초기 용량을 개인화한다. 그리고 실제 혈중 농도를 측정하며 조정한다. 목표 범위에 빨리 도달하고 안정적으로 유지한다.

9. 수술의 미래

수술은 변하고 있다. 큰 절개에서 작은 구멍으로. 의사 손에서 로봇 팔로. 경험과 직관에서 데이터와 AI로.

그러나 본질은 변하지 않는다. 환자를 치유하는 것. 고통을 덜어주는 것. 삶의 질을 향상시키는 것.

AI는 도구다. 강력한 도구. 그러나 도구일 뿐이다. 환자를 보는 것은 여전히 의사다. 결정하는 것도 의사다. 책임지는 것도 의사다.

최선의 미래는 인간과 기계의 협력이다. AI의 정밀함과 인간의 판단력. 로봇의 일관성과 외과의의 창의력. 데이터의 객관성과 경험의 지혜.

수술실에서 AI는 조연이다. 주연은 환자와 외과의다. 그들 사이의 신뢰. 그것이 가장 중요하다. 그리고 앞으로도 계속 그럴 것이다.

3
방사선 치료

1. 보이지 않는 칼

1895년 11월 8일, 독일 뷔르츠부르크 대학. 물리학자 빌헬름 뢴트겐(Wilhelm Röntgen)이 음극선관 실험을 하고 있었다. 갑자기 방 건너편의 형광 스크린이 빛났다. 이상했다. 음극선은 공기 중에서 몇 센티미터밖에 못 간다. 관은 검은 천으로 덮여 있었다.

뢴트겐은 손을 관 앞에 대보았다. 스크린에 뼈가 보였다. 살은 투명하고 뼈만 그림자를 드리웠다. 새로운 종류의 선(X-선)이었다. 인류는 처음으로 살아있는 사람의 내부를 볼 수 있게 되었다.

1년 후 X-선으로 암을 치료하기 시작했다. 처음에는 조잡했다. 정확한 조준이 불가능했다. 선량 측정도 안 됐다. 암세포뿐 아니라 정상 조직도 심하게 손상되었다. 화상, 궤양, 괴사가 흔했다.

130년이 지난 지금, 방사선 치료는 완전히 달라졌다. 밀리미터 단위로 조준한다. 종양에는 높은 선량, 정상 조직에는 최소 선량을 전달한다. 호흡에 따라 움직이는 폐암도 정확히 추적한다.

AI는 이 정밀함을 한 단계 더 높이고 있다. 치료 계획을 최적화하고, 실시간으로 적응하며, 부작용을 예측한다. 방사선 치료의 새로운 시대가 열리고 있다.

2. 윤곽 그리기 : 가장 지루하고 중요한 작업

1) 수작업의 한계

2020년 가을, 한 방사선종양학과 전공의가 두경부암 환자의 치료 계획을 세우고 있었다. 먼저 해야 할 일은 윤곽 그리기(Contouring)였다. CT 영상에서 종양과 정상 장기를 하나하나 표시하는 작업이다.

종양 윤곽부터 그렸다. Gross Tumor Volume(GTV), 육안으로 보이는 종양이다. 하나하나 단면을 넘기며 경계를 따라 그린다. 100장이 넘는다. 한 시간이 걸렸다.

다음은 Clinical Target Volume(CTV). 현미경적 침윤이 있을 것으로 추정되는 영역이다. GTV 주변에 5-10mm 마진을 준다. 그러나 단순히 확대하는 것이 아니다. 해부학적 경계를 고려한다. 뼈나 근막은 암이 잘 넘지 못한다. 그 방향은 마진을 줄인다.

Planning Target Volume(PTV)도 설정한다. 환자 움직임과 세

팅 오차를 고려한다. CTV에서 또 5mm 정도 확대한다.

이제 정상 장기를 그린다. Organs at Risk(OAR)라고 부른다. 두경부에는 많다. 척수, 뇌줄기, 시신경, 안구, 수정체, 이하선, 악하선, 후두, 식도, 갑상선, 하악골. 하나하나 다 그려야 한다.

척수가 가장 중요하다. 선량이 너무 높으면 척수 손상으로 마비가 온다. 정확히 그려야 한다. 매 단면마다 중심을 찾아 윤곽을 그린다. 50장 이상이다.

이하선도 조심스럽다. 타액선이다. 방사선 손상을 받으면 침이 마른다. 평생 구강건조증에 시달린다. 삶의 질이 크게 떨어진다. 양측 이하선을 모두 그린다.

전체 작업에 3-4시간이 걸렸다. 집중력이 필요하다. 조금만 실수해도 치료 결과에 영향을 미친다. 종양을 작게 그리면 재발한다. 정상 장기를 빠뜨리면 부작용이 생긴다.

이것이 매일 반복된다. 새 환자마다 해야 한다. 전공의의 가장 많은 시간을 차지한다. 지루하다. 그러나 생략할 수 없다.

2) AI 자동 윤곽 생성의 혁명

AI가 이것을 바꾸고 있다. 자동 윤곽 생성(Auto-segmentation)이다. 딥러닝 모델이 CT 영상을 보고 자동으로 그린다. 몇 초 만에 완료된다.

초기 모델은 단순했다. Atlas 기반 방법이었다. 미리 윤곽이 그려진 표준 영상(Atlas)이 있다. 새 환자 영상을 이 표준 영상에 정합(Registration)시킨다. 표준 영상의 윤곽을 새 영상으로 옮긴다.

문제는 사람마다 해부학이 다르다는 것이다. 완벽한 정합은 불가능하다. 특히 종양이 있으면 정상 구조가 많이 변형된다. 정확도가 떨어진다.

딥러닝이 혁명을 일으켰다. U-Net 구조의 CNN이 표준이 되었다. 수천 명의 환자 영상으로 학습한다. 전문가가 그린 윤곽이 정답 라벨이다.

모델은 영상의 특징을 학습한다. 어떤 픽셀 패턴이 종양인지, 척수인지, 이하선인지 구분하는 법을 배운다. 해부학적 변이도 학습한다. 다양한 케이스를 본다.

정확도가 놀랍다. 대부분의 정상 장기는 전문가 수준이다. Dice coefficient(두 윤곽의 겹치는 정도를 측정하는 지표)가 0.85 이상이다. 0.9가 넘는 것도 많다. 완벽하지는 않지만 충분히 쓸 만하다.

종양은 조금 더 어렵다. 정상 장기는 예측 가능하다. 척수는 항상 척추 중앙에 있다. 이하선은 하악골 아래에 있다. 그러나 종양은 어디든 생긴다. 크기도 모양도 다양하다.

그래도 도움이 된다. AI가 초안을 그려준다. 의사가 검토하고 수정한다. 처음부터 그리는 것보다 훨씬 빠르다. 3-4시간 걸리던 작업이 30분-1시간으로 줄어든다.

일관성도 좋아진다. 사람은 날마다 다르게 그린다. 피곤하면 대충 그린다. 집중력이 떨어지면 실수한다. AI는 항상 같다. 같은 케이스를 주면 같은 결과를 낸다.

여러 의사 간 변이(Inter-observer variability)도 줄어든다. 의사마다 윤곽을 다르게 그린다. 경험, 훈련, 개인 선호도가 다르기 때문이다. AI는 표준화한다. 기관 간 일관성도 높아진다.

3) 다중 영상 통합과 시간적 추적

최신 모델은 더 똑똑하다. 다중 영상을 통합한다. CT뿐 아니라 MRI, PET도 본다. CT는 해부학적 구조를 잘 보여준다. MRI는 연조직 대조도가 뛰어나다. PET는 종양의 대사 활성을 보여준다. 세 가지를 통합하면 정확도가 더 올라간다.

특히 전립선암이나 뇌종양처럼 연조직 종양은 MRI가 필수다. CT만으로는 경계가 불분명하다. AI는 CT와 MRI를 함께 보고 판단한다.

시간적 정보도 활용한다. 치료 중 주간 CT를 찍는다. 종양이 변한다. 작아지거나 위치가 이동한다. AI는 초기 윤곽과 현재 영상을 비교한다. 변화를 추적하고 윤곽을 업데이트한다.

3. 치료 계획의 예술과 과학

1) 3D-CRT와 IMRT의 진화

윤곽을 그렸다. 이제 치료 계획을 세운다. 방사선을 어느 방향에서, 얼마나 쏠 것인가? 목표는 명확하다. 종양에는 처방 선량을 균일하게 전달한다. 정상 조직은 최대한 아낀다.

간단해 보이지만 매우 어렵다. 방사선은 직진한다. 종양만 통과하고 정상 조직을 피할 수 없다. 반드시 지나간다. 어떻게 하면 피해를 최소화할까?

여러 빔(Beam)을 사용한다. 다양한 각도에서 쏜다. 각 빔은 정상 조직을 조금씩 통과한다. 그러나 모든 빔이 종양에서 만난다. 종양에는 선량이 합쳐진다. 높아진다. 정상 조직은 분산된다. 낮다.

3D-CRT(3D Conformal Radiation Therapy)가 기본이다. 종양 모양에 맞춰 빔을 조형(Shaping)한다. Multi-leaf collimator (MLC)라는 장치를 사용한다. 수십 개의 가느다란 차폐판(Leaf)이 움직여 빔 모양을 만든다.

그러나 종양 모양이 복잡하면 한계가 있다. 볼록한 부분은 쉽다. 오목한 부분은 어렵다. 정상 조직이 종양에 둘러싸여 있으면? 빔이 반드시 통과한다.

IMRT(Intensity-Modulated Radiation Therapy)가 해결책이다. 빔 강도를 조절한다. 한 빔 안에서도 부분마다 강도가 다르다. MLC가 치료 중 움직인다. 복잡한 패턴을 만든다.

종양이 말발굽 모양으로 척수를 감싸고 있다고 하자. 3D-CRT로는 불가능하다. 종양에 충분한 선량을 주려면 척수에도 위험한 선량이 간다. IMRT는 가능하다. 종양 부분은 높은 강도, 척수 부분은 낮은 강도로 조절한다.

2) 최적화 알고리즘과 다목적 최적화

계획은 복잡하다. 변수가 많다. 몇 개의 빔을 쓸까? 어느 각도로? 각 빔의 강도 분포는? 조합이 무한하다.

최적화(Optimization) 알고리즘을 사용한다. 목표를 설정한다. "PTV에 95% 이상 처방 선량 전달", "척수 최대 선량 45Gy 이하", "이하선 평균 선량 26Gy 이하". 알고리즘이 이 목표를 충족하는 계획을 찾는다.

경사 하강법(Gradient descent) 같은 수학적 최적화 기법이다. 목표 함수(Objective function)를 정의한다. 계획이 좋을수록 값이 작다. 알고리즘이 이 값을 최소화하는 빔 파라미터를 찾는다.

문제는 목표들이 서로 충돌한다는 것이다. 종양 선량을 높이면 주변 정상 조직 선량도 올라간다. 이하선을 아끼면 종양 커버리지가 떨어진다. 완벽한 해는 없다. 타협이 필요하다.

이것을 다목적 최적화(Multi-objective optimization)라고 한다. Pareto optimal solution을 찾는다. 어떤 목표도 다른 목표를 희생하지 않고는 더 개선할 수 없는 지점이다.

전통적으로 의사가 수동으로 조정했다. 척수 제약을 좀 더 엄격하게. 종양 커버리지를 조금 희생하고. 이하선을 더 아끼자. 시행착오다. 몇 시간 걸린다. 경험이 중요하다.

3) AI 지식 기반 계획

AI가 이것을 자동화한다. 지식 기반 계획(Knowledge-based

planning)이라고 한다. 과거 수백 수천 건의 우수한 계획을 학습한다. 비슷한 케이스에서 어떤 계획이 좋았는지 안다.

새 환자가 오면 유사한 과거 케이스를 찾는다. 그 케이스의 계획을 참고한다. "이 환자는 3년 전 치료한 환자 A와 종양 위치, 크기가 유사합니다. 환자 A의 계획을 템플릿으로 사용하세요."

더 나아가 예측 모델을 만든다. 이 환자에게 달성 가능한 최선의 선량 분포를 예측한다. "이하선 평균 선량을 24Gy까지 낮출 수 있습니다. 현재 계획은 28Gy입니다. 개선 여지가 있습니다."

플래너에게 피드백을 준다. "빔 각도를 5도 조정하고, 이 방향 빔 가중치를 늘리세요." 구체적인 제안이다. 계획 품질이 향상되고 시간이 단축된다.

4) 강화학습과 자동 계획

강화학습(Reinforcement learning)도 적용된다. AI가 스스로 계획을 세우는 법을 배운다. 처음에는 무작위로 시도한다. 결과가 좋으면 보상, 나쁘면 벌점을 받는다. 수천 번 반복하며 최적 전략을 학습한다.

RapidPlan(Varian), Pinnacle Auto-Planning(Philips) 같은 상용 시스템이 나왔다. 임상에서 사용되고 있다. 계획 시간이 절반으로 줄었다. 일관성이 좋아졌다. 신입 플래너도 숙련자 수준의 계획을 낼 수 있다.

4. 적응 방사선 치료 : 움직이는 표적 맞히기

1) 치료 중 변화의 문제

2018년 봄, 폐암 환자가 방사선 치료를 시작했다. 치료 계획은 완벽했다. 종양에 정확히 60Gy를 전달하고 정상 폐는 최대한 아낀다. 시뮬레이션 CT에서 확인했다.

그런데 3주 후 문제가 생겼다. 주간 확인 CT에서 종양이 작아져 있었다. 좋은 일이다. 치료가 효과적이라는 뜻이다. 그러나 문제도 있다. 원래 계획은 큰 종양을 기준으로 했다. 지금은 종양이 작은데 여전히 큰 영역에 조사하고 있다. 불필요하게 많은 정상 폐를 태우고 있다.

반대 경우도 있다. 종양이 예상보다 안 줄어든다. 심지어 커지기도 한다. 치료 저항성이다. 원래 계획으로는 종양을 다 못 덮는다. 재발 위험이 높다.

환자 체형도 변한다. 치료 중 체중이 감소한다. 두경부암 환자는 연하곤란으로 식사를 못 한다. 5-10kg 빠진다. 목이 가늘어진다. 종양 위치가 이동한다. 원래 계획과 맞지 않는다.

전통적으로는 어쩔 수 없었다. 한번 세운 계획을 끝까지 사용했다. "치료 시작 전 CT가 기준입니다." 변화는 무시했다. 차선의 치료였다.

2) 영상 유도 방사선 치료(IGRT)

적응 방사선 치료(Adaptive Radiotherapy, ART)는 다르다. 치료 중 변화를 감지하고 계획을 수정한다. 항상 최선의 계획으로 치료한다.

핵심은 영상 유도 방사선 치료(IGRT, Image-Guided Radiotherapy)다. 매일 치료 직전 영상을 찍는다. CBCT(Cone-Beam CT), kV 또는 MV 평면 영상, 초음파 등 다양한 방법이 있다.

가장 흔한 것은 CBCT다. 치료기(Linac)에 부착된 X-선관과 검출기가 환자 주위를 회전한다. 1분 안에 CT 영상을 얻는다. 화질은 진단 CT보다 떨어지지만 위치 확인에는 충분하다.

영상 정합(Image registration)을 한다. 오늘 찍은 CBCT와 치료 계획 CT를 비교한다. 알고리즘이 자동으로 정합한다. 위치 차이를 계산한다. "종양이 왼쪽으로 3mm, 뒤로 2mm 이동했습니다."

치료대를 움직여 보정한다. 종양을 원래 위치로 가져온다. 이것이 기본 IGRT다. 위치 오차를 줄인다. 정확도가 높아진다. 따라서 PTV 마진을 줄일 수 있다. 정상 조직 선량이 감소한다.

그러나 단순 위치 이동만 보정하는 것은 부족하다. 종양 크기가 변했다면? 모양이 변했다면? 주변 장기 위치가 달라졌다면? 치료대 이동만으로는 해결 안 된다. 계획을 다시 세워야 한다.

3) 오프라인과 온라인 ART

오프라인 ART(Offline ART)가 먼저 나왔다. 치료 1-2주 후 새

CT를 찍는다. 변화를 평가한다. 필요하면 계획을 재작성한다. 나머지 치료는 새 계획으로 한다.

도움이 되지만 한계가 있다. 새 계획을 세우는 데 시간이 걸린다. 며칠간은 여전히 낡은 계획으로 치료한다. 그 사이에도 변화는 계속된다.

온라인 ART(Online ART)는 실시간으로 적응한다. 매일 치료 직전에 계획을 수정한다. 환자가 치료대에 누워 있는 동안 이루어진다. 15-30분 안에 완료된다.

MR-Linac이 대표적이다. MRI와 치료기를 결합한 장비다. ViewRay MRIdian, Elekta Unity 같은 제품이 있다. 치료 중에도 MRI 영상을 얻는다.

MRI는 CT보다 연조직 대조도가 뛰어나다. 종양 경계를 명확히 본다. 실시간으로 본다. 종양이 호흡에 따라 움직이는 것도 추적한다.

4) AI를 통한 온라인 ART 가속화

AI가 온라인 ART를 가능하게 한다. 먼저 자동 윤곽 생성이 필수다. 매일 새 영상에 윤곽을 그려야 한다. 사람이 하면 30분 이상 걸린다. 환자가 기다릴 수 없다. AI는 10초 만에 한다.

다음은 계획 재최적화다. 새 윤곽을 바탕으로 빔 파라미터를 조정한다. 전통적 최적화는 시간이 오래 걸린다. 몇 분에서 몇 십 분. AI 기반 고속 최적화 알고리즘을 사용한다. 1-2분 안에 완료한다.

의사는 새 계획을 빠르게 검토한다. 선량 분포를 확인한다. 종양 커버리지는 충분한가? 정상 조직 제약은 만족하는가? 승인하면 즉시 치료한다.

이 모든 과정이 자동화되어 있다. AI가 대부분을 처리한다. 의사는 최종 확인만 한다. 매일 맞춤형 치료가 가능해진다.

5) 호흡 동기화와 실시간 추적

또 다른 접근은 치료 중 모니터링이다. 치료하는 동안 계속 영상을 본다. 종양이 움직이면 빔을 끄거나 조정한다.

폐암이나 간암은 호흡으로 움직인다. 최대 2-3cm까지 움직인다. 종양이 빔 영역을 벗어날 수 있다. 정상 조직이 들어올 수 있다.

호흡 동기화(Respiratory gating)를 사용한다. 호흡을 추적한다. 종양이 특정 위치에 있을 때만 빔을 켠다. 예를 들어 호기말(End-expiration)에만 조사한다. 그때 종양 위치가 가장 안정적이다.

문제는 호흡을 정확히 추적하는 것이다. 복부 표면 움직임을 센서로 측정한다. 그러나 표면 움직임이 종양 움직임과 정확히 일치하지 않는다. 오차가 있다.

AI는 상관관계를 학습한다. 표면 움직임 패턴과 종양 위치의 관계를 모델링한다. 처음 몇 번의 호흡 주기 동안 MRI나 X-ray로 실제 종양 위치를 추적한다. AI가 패턴을 배운다. 그 후로는 표면 움직임만으로 종양 위치를 정확히 예측한다.

더 발전된 것은 실시간 추적(Real-time tracking)이다. CyberKnife, Vero, MR-Linac 같은 시스템이 가능하다. 종양 위치

를 실시간으로 확인한다. 빔이 종양을 따라간다. 호흡으로 움직여도 계속 맞춘다.

MR-Linac은 MRI로 연속 영상을 얻는다. 초당 수 장. AI가 실시간으로 종양을 인식한다. 위치를 추적한다. MLC가 즉시 조정된다. 빔 모양과 위치가 종양 움직임을 따라간다.

5. 정밀 방사선 수술 : 뇌종양을 칼 없이 제거하다

1) 감마나이프의 탄생과 원리

1951년, 스웨덴 신경외과의 라스 렉셀(Lars Leksell)이 새로운 개념을 제시했다. "Radiosurgery", 방사선 수술이다. 칼 대신 방사선으로 뇌 병변을 제거하는 것이다.

아이디어는 간단했다. 많은 방향에서 얇은 방사선 빔을 쏜다. 각 빔은 약하다. 정상 뇌를 통과해도 손상을 주지 않는다. 그러나 모든 빔이 한 점에서 교차한다. 그곳에 선량이 집중된다. 높은 선량이다. 병변을 파괴한다.

1968년 감마나이프(Gamma Knife)가 개발되었다. 201개의 코발트-60 선원이 반구형으로 배치되어 있다. 모든 빔이 중심 한 점에 모인다. Isocenter라고 부른다. 그곳에 병변을 위치시킨다.

정확도가 놀라웠다. 서브밀리미터 수준이다. 0.5mm 이하. 두개골에 금속 프레임을 고정한다. 나사로 뼈에 박는다. 뇌가 움직이지 못한다. 정확한 조준이 가능하다.

한 번에 매우 높은 선량을 준다. 보통 분할 치료는 1.8-2Gy씩 수십 번이다. 감마나이프는 12-25Gy를 단회로 준다. 병변은 죽는다. 주변은 선량이 급격히 감소한다. 경계가 뚜렷하다.

2) 감마나이프의 임상 적용

뇌전이에 이상적이다. 작고 둥근 병변. 2-3cm 이하. 뇌에 여러 개 있어도 가능하다. 한 세션에 10개 이상 치료한다. 각 병변마다 조준점을 다르게 설정한다.

양성 종양에도 효과적이다. 청신경초종(Acoustic neuroma)은 뇌와 귀 사이의 신경에 생기는 양성 종양이다. 천천히 자란다. 크면 수술로 제거한다. 그러나 수술은 위험하다. 안면신경 손상으로 안면마비가 올 수 있다. 청력을 잃을 수 있다.

감마나이프는 덜 침습적이다. 종양을 완전히 제거하지는 않는다. 성장을 멈춘다. 천천히 줄어든다. 기능 보존률이 높다. 청력과 안면신경을 지킬 확률이 수술보다 높다.

뇌수막종(Meningioma)도 마찬가지다. 뇌를 감싼 막에 생기는 양성 종양이다. 수술이 어려운 위치면 감마나이프가 좋은 선택이다. 시신경이나 뇌간 근처 같은 곳.

3) AI를 통한 조준점 최적화

AI는 치료 계획을 최적화한다. 가장 큰 과제는 조준점 배치(Shot placement)다. 하나의 조준점(Single shot)으로 커버할 수 있으면 간단하다. 병변이 작고 둥글면 가능하다.

그러나 병변이 크거나 불규칙하면 여러 조준점이 필요하다(Multiple shots). 몇 개를 어디에 놓을까? 조합이 무한하다.

전통적으로 플래너가 수동으로 배치했다. 경험이 중요하다. 시행착오로 최선을 찾는다. 시간이 오래 걸린다.

AI는 자동으로 최적 배치를 찾는다. 병변 모양을 분석한다. 필요한 조준점 개수를 결정한다. 각 조준점의 위치, 크기(Collimator size), 가중치(Weight)를 계산한다.

목표는 Conformality index를 최대화하는 것이다. 처방 선량 영역이 병변과 얼마나 잘 맞는지를 나타낸다. 1.0이 완벽하다. 1.2 이하면 우수하다.

동시에 Gradient index를 최소화한다. 처방 선량에서 절반 선량까지 거리가 얼마나 짧은지를 나타낸다. 작을수록 주변 정상 뇌 선량이 낮다.

AI는 수천 개의 과거 계획을 학습했다. 비슷한 병변에서 어떤 배치가 좋았는지 안다. 새 케이스에 적용한다. 몇 분 안에 우수한 계획을 낸다. 숙련 플래너 수준이다.

4) 기능적 신경외과 응용

기능적 신경외과에도 사용된다. 삼차신경통(Trigeminal neuralgia)은 얼굴에 극심한 통증이 오는 질환이다. 삼차신경이 혈관에 눌려 발생한다. 통증이 매우 심하다. "세상에서 가장 아픈 병"이라고 불린다.

감마나이프로 삼차신경근을 조사한다. 신경을 죽이는 것이 아니다. 살짝 손상시킨다. 이상 신호를 차단한다. 통증이 사라진다. 약 70-80%에서 효과가 있다.

AI는 최적 표적을 찾는다. 삼차신경근의 어느 부위를 조사할까? 뇌간 가까이? 아니면 좀 떨어진 곳? 임상 데이터를 분석한다. 어느 위치 조사가 통증 완화율이 높고 부작용이 적은지 학습한다.

6. 사이버나이프와 SBRT : 몸 어디든 정밀타격

1) 사이버나이프의 혁신

감마나이프는 훌륭하지만 한계가 있다. 뇌에만 사용할 수 있다. 두개골에 프레임을 고정하기 때문이다. 몸의 다른 부위는? 움직이는 종양은?

사이버나이프(CyberKnife)는 이 한계를 극복했다. 로봇 팔에 소형 선형가속기(Linac)를 장착했다. 6축으로 자유롭게 움직인다. 어느 방향에서든 조사할 수 있다.

프레임이 필요 없다. 대신 영상 추적 시스템을 사용한다. 두 개의 X-ray 촬영 장치가 있다. 치료 중 수시로 영상을 찍는다. 환자 위치를 확인한다.

뼈를 추적한다. 척추 같은 뼈 구조를 기준으로 삼는다. 치료 계획 CT와 비교한다. 위치 차이를 계산한다. 로봇 팔이 즉시 조정한다.

밀리미터 단위로 정확하다.

연조직 종양은 뼈로 추적이 안 된다. 금 표지자(Fiducial marker)를 심는다. 1-2mm 크기의 금 알갱이다. 종양 안이나 주변에 몇 개 심는다. CT나 내시경으로 심는다.

금은 X-ray에 잘 보인다. 사이버나이프가 추적한다. 표지자가 움직이면 종양도 움직인 것이다. 로봇이 따라간다.

2) AI를 통한 호흡 추적

폐암에 특히 유용하다. 폐는 호흡으로 움직인다. 사이버나이프의 Synchrony 시스템은 호흡을 추적한다. 표지자 위치를 실시간으로 확인한다. 호흡 패턴을 학습한다.

AI가 핵심이다. 처음 몇 분간 표지자 위치와 복부 움직임을 동시에 측정한다. 상관 모델을 만든다. "복부가 이렇게 움직이면 종양은 저렇게 움직인다."

그 후로는 복부 움직임만 봐도 종양 위치를 예측한다. 빔이 종양을 따라간다. 호흡 주기 전체에 걸쳐 조사한다. 호흡 정지가 필요 없다. 환자가 편하다.

간암, 췌장암, 전립선암에도 사용된다. 고선량을 소수 분할로 준다. SBRT(Stereotactic Body Radiation Therapy)라고 부른다. 1-5회 치료로 끝난다. 회당 10-20Gy씩. 총 30-60Gy.

기존 분할 치료는 30-40회다. 매일 1.8-2Gy씩. 6-8주 걸린다. SBRT는 1-2주 안에 끝난다. 편리하다. 효과도 좋다. 국소 제어율이 높다.

3) AI 최적화와 빔 각도 선택

AI는 치료 계획을 돕는다. SBRT는 선량이 높다. 정상 조직 제약이 엄격하다. 척추 SBRT에서 척수 최대 선량은 10-14Gy(단회). 넘으면 척수 손상 위험이 급격히 증가한다.

계획이 까다롭다. 종양과 척수가 가깝다. 충분한 종양 선량을 주면서 척수 제약을 만족시켜야 한다. AI 최적화가 필수다.

빔 각도 선택도 중요하다. 사이버나이프는 수백 개의 빔을 사용한다. 모든 방향에서 가능하다. 그러나 다 쓸 필요는 없다. 어떤 각도가 최선인가?

AI는 빔 각도 최적화(Beam angle optimization)를 한다. 해부학적 구조를 분석한다. 종양에 도달하면서 중요 장기를 피하는 경로를 찾는다. 최적 각도 세트를 선택한다.

치료 시간도 고려한다. 빔이 많으면 치료가 길어진다. 1시간 넘게 걸린다. 환자가 힘들다. 움직일 가능성이 높아진다. 적절한 빔 개수와 치료 시간의 균형을 찾는다.

4) 전립선암 SBRT와 AI 예후 예측

전립선암 SBRT는 빠르게 성장하고 있다. 전통적으로 전립선암은 수술(전립선 절제술)이나 장기 방사선 치료(7-8주)로 치료했다. SBRT는 새 선택지다. 5회, 2주 안에 끝난다.

초기 결과가 좋다. 생화학적 제어율(PSA 제어율)이 수술이나 기존 방사선 치료와 비슷하다. 부작용은 적다. 요실금, 발기부전이 덜하다. 삶의 질이 좋다.

AI는 재발 위험을 예측한다. 전립선암은 다양하다. 어떤 암은 공격적이다. 빨리 자라고 전이한다. 어떤 암은 느리다. 평생 문제를 안 일으킨다.

Gleason score, PSA, 임상 병기로 위험도를 분류한다. 저위험, 중등도 위험, 고위험. 그러나 같은 범주 안에서도 차이가 크다.

AI는 MRI 영상을 분석한다. Radiomics 기법이다. 종양의 텍스처, 모양, 신호 강도 패턴을 정량화한다. 수백 가지 특징을 추출한다. 예후와 상관관계를 찾는다.

"이 환자는 중등도 위험 범주이지만 MRI 패턴이 좋습니다. 재발 위험이 낮습니다. SBRT로 충분합니다", "이 환자는 영상 특징이 나쁩니다. 공격적 암일 가능성이 있습니다. 호르몬 치료 병용을 고려하세요".

개인 맞춤 치료 선택에 도움을 준다. 과도한 치료를 피하고 부족한 치료를 막는다.

7. 부작용 예측 : 누가 위험한가?

1) 개인차의 문제

같은 치료를 받아도 부작용은 사람마다 다르다. 어떤 환자는 아무 문제 없다. 어떤 환자는 심각한 합병증이 온다. 왜 그럴까?

유전적 차이가 있다. 방사선 감수성(Radiosensitivity)이 다르다. DNA 복구 유전자, 항산화 효소, 면역 반응 유전자에 변이가 있으면 부작용 위험이 높다.

ATM 유전자 변이가 대표적이다. DNA 손상 복구에 중요한 유전자다. 변이가 있으면 정상 세포가 방사선 손상을 잘 회복하지 못한다. 심각한 부작용이 온다.

그러나 유전자 검사는 비싸다. 모든 환자에게 할 수 없다. 그리고 유전자만으로는 부족하다. 나이, 흡연, 동반질환, 치료 부위, 선량 등 많은 요인이 영향을 미친다.

2) AI NTCP 모델

AI는 다중 요인을 통합한다. 임상 정보, 치료 파라미터, 때로는 유전자 정보까지. NTCP(Normal Tissue Complication Probability) 모델을 만든다.

폐렴(Pneumonitis)을 보자. 폐암 방사선 치료 후 가장 흔한 부작용이다. 정상 폐가 방사선에 노출되면 염증이 생긴다. 기침, 호흡곤란이 온다. 심하면 산소가 필요하다. 드물게 치명적이다.

위험 요인은 알려져 있다. 폐 선량이 가장 중요하다. V20(20Gy 이상 받은 폐 용적 비율)이 높으면 위험하다. Mean lung dose도 중요하다.

그러나 선량만으로는 정확히 예측 못 한다. 같은 V20이어도 어떤 환자는 폐렴이 오고 어떤 환자는 안 온다.

나이, 흡연력, 기저 폐질환(COPD, 폐섬유증)도 중요하다. 동시

항암화학요법을 하면 위험이 증가한다.

AI는 이 모든 요인을 학습한다. 수천 명의 과거 환자 데이터에서 폐렴 발생 패턴을 찾는다. 어떤 조합이 위험한지 안다.

새 환자가 오면 개별 위험도를 계산한다. "이 환자는 Grade 2 이상 폐렴 위험이 35%입니다. 평균(20%)보다 높습니다. 주의가 필요합니다."

고위험 환자는 계획을 조정한다. 폐 선량을 더 줄인다. 종양 커버리지를 조금 희생하더라도 안전을 우선한다. 또는 양성자치료를 고려한다. 폐 선량이 더 낮다.

치료 중 모니터링도 강화한다. 증상을 자주 확인한다. 조기에 스테로이드를 시작한다. 중증으로 진행하기 전에 막는다.

3) 직장염과 만성 부작용 예측

직장염(Proctitis)도 마찬가지다. 전립선암이나 직장암 방사선치료 후 직장 부작용이다. 출혈, 설사, 통증. 심하면 수혈이나 수술이 필요하다.

직장 선량이 중요하다. V60, V70 같은 지표를 본다. 그러나 개인차가 크다. 당뇨병, 고혈압, 항응고제 사용이 위험 요인이다.

AI는 선량-용적 히스토그램(DVH)과 임상 요인을 통합한다. 개별 위험도를 예측한다. 고위험 환자는 직장 선량 제약을 더 엄격히 한다.

만성 부작용도 예측한다. 방사선 섬유화, 림프부종, 이차 암. 치료 후 수개월에서 수년 후 나타난다.

이차 암은 특히 중요하다. 젊은 암 생존자는 수십 년을 더 산다. 그 기간 동안 이차 암 위험이 있다. 조사 부위 주변에 생긴다.

소아 환자는 위험이 더 높다. 성장 중인 조직이 방사선에 민감하다. 평생 이차 암 위험을 안고 산다. 치료 결정이 신중해야 한다.

AI는 이차 암 위험을 정량화한다. 나이, 성별, 조사 부위, 선량을 고려한다. "이 15세 환자가 종격동 림프종 치료를 받으면 30년 후 유방암 위험이 20%, 폐암 위험이 15%입니다."

이 정보로 치료를 최적화한다. 불필요한 영역 조사를 피한다. 선량을 최소화한다. 가능하면 양성자치료를 고려한다. 산란 방사선이 적어 이차 암 위험이 낮다.

8. 양성자치료 : 더 정밀한 선택

1) 양성자의 물리적 특성

양성자는 양전하를 띤 입자다. 일반 방사선(광자, X-선)과 다르게 행동한다. 광자는 몸에 들어가면서 에너지를 계속 내놓는다. 지수함수적으로 감소한다. 표면 가까이 선량이 높다. 깊이 갈수록 줄어든다. 그러나 0이 되지는 않는다. 몸을 관통한다. 출구 선량(Exit dose)이 있다.

양성자는 다르다. 일정 깊이까지는 에너지를 조금씩 낸다. 그러다 특정 깊이에서 갑자기 많은 에너지를 낸다. 브래그 피크(Bragg peak)라고 부른다. 그 후로는 급격히 멈춘다. 출구 선량이 거의 없다.

이것이 큰 장점이다. 종양 뒤쪽 정상 조직을 아낄 수 있다. 특히 중요 장기가 종양 뒤에 있을 때 유용하다.

2) 양성자치료의 임상 적응증

소아 뇌종양을 보자. 뇌 중앙에 종양이 있다. 뒤쪽에 뇌간이 있다. 광자 치료는 뇌간을 피하기 어렵다. 빔이 종양을 지나 뇌간을 통과한다. 뇌간 선량이 높다. 신경 손상 위험이 있다.

양성자는 종양에서 멈춘다. 뇌간 선량이 훨씬 낮다. 안전하다.

척삭종(Chordoma)도 좋은 적응증이다. 척추 기저부나 두개골 기저부에 생기는 드문 암이다. 뇌간, 척수, 시신경이 매우 가깝다. 고선량이 필요하다. 70-76Gy(RBE). 광자로는 위험하다.

양성자로 가능하다. 종양에 고선량을 주면서 주변 구조물을 보호한다. 국소 제어율이 높다. 합병증은 적다.

어린이 암은 양성자의 가장 중요한 적응증이다. 아이들은 평생이 길다. 치료 부작용이 수십 년 영향을 미친다. 방사선은 성장과 발달을 방해한다. 성장판을 손상시킨다. 내분비 기능을 저하시킨다. 인지 발달을 늦춘다. 이차 암 위험을 증가시킨다.

양성자는 이 모든 위험을 줄인다. 정상 조직 선량이 30-50% 낮다. 성장 장애가 적다. 호르몬 기능 보존률이 높다. IQ 저하가 적다.

이차 암도 적다.

수모세포종(Medulloblastoma) 같은 뇌종양은 전뇌 전척수 조사(Craniospinal irradiation)가 필요하다. 뇌와 척수 전체를 조사한다. 광자로 하면 심장, 폐, 소화기관이 많이 노출된다. 성장 장애가 심하다.

양성자는 앞에서만 쏜다. 뒤쪽(배 쪽) 장기를 아낀다. 심폐 선량이 크게 감소한다. 성장이 덜 저해된다. 삶의 질이 좋다.

3) 비용 효과와 AI 기반 환자 선택

문제는 비용이다. 양성자 치료기는 매우 비싸다. 수백억 원이다. 거대한 사이클로트론이나 싱크로트론이 필요하다. 양성자를 가속시키는 장치다. 건물도 크고 두꺼워야 한다. 차폐가 필요하다.

치료 비용도 높다. 광자 치료의 2-3배다. 보험 적용이 제한적이다. 일부 질환만 인정된다.

그래서 선택이 중요하다. 누구에게 양성자를 쓸 것인가? 모든 환자에게 줄 수는 없다. 가장 이득이 큰 환자를 골라야 한다.

AI가 도움을 준다. 환자별로 광자 계획과 양성자 계획을 모두 세운다. 비교한다. 정상 조직 선량 차이를 정량화한다. “광자 대비 양성자는 심장 평균 선량을 15Gy 줄입니다. 폐 V20을 8% 줄입니다.”

이 선량 차이가 임상 결과에 얼마나 영향을 미칠까? NTCP 모델로 예측한다. “심장 선량 감소로 10년 후 심질환 위험이 25%에서 15%로 줄어듭니다. 이차 폐암 위험이 12%에서 7%로 감소합니다.”

비용-효과 분석도 한다. 양성자로 얻는 건강 이득(QALY, Quality-Adjusted Life Year)을 계산한다. 추가 비용과 비교한다. 비용 대비 효과가 좋으면 양성자를 권장한다.

젊은 환자일수록 이득이 크다. 기대 여명이 길다. 장기 합병증 감소 효과를 오래 누린다. 50세보다 15세가 양성자 적응증이 강하다.

종양 위치도 중요하다. 중요 장기와 가까울수록 양성자가 유리하다. 두경부, 두개저, 척추 종양이 좋은 예다. 반대로 유방암은? 종양이 표면 가까이 있다. 뒤에 중요 장기가 별로 없다. 광자로 충분하다. 양성자의 이점이 작다.

AI는 이 모든 요인을 통합한다. 나이, 종양 위치, 예상 생존 기간, 동반질환, 광자 대비 선량 감소를 종합한다. 양성자 우선순위 점수를 매긴다. "이 환자는 양성자 치료가 강력히 권장됩니다", "이 환자는 광자로 충분합니다. 양성자 이득이 크지 않습니다".

제한된 양성자 치료 자원을 효율적으로 배분한다. 가장 필요한 환자가 혜택을 받는다.

9. 방사선 생물학과 개인화

1) 종양별 방사선 감수성

같은 선량을 받아도 암마다 반응이 다르다. 어떤 암은 방사선에 매우 민감하다. 낮은 선량에도 죽는다. 림프종, 정상피종(Seminoma) 같은 것들이다. 어떤 암은 저항성이 높다. 높은 선량에도 살아남는다. 악성 흑색종, 육종 일부가 그렇다.

왜 그럴까? 방사선은 DNA를 손상시킨다. 암세포가 죽는다. 그러나 암세포는 DNA 복구 능력이 있다. 복구가 빠르고 효율적이면 살아남는다. 저항성이다.

종양 미세환경도 중요하다. 산소가 풍부하면 방사선 효과가 크다. 산소가 DNA 손상을 고정시킨다(Oxygen fixation). 회복을 어렵게 만든다.

저산소증(Hypoxia)이 있으면 문제다. 종양이 빠르게 자라면 혈관이 부족하다. 산소 공급이 안 된다. 저산소 영역이 생긴다. 방사선 저항성이다. 2-3배 높은 선량이 필요하다.

전통적으로 이것을 알 방법이 없었다. 모든 암을 똑같이 치료했다. 표준 선량. 표준 분할. 어떤 환자는 과다 치료, 어떤 환자는 과소 치료를 받았다.

2) Radiosensitivity Index와 저산소증 평가

이제 개인화가 가능하다. 종양의 방사선 감수성을 평가한다. 유전자 발현 프로파일을 분석한다.

Radiosensitivity Index(RSI)가 개발되었다. 10개 유전자 발현을 측정한다. DNA 복구, 세포주기 조절 관련 유전자들이다. 점수를 계산한다. 낮으면 민감하다. 높으면 저항성이다.

RSI가 낮은 종양은 표준 선량으로 충분하다. 높은 종양은? 선량을 증가시켜야 한다(Dose escalation). 또는 방사선 증감제(Radiosensitizer)를 병용한다.

저산소증 평가도 가능하다. PET 영상을 사용한다. F-MISO, F-FAZA 같은 저산소 추적자를 주입한다. 저산소 영역에 축적된다. PET로 검출한다.

저산소 영역이 크면? 선량 분포를 조정한다. Dose painting이라고 한다. 저산소 영역에는 더 높은 선량을 준다. 산소가 풍부한 영역은 낮춰도 된다.

AI는 PET 영상을 분석한다. 저산소 영역을 자동으로 식별한다. 정량화한다. 치료 계획에 반영한다. "이 영역은 SUV 2.0 이상입니다. 저산소증입니다. 70Gy 대신 80Gy를 주세요."

3) 면역 미세환경과 치료 스케줄 개인화

면역 미세환경도 고려한다. 종양 내 면역세포 침윤이 많으면 방사선 효과가 좋다. 방사선이 암세포를 죽이면 항원이 방출된다. 면역세포가 인식한다. 면역 반응이 강화된다. 상승 효과다.

AI는 조직 병리 영상을 분석한다. 면역세포 밀도를 정량화한다. CD8+ T세포, 대식세포를 센다. 분포 패턴을 평가한다.

면역 점수가 높으면? 면역 체크포인트 억제제 병용을 고려한다. 방사선과 면역치료를 동시에 한다. 시너지 효과를 노린다.

치료 스케줄도 개인화한다. 전통적 분할은 하루 1.8-2Gy씩 5-6

주다. 그러나 암마다 최적 분할이 다르다.

알파/베타 비율(α/β ratio)이라는 개념이 있다. 암세포의 분할 민감도를 나타낸다. 낮으면 큰 분할에 민감하다. 높으면 작은 분할이 낫다.

전립선암은 α/β가 낮다(1.5-3). 큰 분할에 민감하다. 저분할 치료(Hypofractionation)가 효과적이다. 하루 3Gy씩 20회 같은 방식. 총 기간이 짧아진다. 효과는 같거나 더 좋다.

두경부암은 α/β가 높다(10). 전통 분할이 낫다. 급성 부작용이 심하므로 작은 분할로 나눠 주는 것이 안전하다.

AI는 종양 생물학적 특성을 통합한다. 유전자 발현, 성장 속도, 저산소증, 면역 환경을 종합한다. 최적 총 선량과 분할 스케줄을 제안한다. 진정한 개인 맞춤 방사선 치료다.

10. 방사선 중입자 치료

방사선 중입자 치료(Heavy Ion Therapy)는 암 치료를 위한 최첨단 방사선 치료 기술이다. 탄소 이온과 같은 무거운 입자를 빛의 속도에 가깝게 가속시켜 암세포에 조사하는 치료법으로, 기존 방사선 치료의 한계를 극복한 혁신적인 접근법이다.

중입자 치료의 핵심은 '브래그 피크(Bragg Peak)' 현상에 있다. 가속된 중입자는 체내를 통과하면서 처음에는 적은 에너지를 방출하다가, 특정 깊이에 도달하면 에너지를 집중적으로 방출하고 멈춘다. 이는 마치 화살이 과녁의 정확한 지점에 꽂히는 것과 같다. 이러한 특성 덕분에 종양 부위에만 강력한 방사선을 전달하고, 주변 정상 조직의 손상을 최소화할 수 있다.

중입자는 X선이나 양성자보다 생물학적 효과가 2~3배 높아, 방사선 저항성이 강한 암세포도 효과적으로 파괴할 수 있다. 또한 저산소 상태의 암세포에도 효과적이어서, 기존 치료법으로 어려웠던 암 치료에 새로운 가능성을 제시한다.

중입자 치료는 여러 측면에서 기존 치료법을 능가한다.

첫째, 종양에 대한 선량 집중도가 뛰어나 치료 효과가 높다. 둘째, 정상 조직 손상이 적어 부작용이 감소한다. 셋째, 치료 기간이 짧아 환자의 물리적 부담이 줄어든다. 일반적으로 12~16회 정도의 치료로 완료되며, 이는 기존 방사선 치료의 절반 수준이다. 특히 수술이 어려운 깊은 부위의 종양, 중요 장기 인접 종양, 방사선 저항성 종양 치료에 효과를 보인다.

중입자 치료는 다양한 암 치료에 활용된다. 두경부암, 폐암, 간암, 전립선암, 췌장암, 골육종, 척추종양 등이 주요 대상이다. 특히 일본에서는 1994년부터 임상 연구를 시작해 현재까지 수만 명의 환자를 치료했으며, 5년 생존율이 기존 치료법보다 높은 것으로 보고되고 있다.

다만 중입자 치료 시설 구축에는 수천억 원의 비용이 소요되며, 축구장 크기의 부지가 필요하다. 이로인해 전 세계적으로 시설이 제한적이다. 또한 치료비가 고가여서 경제적 부담이 크다. 움직이는 장기(폐, 간 등)의 종양 치료 시 정밀도 유지가 어렵고, 모든 암종에 효과적인 것은 아니라는 점도 한계이다.

기술 발전으로 장비 소형화와 비용 절감이 진행되고 있으며 인공지능을 활용한 치료 계획 최적화, 면역 치료와의 융합, 실시간 영상 유도 기술 등도 개발되면서 치료 정밀도가 향상되고 있다.

한국에서는 연세대학교 의료원이 아시아에서는 일본에 이어 두 번째로 중입자 치료 시설을 구축하여 일부암에 제한적이지만 현재 암환자를 치료하고 있다. 서울대학교병원과 서울 아산병원도 중입자치료시스템 구축을 진행중이다.

아직은 초기단계이지만 기술이 진보하고 임상경험이 축적되면 방사선 중입자 치료는 암 치료의 패러다임을 바꿀 수 있는 혁신 기술로, 더 많은 환자들에게 희망을 제공할 것으로 기대된다.

11. 방사선 치료의 미래

방사선 치료는 첨단 기술의 집합체다. 물리학, 공학, 컴퓨터과학, 생물학이 만난다. 그 중심에 AI가 있다.

과거의 방사선 치료는 일률적이었다. 같은 암이면 같은 치료. 같은 선량, 같은 분할, 같은 기법. 평균적 접근이었다.

미래의 방사선 치료는 개인화된다. 각 환자의 종양 생물학, 해부학, 유전자, 선호도를 고려한다. 치료 중 변화에 적응한다. 실시간으로 최적화한다.

AI는 이 변화를 가능하게 한다. 방대한 데이터를 처리하고, 복잡한 패턴을 찾고, 정확한 예측을 하고, 최선의 계획을 세운다. 사람만으로는 불가능한 일들이다.

그러나 AI는 도구일 뿐이다. 의사결정은 여전히 의사가 한다. 환자와 상담하고, 가치관을 이해하고, 최종 선택을 내린다. 기술이 아무리 발전해도 이것은 변하지 않는다.

방사선 치료의 목표도 변하지 않는다. 암을 치료하고, 부작용을 최소화하고, 삶의 질을 보존한다. AI는 이 목표를 더 잘 달성하도록 돕는다. 그것이 AI의 역할이다. 그리고 그것으로 충분하다.

4
디지털 치료

1. 약도 수술도 아닌 치료

2017년 9월, FDA가 역사적인 승인을 했다. reSET이라는 소프트웨어가 의료기기로 승인된 것이다. 물질 사용 장애(약물 중독) 치료용이었다. 약이 아니다. 수술도 아니다. 앱이다. 스마트폰 앱으로 중독을 치료한다.

획기적이었다. 디지털 치료제(Digital Therapeutics, DTx)의 시작이었다. 소프트웨어가 의학적 치료를 제공한다는 개념. 임상시험으로 효과를 입증한다. 규제 기관의 승인을 받는다. 처방된다.

reSET은 인지행동치료(CBT)를 디지털화했다. 환자가 앱에 접속한다. 매일 자신의 상태를 기록한다. 약물 사용 충동, 스트레스 수준, 기분. 앱은 CBT 기반 교육 모듈을 제공한다. 대처 전략을 가르친다. 갈망을 관리하는 법. 촉발 상황을 피하는 법.

환자가 위험 신호를 보이면 즉시 개입한다. "갈망이 높다고 보고했습니다. 지금 호흡 운동을 해보세요." 실시간 코칭이다. 24시간 이용 가능하다. 치료사를 매번 만날 수 없다. 앱은 항상 곁에 있다.

임상시험 결과가 좋았다. 기존 치료에 reSET을 추가한 군이 대조군보다 금주율이 높았다. FDA가 인정했다. 의료기기다. 보험 급여 대상이다.

이후 디지털 치료제가 봇물처럼 나왔다. 불면증, 우울증, 당뇨병, 고혈압, 만성 통증. 거의 모든 만성질환에 디지털 치료제가 개발되고 있다.

왜 지금인가? 기술이 성숙했다. 스마트폰 보급률이 높다. 센서가 발전했다. 데이터 분석 능력이 좋아졌다. 그리고 AI가 있다. 개인 맞춤 중재를 가능하게 한다.

디지털 치료제는 단순한 건강 앱이 아니다. 명확한 구분이 있다. 웰니스 앱은 건강 증진을 돕는다. 운동 추적, 명상 가이드, 영양 정보. 좋다. 그러나 질병을 치료한다고 주장하지 않는다. 규제도 느슨하다.

디지털 치료제는 다르다. 의학적 장애를 치료한다. 예방, 관리, 치료가 목적이다. 임상시험이 필수다. 효과를 입증해야 한다. 규제 기관 승인을 받는다. 의사가 처방한다.

이것은 새로운 치료 패러다임이다. 약물, 수술, 방사선에 이은 네 번째 기둥이다. 행동과 인지를 표적으로 한다. 부작용이 적다. 접근성이 좋다. 비용 효과적이다.

그리고 AI와 완벽한 조화를 이룬다. 디지털 치료제는 데이터를 생성한다. AI는 데이터를 학습한다. 개인화한다. 최적화한다. 예측한다. 함께 진화한다.

2. 불면증 : 잠 못 이루는 밤의 해결사

1) 불면증의 전통적 치료와 한계

불면증은 가장 흔한 수면 장애다. 성인의 30% 이상이 경험한다. 만성 불면증도 10%에 이른다. 삶의 질이 크게 떨어진다. 낮에 피곤하다. 집중력이 떨어진다. 우울하고 불안하다.

전통적 치료는 수면제였다. 벤조디아제핀, Z-drug(졸피뎀 등). 효과는 빠르다. 먹으면 잔다. 그러나 문제가 많다. 의존성이 생긴다. 내성이 생긴다. 중단하면 더 못 잔다(Rebound insomnia). 낙상 위험이 높아진다. 특히 노인에게 위험하다. 인지 기능이 저하된다.

CBT-I(Cognitive Behavioral Therapy for Insomnia)가 더 좋은 치료다. 약물 없이 불면증을 치료한다. 골드 스탠더드로 인정받는다. 효과가 지속적이다. 치료 종료 후에도 유지된다.

핵심 구성 요소가 있다. 수면 위생 교육. 침실은 시원하고 어둡고 조용하게. 카페인과 알코올 피하기. 낮잠 제한. 규칙적 운동.

자극 조절 요법(Stimulus control). 침대는 수면 전용. 잠이 안 오면 일어나라. 다른 방에서 지루한 활동을 하라. 졸리면 다시 누워라. 침대와 수면의 연관을 강화한다.

수면 제한 요법(Sleep restriction). 역설적이다. 침대에 있는 시간을 줄인다. 실제로 자는 시간만 침대에 있다. 수면 효율을 높인다. 피곤해진다. 수면 압력이 증가한다. 더 잘 잔다. 점진적으로 침대 시간을 늘린다.

인지 재구성(Cognitive restructuring). 수면에 대한 왜곡된 생각을 바꾼다. "8시간 못 자면 건강이 나빠진다"는 과도한 걱정. "오늘 못 자면 내일 망한다"는 파국적 사고. 현실적으로 재평가한다.

이완 기법. 점진적 근육 이완, 복식 호흡, 마음챙김. 긴장을 푼다. 각성을 낮춘다.

CBT-I는 효과적이다. 그러나 문제가 있다. 접근성이다. 훈련받은 치료사가 부족하다. 6-8회기가 필요하다. 시간과 비용이 든다. 많은 환자가 받지 못한다.

2) 디지털 CBT-I의 등장

디지털 CBT-I가 해결책이다. Somryst, Sleepio 같은 프로그램이 개발되었다. Somryst는 2020년 FDA 승인을 받았다. 처방 디지털 치료제다.

작동 원리는 간단하다. 환자가 앱을 다운받는다. 수면 일기를 작성한다. 매일 아침 전날 밤 수면을 기록한다. 몇 시에 잤는가? 몇 번 깼는가? 몇 시에 일어났는가? 수면의 질은?

AI가 데이터를 분석한다. 수면 패턴을 파악한다. 문제를 식별한다. "잠자리에 너무 일찍 들어간다. 침대에 9시간 있지만 실제로는 5시간만 잔다. 수면 효율이 55%다."

개인 맞춤 프로그램을 생성한다. "수면 제한을 시작한다. 이번 주는 밤 12시에 자고 오전 5시에 일어나라. 침대에 5시간만 있어라. 수면 효율을 높이자."

CBT-I 교육 모듈을 제공한다. 애니메이션, 비디오, 대화형 연습. 자극 조절의 원리를 설명한다. "침대는 수면 전용입니다. 20분 안에 잠들지 못하면 일어나세요."

매주 진행을 평가한다. 수면 효율이 좋아졌는가? 그렇다면 침대 시간을 15분 늘린다. 아직 부족한가? 현재 스케줄을 유지한다.

환자와 상호작용한다. 질문에 답한다. "낮에 너무 졸린데요?" "정상입니다. 첫 주는 힘듭니다. 견디세요. 곧 나아집니다." "주말에는 늦게 자도 되나요?" "안 됩니다. 규칙적인 일정이 중요합니다."

3) AI 개인화와 순응도 관리

AI는 개인별로 적응한다. 어떤 사람은 수면 제한에 잘 반응한다. 어떤 사람은 이완 기법이 더 효과적이다. 초기 반응을 보고 전략을 조정한다.

순응도를 모니터링한다. 수면 일기를 빠뜨리는가? 권고사항을 따르지 않는가? 동기 부여 메시지를 보낸다. "3일 연속 일기를 작성했습니다. 잘하고 있어요!"

임상시험 결과가 좋다. Somryst는 대조군 대비 수면 효율을 유의하게 개선했다. 입면 시간(잠드는 데 걸리는 시간)을 줄였다. 중간 각성을 감소시켰다. 효과는 치료 종료 후 6개월까지 유지되었다.

대면 CBT-I와 비슷한 효과다. 그런데 훨씬 접근하기 쉽다. 비용이 낮다. 자기 페이스대로 진행한다. 집에서 한다. 낙인(Stigma)이 없다.

AI의 역할은 더 커질 것이다. 현재는 주로 규칙 기반이다. 프로토콜을 따른다. 미래에는 더 지능적이다. 강화학습으로 최적 전략을 배운다. 자연어 처리로 환자 메시지를 이해한다. 공감적으로 반응한다.

수면 추적도 정교해진다. 스마트워치, 침대 센서로 객관적 데이터를 수집한다. 뇌파(EEG) 밴드로 수면 단계를 측정한다. 주관적 일기와 객관적 데이터를 통합한다. 더 정확한 평가. 더 나은 개입.

3. 우울증 : 침묵의 병과의 싸움

1) 우울증 치료의 현황과 접근성 문제

우울증은 전 세계 3억 명이 앓는다. 장애의 주요 원인이다. 일상 기능이 마비된다. 일을 못 한다. 관계가 망가진다. 자살 위험이 높다.

항우울제가 1차 치료다. SSRI, SNRI 같은 약물. 효과가 있다. 그러나 한계도 있다. 효과가 나타나려면 2-4주 걸린다. 모든 사람에게 효과가 있는 것은 아니다. 1/3은 첫 약물에 반응하지 않는다. 부작용도 있다. 오심, 체중 증가, 성기능 장애.

심리치료도 중요하다. CBT(Cognitive Behavioral Therapy)가 가장 잘 입증되었다. 왜곡된 생각 패턴을 식별한다. 재구성한다. "나는 실패자다" → "이번에는 안 됐지만 다음엔 할 수 있다." 행동 활성화. 즐거운 활동을 늘린다. 사회적 철수를 막는다.

그러나 CBT도 접근성 문제가 있다. 치료사 부족. 비용. 낙인. 많은 우울증 환자가 치료를 받지 못한다.

2) 디지털 CBT와 챗봇 치료

디지털 CBT가 대안이다. 여러 프로그램이 개발되었다. Woebot, Wysa, Deprexis 등. Deprexis는 유럽에서 의료기기 승인을 받았다.

작동 방식은 대화형이다. 챗봇 인터페이스. 환자가 텍스트로 대화한다.

"오늘 기분이 어때요?"

"별로예요. 침대에서 나오기 힘들었어요."

챗봇이 공감한다.

"힘드셨겠어요. 우울할 때는 그런 날도 있어요."

CBT 기법을 적용한다.

"침대에서 나오기 힘들었지만 결국 나오셨네요. 작은 성취입니다. 자신을 칭찬해주세요."

사고 기록을 돕는다.

"어떤 생각이 들었나요?"

"아무것도 할 수 없다고 생각했어요."

"그게 사실일까요? 정말 아무것도 못 하나요?"

"아니요… 어제는 설거지했어요."

"맞아요. 할 수 있는 것도 있어요. 생각이 현실이 아닐 수 있어요."

행동 활성화를 격려한다.

"오늘 할 수 있는 작은 활동 하나를 정해보세요."

"산책?" "좋아요! 몇 분 정도?"

"10분."

"완벽해요. 10분 산책을 목표로 하세요."

활동을 추적한다. 완료하면 축하한다.

"10분 산책을 했군요! 대단해요. 기분이 어떤가요?"

"조금 나아요."

"보세요. 움직이니 기분이 좋아졌어요. 내일도 해볼까요?"

기분을 매일 평가한다. PHQ-9 같은 표준화된 척도. 점수를 추적한다. 개선되는가? 그래프로 보여준다.

"2주 전 점수가 18이었는데 지금은 14예요. 좋아지고 있어요."

3) AI 기반 위험 감지와 디지털 표현형

악화 징후를 감지한다. 점수가 갑자기 오르는가? 자살 관련 언어를 사용하는가? AI가 포착한다. 즉시 대응한다. "당신이 걱정돼요. 자해나 자살을 생각하고 있나요?" 솔직한 답변을 유도한다. 위험이 높으면 위기 자원을 제공한다. 자살 예방 핫라인. 응급실 정보.

AI는 자연어 처리(NLP)를 사용한다. 환자 메시지의 감정을 분석한다. 부정적 언어 빈도. 절망, 무가치함 표현. 미묘한 변화도 감지한다.

음성 분석도 가능하다. 우울증은 음성에 영향을 미친다. 말이 느려진다. 톤이 낮아진다. 억양이 평탄해진다. AI가 이것을 감지한다. "당신 목소리가 평소와 달라요. 우울증이 악화되고 있나요?"

디지털 표현형(Digital phenotyping)을 적용한다. 스마트폰 사용 패턴을 추적한다. GPS 데이터로 활동 범위를 본다. 우울하면 집에만 있는다. 통화 기록으로 사회적 상호작용을 평가한다. 전화와 문자가 줄어든다. 앱 사용 패턴도 본다. 밤에 깨어 있는 시간이 길어진다.

이 모든 수동적 데이터를 통합한다. 우울증 상태를 연속적으로 평가한다. 병원 방문 사이에도 모니터링한다. 실시간이다.

4) 임상 효과와 보완적 역할

임상시험 결과가 고무적이다. 디지털 CBT는 대기 목록 대조군보다 우울증 증상을 유의하게 감소시켰다. 일부 연구에서는 대면 치료와 비슷한 효과를 보였다.

장점이 많다. 접근성. 24/7 이용 가능. 낙인 없음. 자기주도적. 비용 효과적. 확장 가능. 수백만 명에게 동시에 제공할 수 있다.

한계도 있다. 심각한 우울증은 어렵다. 자살 위험이 높으면 디지털 치료만으로 부족하다. 대면 치료와 병용이 필요하다. 기술 격차 문제. 노인이나 저소득층은 스마트폰이 없거나 사용이 어렵다.

그러나 보완적 역할은 확실하다. 약물 치료의 부가 치료. 대면 심리치료 사이 간격을 채운다. 경증-중등도 우울증의 1차 치료. 재발 방지.

AI의 역할은 계속 커질 것이다. 더 자연스러운 대화. 더 정확한 감정 인식. 더 개인화된 중재. 예측 모델로 재발을 미리 감지한다. 선제적 개입.

4. 당뇨병 : 매일의 관리를 돕는 동반자

1) 생활습관 관리의 어려움

2형 당뇨병은 생활습관병이다. 식습관, 운동, 체중이 핵심이다. 약물도 중요하지만 생활습관 개선이 근본이다.

그러나 어렵다. 식단 조절. 매일 운동. 체중 감량. 말은 쉽다. 실천은 어렵다. 의사는 3개월마다 본다. 그 사이에는? 혼자다. 유혹이 많다. 의지가 약해진다. 실패한다.

2) 디지털 치료제의 일상 코칭

디지털 치료제가 일상의 코치가 된다. Omada Health, Livongo, WellDoc 같은 프로그램이 있다. WellDoc의 BlueStar는 FDA 승

인을 받았다.

연속혈당측정기(CGM)와 연동한다. 혈당을 실시간으로 추적한다. 앱에 자동 전송된다. 패턴을 본다.

식사를 기록한다. 사진을 찍거나 텍스트로 입력한다. "아침 : 밥, 된장찌개, 김치" AI가 탄수화물을 추정한다. 혈당 영향을 예측한다.

실제 혈당 변화를 본다. 식후 혈당이 많이 올랐다. 피드백을 준다. "밥 양이 많았나 봐요. 다음엔 반 공기만 드셔보세요." 개인별로 학습한다. 어떤 음식이 혈당을 많이 올리는지.

운동도 추적한다. 걸음 수, 운동 종류, 시간. 웨어러블과 연동한다. 자동으로 기록된다. 혈당 변화를 본다. "30분 걷기 후 혈당이 30mg/dL 낮아졌어요. 운동이 효과적이에요!"

개인 맞춤 목표를 설정한다. 현실적이다. 달성 가능하다. "이번 주는 하루 7,000보 걷기가 목표예요." "다음 주는 밥 양을 10% 줄여보세요."

진행 상황을 시각화한다. 그래프, 차트. 동기 부여가 된다. "지난 2주간 평균 혈당이 160에서 140으로 낮아졌어요. 잘하고 있어요!"

약물 복용을 관리한다. 알림을 보낸다. "메트포르민 먹을 시간이에요." 복용 여부를 확인한다. 순응도를 추적한다. 빠뜨리는 패턴이 있으면 해결책을 제안한다. "저녁 약을 자주 잊으시네요. 저녁 식사 시간에 알람을 설정해보세요."

합병증을 예방한다. 발 관리 교육. 매일 발을 확인하라. 상처가 있으면 즉시 병원에. 안과 검진 일정을 알린다. 신장 기능 검사를 상기시킨다.

의료진과 연결한다. 데이터를 공유한다. 의사가 대시보드로 본다. 환자 혈당 조절 상태를 한눈에 파악한다. 문제가 있으면 미리 개입한다. 진료 시간이 효율적이다.

3) AI 패턴 학습과 저혈당 예측

AI는 혈당 패턴을 학습한다. 새벽 현상(Dawn phenomenon)이 있는가? 이른 아침 혈당이 올라간다. 저녁 기저 인슐린을 조정해야 한다. 식후 급등(Postprandial spike)이 심한가? 식전 속효성 인슐린이 필요하다.

저혈당을 예측한다. CGM 데이터를 실시간 분석한다. 혈당이 빠르게 떨어지고 있다. 30분 후 저혈당 위험이 높다. 경고를 보낸다. "혈당이 급격히 떨어지고 있어요. 지금 사탕을 드세요."

4) 임상 효과와 환자 중심 관리

임상 결과가 입증되었다. BlueStar 사용자는 HbA1c가 평균 1.2% 감소했다. 대조군은 0.2%만 감소했다. 통계적으로 유의하다. 임상적으로도 의미 있다. HbA1c 1% 감소는 합병증 위험을 20-30% 줄인다.

입원과 응급실 방문이 감소했다. 의료 비용이 절감되었다. 환자 만족도가 높았다. 자기 효능감이 향상되었다.

디지털 치료제는 당뇨병 관리를 변화시키고 있다. 의사 중심에서 환자 중심으로. 간헐적 관리에서 연속적 관리로. 반응적 치료에서 예방적 관리로.

AI는 이것을 가능하게 한다. 데이터를 분석하고, 패턴을 찾고, 예측하고, 개인화한다. 의사 혼자서는 불가능한 수준의 관리를 제공한다.

5. 만성 통증 : 마약 없이 통증을 다스리다

1) 오피오이드 위기와 비약물적 치료의 필요성

만성 통증은 미국 성인의 20% 이상이 경험한다. 삶의 질을 파괴한다. 일을 못 한다. 우울해진다. 사회에서 고립된다.

전통적 치료는 진통제였다. 특히 오피오이드. 강력하다. 효과적이다. 그러나 위험하다. 중독성이 매우 높다. 미국은 오피오이드 위기를 겪고 있다. 연간 수만 명이 과량 복용으로 사망한다.

비약물적 치료가 필요하다. CBT, 마음챙김, 물리치료, 운동. 효과가 있다. 그러나 접근성이 문제다.

2) 다면적 디지털 통증 관리

디지털 치료제가 대안이다. Kaia Health, Hinge Health, Karuna Labs 같은 프로그램. 허리 통증, 무릎 통증, 만성 두통 등에 특화되었다.

작동 방식은 다면적이다. 교육이 먼저다. 통증의 과학을 가르친다. 통증은 단순히 조직 손상이 아니다. 뇌의 해석이다. 중추 감작(Central sensitization)이 있으면 같은 자극에도 더 아프다. 이해하면 대처가 쉬워진다.

운동 치료를 제공한다. 맞춤형 운동 프로그램. 비디오로 시연한다. 스마트폰 카메라로 자세를 추적한다. AI가 자세를 분석한다. "무릎을 더 구부리세요", "허리를 곧게 펴세요". 실시간 피드백.

점진적으로 강도를 높인다. 너무 빨리 하면 통증이 악화된다. 너무 느리면 효과가 없다. AI가 개인별 진행 속도를 조정한다.

마음챙김과 이완 기법을 가르친다. 호흡 명상, 바디 스캔, 점진적 근육 이완. 오디오 가이드. 매일 연습한다. 통증 인식이 바뀐다. 통증과 거리를 둔다. 반응하지 않는다. 관찰한다.

통증 일기를 작성한다. 언제, 어디서, 얼마나 아픈지. 무엇을 하고 있었는지. 기분은 어땠는지. 패턴을 찾는다. "오래 앉아 있으면 허리가 아파요", "스트레스받으면 두통이 와요".

촉발 요인을 피한다. 대처 전략을 사용한다. "30분마다 일어나 스트레칭하세요", "심호흡을 10번 하세요".

3) 활동 페이싱과 AI 최적화

활동 페이싱(Pacing)을 가르친다. 만성 통증 환자의 흔한 패턴이 있다. 좋은 날에는 과하게 활동한다. 그 다음날 통증이 심해진다. 며칠간 아무것도 못 한다. 회복되면 다시 과하게 한다. 악순환이다.

페이싱은 다르다. 일정한 활동 수준을 유지한다. 좋은 날에도 적당히. 나쁜 날에도 조금이라도. 꾸준함이 목표다. 장기적으로 기능이 좋아진다.

AI는 활동 데이터를 추적한다. 웨어러블로 걸음 수, 활동 시간을 본다. 통증 점수와 비교한다. 최적 활동 수준을 찾는다. "하루 5,000보가 당신에게 적절해요. 통증이 심해지지 않으면서 활동적일 수 있어요."

사회적 지원을 제공한다. 온라인 커뮤니티. 같은 통증을 가진 사람들과 연결한다. 경험을 나눈다. 격려한다. 외로움이 줄어든다.

4) 임상 효과와 오피오이드 대안

임상시험 결과가 좋다. Kaia Health 앱은 요통 환자에서 통증과 기능을 개선했다. 오피오이드 사용을 줄였다. 대면 물리치료와 비슷한 효과였다.

Hinge Health는 무릎과 고관절 통증 프로그램을 제공한다. 센서를 무릎에 부착한다. 운동 중 움직임을 추적한다. 정확한 피드백을 준다. 참여자의 70% 이상이 통증이 감소했다. 수술 필요성이 줄었다.

디지털 치료제는 오피오이드 대안이 될 수 있다. 중독 위험 없다. 부작용 없다. 장기적으로 효과적이다. 자기 관리 능력을 키운다.

AI는 개인화를 가능하게 한다. 같은 "요통"이어도 사람마다 원인이 다르다. 근육? 디스크? 척추관 협착? 심인성? AI는 증상 패턴을 분석한다. 가장 적합한 운동을 선택한다.

치료 반응도 예측한다. 누가 디지털 치료에 잘 반응할까? 초기 데이터를 보고 예측한다. 반응이 좋을 것 같은 환자를 식별한다. 우선적으로 권장한다.

6. 정신건강과 신체 건강의 통합

디지털 치료제의 큰 장점은 정신건강과 신체 건강을 통합한다는 것이다. 전통 의료는 분리되어 있다. 정신과와 내과. 마음과 몸. 따로 치료한다.

그러나 현실은 연결되어 있다. 우울증은 당뇨병을 악화시킨다. 만성 통증은 우울증을 유발한다. 불안은 고혈압을 높인다. 스트레스는 면역을 저하시킨다.

디지털 치료제는 이것을 통합한다. 당뇨병 앱이 우울증을 선별한다. 점수가 높으면 CBT 모듈을 제공한다. 통증 앱이 불안을 평가한다. 이완 기법을 가르친다.

데이터가 통합된다. 혈당, 걸음 수, 수면, 기분, 통증이 한곳에 모인다. 상관관계를 본다. "수면이 나쁜 날은 혈당 조절도 나빠요", "운동한 날은 기분도 좋고 통증도 적어요".

통합적 개입이 가능하다. 우울증과 당뇨병을 동시에 다룬다. 시너지 효과가 있다. 우울증이 좋아지면 자기 관리가 개선된다. 혈당 조절이 좋아진다. 혈당이 안정되면 에너지가 생긴다. 우울증도 호전된다. 선순환이다.

AI는 복잡한 패턴을 발견한다. 여러 건강 지표를 동시에 추적한다. 인간이 놓치는 연관성을 찾는다. "스트레스 → 수면 장애 → 과식 → 혈당 상승"이라는 연쇄를 식별한다. 근본 원인(스트레스)을 공략한다.

맞춤형 중재를 설계한다. 이 환자는 스트레스 관리가 우선이다. 마음챙김을 강조한다. 저 환자는 수면이 문제다. 수면 위생 교육을 제공한다. 또 다른 환자는 사회적 고립이 핵심이다. 커뮤니티 연결을 돕는다.

예측 모델을 만든다. 누가 악화될 위험이 높은가? 조기에 강화 중재를 한다. 누가 잘 관리되고 있는가? 자율성을 더 준다.

7. 효율의 혁명 : 규제와 윤리

1) 규제 체계

디지털 치료제가 성장하려면 규제 체계가 필요하다. 어떤 기준을 충족해야 하는가? 어떻게 승인받는가? 어떻게 안전을 보장하는가?

미국 FDA는 선도적이다. 디지털 헬스 소프트웨어 프리인증 프로그램을 만들었다. 회사를 평가한다. 품질 관리 시스템, 임상 평가 능력, 실사용 증거 수집 능력. 인증된 회사는 간소화된 경로로 제품을 승인받는다.

위험 기반 접근이다. 저위험 소프트웨어는 규제를 완화한다. 고위험은 엄격하다. 디지털 치료제는 보통 중간 정도 위험(Class II)으로 분류된다.

임상 증거가 핵심이다. RCT(무작위 대조 임상시험)를 요구한다. 효과를 입증해야 한다. 실사용 증거(Real-world evidence)도 중요해지고 있다. 실제 환경에서 효과와 안전성을 계속 모니터링한다.

유럽은 CE 마킹 체계가 있다. 최근 의료기기 규정(MDR)이 강화되었다. 더 엄격한 임상 평가를 요구한다.

한국도 움직이고 있다. 식약처가 디지털 치료기기 가이드라인을 마련했다. 신의료기술평가를 거친다. 보험 급여 결정도 중요하다.

2) 데이터 보안과 개인정보 보호

데이터 보안과 개인정보 보호가 필수다. 디지털 치료제는 민감한 건강 정보를 다룬다. 우울증, 중독, 만성 질환. 누출되면 큰 피해다.

암호화가 기본이다. 전송 중(in transit), 저장 시(at rest) 모두. 접근 제어. 최소 권한 원칙. 익명화. 개인 식별 정보를 제거한다.

GDPR, HIPAA 준수가 필수다. 동의 관리. 사용자에게 명확히 설명한다. 어떤 데이터를 수집하는가? 어떻게 사용하는가? 누구와 공유하는가? 철회 권리를 보장한다.

3) 알고리즘 투명성과 편향

알고리즘 투명성도 논란이다. AI가 왜 그런 권고를 하는가? 블랙박스는 문제다. 특히 의료에서. 설명 가능한 AI(Explainable AI)가 필요하다.

편향 문제도 있다. AI는 학습 데이터의 편향을 반영한다. 대부분의 임상시험은 백인 중심이다. 다른 인종, 문화에서는 효과가 다를 수 있다. 다양성이 필요하다.

디지털 격차는 형평성 문제다. 누가 디지털 치료제를 사용하는가? 젊고, 교육 수준 높고, 경제적으로 여유 있는 사람들. 가장 필요한 사람들(노인, 저소득층, 농어촌)이 배제된다.

포용적 설계가 필요하다. 사용하기 쉽게. 문화적으로 적절하게. 다언어 지원. 저렴한 데이터 요금제 고려. 스마트폰이 없는 사람을 위한 대안(SMS 기반, 전화 등).

4) 보험 급여와 확산

보험 급여가 확산의 열쇠다. 디지털 치료제가 아무리 좋아도 환자가 비용을 다 내야 하면 확산이 제한된다. 가치 기반 지불(Value-based payment)이 방향이다. 결과가 좋으면 보상한다.

독일은 선도적이다. DiGA(Digitale Gesundheitsanwendungen) 제도를 만들었다. 승인된 디지털 치료제는 보험 급여 대상이다. 의사가 처방하면 환자는 무료 또는 저렴하게 사용한다.

미국도 움직이고 있다. 메디케어, 메디케이드가 일부 디지털 치료제를 커버하기 시작했다. 민간 보험사들도 관심이 높다. 비용 절감 효과가 명확하면 적극적이다.

8. 미래 : 인간과 AI의 협력

디지털 치료제는 의료의 미래다. 그러나 대체가 아니다. 보완이다. 확장이다.

의사는 여전히 필요하다. 복잡한 케이스. 급성 질환. 수술. 약물 처방. 인간적 연결. 이것은 디지털로 대체할 수 없다.

디지털 치료제는 의사를 돕는다. 일상 관리를 맡는다. 환자 모니터링을 한다. 조기 경고를 보낸다. 의사는 정말 중요한 일에 집중한다.

환자에게는 권한을 준다. 자기 관리 능력을 키운다. 24/7 지원을 받는다. 낙인 없이 도움을 구한다. 주도권을 갖는다.

AI는 진화한다. 더 똑똑해진다. 더 공감적이 된다. 더 개인화된다. 그러나 인간을 흉내 내려 하지 않는다. AI만의 강점을 살린다. 데이터 분석. 패턴 인식. 지칠 줄 모르는 모니터링. 즉각적 반응.

미래의 의료는 팀이다. 의사, 환자, AI. 각자의 역할이 있다. 협력한다. 환자의 건강이라는 공통 목표를 위해.

디지털 치료제는 이 미래로 가는 다리다. 이미 건너기 시작했다. 돌아갈 수 없다. 앞으로만 갈 수 있다. 조심스럽지만 확신 있게. 기술을 수용하되 인간성을 잃지 않으며. 효율을 추구하되 돌봄을 중심에 두고.

이것이 디지털 치료의 약속이다. 그리고 우리의 책임이다

4부

예방의학과 AI :
개인별 맞춤예방

1

질병 예측과 조기 발견

1. 암이 오기 전에

1) 두려움에서 준비로

2019년 봄, 35세 여성 사라가 유전 상담 클리닉을 찾았다. 어머니가 45세에 유방암 진단을 받았고, 이모도 50세에 난소암으로 세상을 떠났다. 사라는 두려웠다. "나도 그렇게 될까요?"

유전자 검사를 했다. 결과가 나왔다. BRCA1 변이가 있었다. 평생 유방암 위험이 70%, 난소암 위험이 40%. 일반 여성의 10배 이상이다.

그러나 이제 사라는 무력하지 않다. 알았기 때문이다. 미리 알았기 때문이다. 선택할 수 있다. 강화된 감시 프로그램을 시작했다. 6

개월마다 유방 MRI. 매년 유방조영술. 필요하면 예방적 수술도 고려할 수 있다.

이것이 예방의학의 힘이다. 질병이 오기 전에 막는다. 조기에 발견한다. 진행을 늦춘다. 생명을 구한다.

AI는 이 힘을 증폭시킨다. 더 정확하게 위험을 예측한다. 더 조기에 질병을 발견한다. 더 개인화된 예방 전략을 제공한다. 예방의학의 새로운 시대가 열리고 있다.

2. 누가 암에 걸릴 것인가

1) 가족력을 넘어서 : AI 기반 위험도 평가

암은 무작위로 오지 않는다. 위험 요인이 있다. 유전자, 나이, 생활습관, 환경. 어떤 사람은 위험이 높다. 어떤 사람은 낮다. 알 수 있다면?

전통적 위험도 평가는 단순했다. 가족력을 묻는다. "부모 중 암 환자가 있나요?" "몇 명이요?" "몇 살에 발병했나요?" 점수를 매긴다. 대략적이다.

AI는 훨씬 정교하다. 먼저 가족력을 깊이 파고든다. 부모만이 아니다. 조부모, 형제자매, 이모, 삼촌까지. 3-4세대를 본다. 누가 어떤 암에 걸렸는지. 몇 살에 발병했는지. 양측성(양쪽 유방)인지. 다발성(여러 암)인지.

패턴을 인식한다. 유전성 암 증후군의 특징을 안다. BRCA 변이는 유방암과 난소암을 동시에 일으킨다. Lynch 증후군은 대장암, 자궁내막암, 위암, 난소암을 유발한다. Li-Fraumeni 증후군은 거의 모든 암을 일으킨다.

"이 가족력 패턴은 Lynch 증후군을 시사합니다. 유전자 검사를 권장합니다"라고 AI가 알린다. 의사가 놓칠 수 있는 미묘한 패턴을 잡아낸다.

2) 다유전자 위험도 점수(Polygenic Risk Score, PRS)

유전자 검사 결과가 나오면 더 정밀해진다. 단일 고위험 변이만 보는 것이 아니다. 다유전자 위험도 점수(Polygenic Risk Score, PRS)를 계산한다.

유방암을 예로 들어보자. BRCA1/2 같은 고위험 변이는 드물다. 인구의 0.2-0.5%만 가진다. 그러나 영향은 크다. 위험이 10배 이상 증가한다.

대부분의 유방암은 고위험 변이 없이 발생한다. 왜 그럴까? 수백 개의 작은 변이가 누적되기 때문이다. 각 변이는 위험을 조금씩만 높인다. 5-10%. 그러나 수백 개가 모이면 큰 영향을 미친다.

PRS는 이것을 정량화한다. 전장 유전체 연관 분석(GWAS)에서 발견된 수백 개 변이를 본다. 각 변이의 효과 크기를 안다. 개인이 몇 개를 가졌는지 센다. 종합 점수를 계산한다.

점수가 높으면 위험이 높다. 상위 10%는 하위 10%보다 유방암 위험이 3-4배 높다. 고위험 변이만큼은 아니지만 의미 있다.

3) 통합 위험도 모델 : 모든 것을 고려하다

PRS와 전통적 위험 요인을 통합한다. 나이, 출산력, 초경 나이, 폐경 나이, 호르몬 치료 여부, 유방 밀도, 음주, 비만. 모든 요소를 고려한다. AI가 최적으로 가중치를 준다.

개인별 절대 위험도를 계산한다. "당신의 10년 내 유방암 위험은 8%입니다. 같은 나이 여성 평균은 3%입니다. 2.7배 높습니다." 구체적이다. 이해하기 쉽다.

이 정보로 검사 전략을 개인화한다. 고위험 여성은 더 젊은 나이부터, 더 자주, 더 민감한 방법(MRI)으로 검사한다. 저위험 여성은 표준 프로토콜로 충분하다. 과잉 검사를 피한다.

3. 영상에서 암을 찾아내다

1) 유방조영술 : AI의 눈

선별검사의 목표는 간단하다. 증상 없는 암을 조기에 발견한다. 조기 암은 치료가 쉽다. 생존율이 높다. 유방암 1기는 5년 생존율이 99%다. 4기는 27%다. 엄청난 차이다.

문제는 조기 암을 찾기가 어렵다는 것이다. 작다. 미묘하다. 정상 조직과 구분이 어렵다. 영상을 읽는 사람(영상의학과 의사)의 눈에 달렸다. 경험이 중요하다. 그러나 인간은 완벽하지 않다. 피곤하면 놓친다. 집중력이 떨어지면 실수한다.

유방조영술을 보자. 유방암 선별검사의 표준이다. 40-50세부터 1-2년마다 찍는다. 수백만 명이 매년 받는다. 그러나 판독이 어렵다. 유방 조직이 겹쳐 보인다. 2D 영상이라 깊이감이 없다. 정상 조직이 암처럼 보일 수 있다(거짓 양성). 암이 정상 조직에 가려질 수 있다(위음성).

연구에 따르면 영상의학과 의사가 20-30%의 암을 놓친다. 나중에 돌아보면 보인다. 그러나 실시간에는 놓쳤다. 미묘했기 때문이다.

AI가 도움을 준다. 딥러닝 알고리즘이 수백만 장의 유방조영술 영상으로 학습한다. 암이 있는 영상, 없는 영상. 양성 병변 영상. 정상 변이 영상. 모든 패턴을 본다.

미세석회화를 검출한다. 작은 칼슘 침착이다. 크기가 0.1-0.5mm밖에 안 된다. 그러나 조기 암의 중요한 징후다. 모양이 중요하다. 둥글고 흩어져 있으면 양성이다. 불규칙하고 군집을 이루면 의심스럽다.

AI는 모든 미세석회화를 찾는다. 인간이 놓치는 것도 발견한다. 형태를 분석한다. 악성 가능성을 점수로 매긴다. "이 군집은 악성 가능성 85%입니다. 생검을 권장합니다."

종괴도 검출한다. 덩어리다. 크기, 모양, 경계를 평가한다. 양성 종괴는 둥글고 경계가 뚜렷하다. 악성 종괴는 불규칙하고

spiculated(가시 모양) 경계를 가진다.

AI는 픽셀 단위로 분석한다. 텍스처를 평가한다. 주변 조직과의 대조도를 본다. 미묘한 차이를 감지한다. 사람 눈으로는 보이지 않는 특징을 찾는다.

유방 밀도도 자동으로 평가한다. 치밀 유방(Dense breast)은 검사가 어렵다. 유선 조직이 많다. 하얗게 보인다. 암도 하얗다. 구분이 어렵다. 치밀 유방 여성은 암 위험도 높고 검출도 어렵다.

AI는 밀도를 정확히 측정한다. BI-RADS 카테고리를 자동 분류한다. A(거의 전체가 지방), B(약간의 섬유선 조직), C(불균일하게 치밀), D(극도로 치밀). C나 D면 MRI 추가를 고려한다.

가장 중요한 것은 이전 영상과의 비교다. 암은 자란다. 1년 전, 2년 전과 비교한다. 새로 생긴 병변이 있는가? 기존 병변이 커졌는가? 변화가 암의 핵심 징후다.

AI는 자동으로 정합(Registration)한다. 이전 영상과 현재 영상을 픽셀 단위로 맞춘다. 차이를 강조한다. "이 부위에 1년 전 없던 5mm 종괴가 생겼습니다." 의사가 놓칠 수 있는 미묘한 변화를 포착한다.

임상 검증 결과가 인상적이다. 여러 연구에서 AI가 영상의학과 의사와 비슷하거나 더 나은 성능을 보였다. 암 검출률이 5-15% 증가했다. 거짓 양성률은 감소했다. 불필요한 생검이 줄어들었다.

스웨덴의 대규모 연구가 주목받았다. 8만 명 여성의 유방조영술을 AI가 판독했다. 영상의학과 의사 2명이 이중 판독하는 것이 표준이다. 연구에서는 AI + 의사 1명으로 했다. 결과는 놀라웠다. 암 검출률은 동일했다. 그러나 판독 시간이 44% 감소했다. 의사 업무 부담이 크게 줄었다.

2) 폐암 스크리닝 : 결절의 운명을 예측하다

폐암 스크리닝도 혁명이 일어나고 있다. 저선량 CT가 표준 검사다. 고위험군(장기 흡연자, 50-80세)에게 매년 시행한다. 조기 폐암을 발견하면 사망률을 20% 줄인다.

문제는 폐결절이 너무 많다는 것이다. 작은 점들. 거의 모든 CT에 몇 개씩 보인다. 대부분은 양성이다. 옛날 염증 흔적. 육아종. 혈관 단면. 그러나 일부는 암이다. 어떻게 구분할까?

크기가 중요하다. 5mm 이하는 거의 무시한다. 5-8mm는 추적한다. 3-6개월 후 재검사. 8mm 이상은 의심스럽다. 추가 검사가 필요하다. 그러나 크기만으로는 부족하다.

모양도 본다. 둥글고 경계가 뚜렷하면 양성 가능성이 높다. 불규칙하고 spiculated면 악성 가능성이 높다. Solid(꽉 찬) 결절과 ground-glass opacity(간유리 음영) 결절이 다르다.

성장 속도가 가장 중요하다. 암은 자란다. Volume doubling time을 계산한다. 빨리 자라면(30-400일) 암일 가능성이 높다. 매우 빨리 자라면(<30일) 오히려 염증이다. 전혀 안 자라면(>2년) 양성이다.

AI는 모든 결절을 자동으로 검출한다. 사람이 놓치는 작은 것도 찾는다. 3D 재구성을 한다. 부피를 정확히 측정한다. 이전 CT와 비교한다. 성장률을 계산한다.

악성 가능성 점수를 매긴다. 크기, 모양, 밀도, 위치, 성장률을 종합한다. "이 8mm 결절은 악성 가능성 65%입니다. PET-CT나 생검을 권장합니다." "이 6mm 결절은 악성 가능성 10%입니다. 6개월 후 추적 CT로 충분합니다."

임상의사 결정을 돕는다. 과잉 진단을 줄인다. 불필요한 침습적 검사를 피한다. 동시에 진짜 암을 놓치지 않는다.

3) 대장내시경 : 숨은 용종을 찾아내다

대장암 스크리닝도 변하고 있다. 대장내시경이 표준이다. 50세부터 10년마다. 용종을 찾아 제거한다. 용종은 대장암의 전구 병변이다. 제거하면 암을 예방한다.

문제는 용종을 놓친다는 것이다. 선종 놓침률(Adenoma miss rate)이 20-25%나 된다. 왜 그럴까? 대장이 길고 구불구불하다. 주름진 점막 뒤에 숨는다. 평평한 용종(Flat polyp)은 특히 찾기 어렵다. 내시경 의사가 피곤하면 더 놓친다.

AI가 실시간으로 돕는다. 내시경 영상을 보며 용종을 찾는다. 화면에 표시한다. "여기 6mm 용종이 있습니다." 의사가 놓치려던 것을 지적한다.

검출률이 크게 향상된다. 여러 연구에서 AI 지원 내시경이 용종 검출률을 30-50% 높였다. 특히 작은 용종과 평평한 용종에서 효과가 컸다.

용종 감별도 돕는다. 신생물성(Neoplastic) vs 비신생물성(Non-neoplastic). 신생물성 용종(선종, Adenoma)은 제거해야 한다. 암으로 진행할 수 있다. 비신생물성 용종(과형성 용종, Hyperplastic polyp)은 대부분 무해하다. 제거 안 해도 된다.

AI가 용종을 보고 분류한다. 색조, 표면 패턴, 혈관 구조를 분석한다. "이 용종은 선종일 가능성 85%입니다. 제거하세요." "이 용종은 과형성 용종일 가능성 90%입니다. 제거하지 않아도 됩니다." 실시간 조직 진단(Optical biopsy)이다.

불필요한 조직검사를 줄인다. 시간과 비용을 절약한다. 환자에게도 이득이다.

4. 피 한 방울로 암을 찾다

1) 액체생검(Liquid Biopsy)의 등장

선별검사의 이상은 간단한 혈액 검사로 모든 암을 조기에 발견하는 것이다. 아프지 않다. 방사선 노출 없다. 비싸지 않다. 자주 할 수 있다.

꿈이 현실이 되고 있다. 액체생검(Liquid biopsy)이다. 혈액에서 암의 흔적을 찾는다. 순환 종양 DNA(ctDNA, Circulating tumor DNA)가 핵심이다.

암세포는 죽는다. 세포가 죽으면 DNA가 혈액으로 나온다. ctDNA다. 양이 매우 적다. 혈액 속 DNA의 0.01-1%밖에 안 된다. 대부분은 정상 세포에서 나온 DNA다. 바늘 속의 바늘 찾기다.

그러나 찾을 수 있다. 차세대 염기서열분석(NGS)이 가능하게 했다. 수백만 개 DNA 조각을 동시에 읽는다. 암 특이적 변이를 찾는다. 메틸화 패턴을 본다. 암세포는 특정 유전자를 과도하게 메틸화한다. 이것이 지문이다.

2) 다중암 조기 검출 : Galleri 검사

Galleri 검사가 대표적이다. 50가지 이상 암을 동시에 스크리닝한다. 혈액 샘플 하나로. 메틸화 기반 검사다. 10만 개 이상의 메틸화 부위를 본다.

AI가 패턴을 학습했다. 수만 명의 암 환자 데이터에서. 어떤 메틸화 패턴이 폐암인지, 대장암인지, 췌장암인지 안다. 심지어 암의 조직 기원(Tissue of origin)도 예측한다. "이 신호는 췌장에서 왔습니다."

조기 검출이 목표다. 증상 없는 단계에서 발견한다. 임상시험이 진행 중이다. PATHFINDER 연구가 주목받았다. 6,600명을 대상으로 Galleri 검사를 했다. 1.4%에서 암 신호가 검출되었다. 그중 38%에서 실제 암이 확인되었다. 다양한 암이었다. 유방암, 대장암, 폐암, 난소암, 림프종 등.

중요한 것은 2/3가 조기(1-3기)였다는 점이다. 증상이 생기기 전에 발견했다. 치료 가능한 단계에서.

3) 한계와 개선 방향

그러나 완벽하지는 않다. 민감도가 아직 제한적이다. 조기 암의 50% 정도만 검출한다. 진행 암은 검출률이 더 높다(90% 이상). 거짓 양성도 문제다. 0.5%에서 거짓 양성 신호가 나왔다. 실제로는 암이 없는데 있다고 나온 것이다.

거짓 양성이 나오면? 추가 검사를 한다. CT, MRI, PET-CT, 내시경. 비용이 든다. 불안도 생긴다. 일부는 침습적 검사(생검)까지 간다. 결국 암이 없다고 나온다. 과잉 진단이다.

균형이 필요하다. 누구에게 검사할 것인가? 고위험군에 집중하는 것이 합리적이다. 나이(50-80세), 흡연력, 가족력, 유전적 위험도가 높은 사람. 이들에게 민감도가 더 높다.

AI는 이 선택을 최적화한다. 개인별 위험도를 계산한다. 액체생검의 예상 민감도를 추정한다. 거짓 양성 가능성도 고려한다. 비용 효과를 분석한다. "이 환자는 액체생검이 권장됩니다. 검출 가능성이 높고 비용 대비 효과적입니다."

멀지 않은 미래에 액체생검이 연례 건강검진의 일부가 될 것이다. 혈액 검사 한 번으로 수십 가지 암을 스크리닝한다. 조기에 발견한다. 치료한다. 암 사망률이 크게 감소할 것이다.

5. 심장마비를 예측하다

1) 전통적 위험도 평가의 한계

심혈관질환은 전 세계 사망 원인 1위다. 연간 1,800만 명이 심장병과 뇌졸중으로 사망한다. 많은 경우 예방 가능하다. 위험 인자를 안다. 고혈압, 고콜레스테롤, 흡연, 당뇨병, 비만. 조절할 수 있다.

문제는 누가 정말 위험한지 정확히 아는 것이다. 고혈압 환자가 수백만 명이다. 모두가 심근경색에 걸리지는 않는다. 누구에게 적극적 치료가 필요한가? 누구는 생활습관 개선만으로 충분한가?

Framingham 위험도 점수가 오래 사용되었다. 나이, 성별, 총콜레스테롤, HDL 콜레스테롤, 수축기 혈압, 혈압약 복용 여부, 흡연, 당뇨병을 입력한다. 10년 내 심혈관 사건 위험을 계산한다.

유용하다. 그러나 한계가 있다. 인구 평균에 기반한다. 개인 변이를 잘 반영하지 못한다. 염증, 가족력, 유전자, 심장 영상 같은 중요한 정보를 포함하지 않는다.

2) AI 기반 통합 위험도 평가

AI는 훨씬 많은 정보를 통합한다. 전통적 위험 인자에 더해 새로운 바이오마커를 추가한다. hsCRP(고감도 C-반응 단백)는 염증 지표다. 높으면 심혈관 위험이 증가한다. Lp(a)(Lipoprotein a)는 유전적으로 결정된다. 높으면 심근경색 위험이 2-4배 증가한다. 약으로 잘 안 내려간다.

심장 영상을 통합한다. 관상동맥 칼슘 점수(CAC score)가 강력한 예측 인자다. CT로 관상동맥의 석회화를 측정한다. 칼슘이 많을수록 죽상경화증이 심하다. 점수가 0이면 위험이 매우 낮다. 10년 내 심혈관 사건 위험이 1% 미만이다. 400 이상이면 고위험이다. 위험이 10배 이상 증가한다.

AI는 단순히 점수만 보지 않는다. CT 영상을 직접 분석한다. 석회화의 위치, 분포, 패턴을 본다. 근위부(Proximal) 병변이 원위부(Distal)보다 위험하다. 다혈관 침범이 단일 혈관보다 위험하다.

비석회화 플라크(Non-calcified plaque)도 검출한다. 석회화 플라크보다 더 위험할 수 있다. 불안정하다. 파열될 수 있다. 급성 심근경색을 일으킨다. 일반 CT에서는 보기 어렵다. AI는 민감하게 검출한다.

유전 정보도 추가한다. 다유전자 위험도 점수(PRS)가 개발되었다. 수백 개 유전 변이를 통합한다. 관상동맥질환 PRS가 높으면 심근경색 위험이 2-3배 증가한다. 어릴 때부터 위험이 높다. 조기 예방이 중요하다.

생활습관 데이터를 통합한다. 웨어러블 기기로 일일 걸음 수, 운동 시간, 수면, 심박수를 추적한다. 활동량이 많으면 위험이 감소한다. 수면이 나쁘면 위험이 증가한다. 안정 시 심박수가 높으면 위험하다.

3) 개인 맞춤 예방 전략

AI는 이 모든 데이터를 통합한다. 수백 개 변수를 동시에 고려한다. 비선형 관계를 학습한다. 상호작용을 포착한다. 개인별 정밀 위험도를 계산한다.

전통적 점수보다 훨씬 정확하다. 연구에 따르면 AI 모델이 Framingham 점수보다 예측력이 20-30% 향상되었다. 더 많은 고위험 환자를 식별한다. 불필요한 치료를 줄인다.

치료 결정이 개인화된다. 10년 위험이 10% 이상이면 스타틴(콜레스테롤 약)을 시작한다. 5-10%는 애매하다. AI가 도움을 준다. "이 환자는 전통 점수로는 7%이지만 AI 모델로는 12%입니다. CAC 점수가 높고 hsCRP가 상승했습니다. 스타틴을 시작하세요."

생활습관 개입도 개인화한다. 어떤 사람은 식이 조절이 가장 중요하다. 콜레스테롤이 높기 때문이다. 어떤 사람은 운동이 우선이다. 비만과 좌식 생활이 주요 문제다. 어떤 사람은 스트레스 관리가 핵심이다. 만성 스트레스가 염증을 높인다.

AI는 개인별 최우선 개입을 제안한다. 가장 큰 효과를 낼 수 있는 것부터. 실행 가능성도 고려한다. 동기와 자원을 평가한다. 현실적인 목표를 설정한다.

6. 당뇨병이 오기 전에

1) 당뇨병 전단계의 기회

당뇨병 전단계(Prediabetes)는 중요한 시기다. 아직 당뇨병은 아니다. 그러나 정상도 아니다. 공복 혈당이 100-125mg/dL이다. HbA1c가 5.7-6.4%다. 내당능장애다.

방치하면 매년 5-10%가 당뇨병으로 진행한다. 그러나 개입하면 막을 수 있다. Diabetes Prevention Program(DPP) 연구가 입증했다. 생활습관 개입(식이, 운동, 체중 감량)이 당뇨병 발병을 58% 감소시켰다. 메트포르민 약물 치료는 31% 감소시켰다. 생활습관이 더 효과적이다.

문제는 누가 정말 진행할 위험이 높은가 하는 것이다. 모든 당뇨병 전단계 환자가 똑같지 않다. 어떤 사람은 빠르게 진행한다. 1-2년 안에 당뇨병이 된다. 어떤 사람은 수년간 안정적이다. 심지어 정상으로 돌아가기도 한다.

2) AI 기반 진행 위험 예측

AI는 진행 위험을 예측한다. 전통적 위험 인자를 본다. 나이, 비만(특히 복부 비만), 가족력, 인종(아시아인, 히스패닉이 고위험), 임신성 당뇨병 병력, 다낭성 난소 증후군.

그러나 더 많은 것을 고려한다. 혈당 추세를 분석한다. 매년 공복 혈당을 측정한다. 천천히 올라가는가? 빠르게 올라가는가? 상승 속도가 예측 인자다.

HbA1c의 미묘한 변화도 본다. 5.7%와 6.3%는 둘 다 당뇨병 전단계다. 그러나 6.3%가 훨씬 위험하다. 당뇨병이 임박했다.

인슐린 저항성을 평가한다. HOMA-IR(Homeostatic Model Assessment of Insulin Resistance)을 계산한다. 공복 혈당과 공복 인슐린을 측정한다. 높을수록 인슐린 저항성이 크다. 당뇨병 진행 위험이 높다.

췌장 베타세포 기능을 평가한다. HOMA-β를 계산한다. 인슐린 분비 능력이다. 낮으면 췌장이 지쳐간다는 뜻이다. 곧 당뇨병이 온다.

유전자 정보를 추가한다. 제2형 당뇨병 PRS가 개발되었다. 수백 개 유전 변이를 통합한다. 높으면 같은 생활습관에도 당뇨병 위험이 2-3배 높다.

3) 연속혈당측정과 개인 맞춤 식단

생활습관 데이터를 실시간으로 추적한다. 식단, 운동, 수면, 스트레스. 연속혈당측정기(CGM)를 사용하면 더 정밀하다. 식후 혈당 반응을 본다. 어떤 음식이 혈당을 급격히 올리는지. 개인차가 크다. 같은 빵을 먹어도 혈당 반응이 2-3배 차이 난다.

AI는 개인별 혈당 반응을 학습한다. 장내 미생물, 유전자, 생활습관을 통합한다. 어떤 식단이 이 사람에게 좋은지 예측한다. "흰 쌀밥보다 현미가 당신 혈당을 40% 덜 올립니다." "바나나보다 사과가 당신에게 더 좋습니다."

진행 위험도를 종합한다. "당신은 5년 내 당뇨병 발병 위험이

45%입니다. 평균은 20%입니다. 고위험입니다. 집중 생활습관 개입이 필요합니다."

4) 개인화된 개입 전략

개입을 개인화한다. 어떤 사람은 체중 감량이 가장 중요하다. 비만이 주요 문제다. 7-10% 체중 감량이 목표다. 어떤 사람은 운동이 우선이다. 인슐린 저항성을 개선한다. 주 150분 중강도 운동이 목표다.

어떤 사람은 수면 개선이 핵심이다. 수면 부족이 인슐린 저항성을 악화시킨다. 하루 7-8시간 수면이 목표다. 어떤 사람은 스트레스 관리가 중요하다. 만성 스트레스가 코티솔을 높인다. 혈당이 올라간다.

AI는 최우선 개입을 제안한다. 단계별 목표를 설정한다. 진행을 추적한다. 실시간 피드백을 준다. 동기를 유지한다.

메트포르민 약물 치료도 고려한다. 매우 고위험 환자에게. BMI > 35인 젊은 환자. 임신성 당뇨병 병력이 있는 여성. 생활습관만으로 부족할 것 같은 경우.

AI는 약물 반응을 예측한다. 누가 메트포르민에 잘 반응할까? 유전자 변이(SLC22A1, SLC47A1)가 영향을 미친다. 부작용 위험도 예측한다. 위장 장애가 흔하다. 누가 견디기 어려울까? 미리 알면 저용량으로 시작하거나 서방형을 선택한다.

당뇨병 전단계는 기회다. 아직 늦지 않았다. 되돌릴 수 있다. AI

는 이 기회를 최대한 활용하도록 돕는다. 고위험 개인을 식별하고, 맞춤형 개입을 제공하고, 진행을 모니터링한다. 당뇨병을 예방한다. 수백만 명의 삶을 바꾼다.

7. 기억이 사라지기 전에

1) 치매 조기 발견의 중요성

치매는 가장 두려운 질병 중 하나다. 자아를 잃는다. 사랑하는 사람을 알아보지 못한다. 치료제가 없다. 진행을 조금 늦출 뿐이다.

그러나 조기 발견이 중요해지고 있다. 새로운 치료제들이 나오고 있다. 아밀로이드 제거 항체(Aducanumab, Lecanemab). 효과는 제한적이다. 그러나 조기에 쓰면 도움이 된다. 증상이 심해진 후에는 소용없다. 뇌 손상이 이미 너무 진행됐기 때문이다.

조기 진단이 어렵다. 초기 증상은 미묘하다. 정상 노화와 구분이 어렵다. "나이 들면 다 까먹어"라고 생각한다. 우울증이나 스트레스 탓으로 돌린다. 진단받을 때는 이미 중등도 단계다.

경도인지장애(MCI, Mild Cognitive Impairment)가 중요하다. 정상 노화와 치매 사이이다. 인지 기능이 떨어졌다. 그러나 일상생활은 독립적이다. MCI 환자의 10-15%가 매년 치매로 진행한다. 정상 노인은 1-2%만 진행한다.

MCI 단계에서 발견하고 개입하는 것이 목표다. AI가 도움을 준다. 여러 방향에서 접근한다.

2) 디지털 인지 평가

신경심리 검사를 개선한다. MMSE(Mini-Mental State Examination), MoCA(Montreal Cognitive Assessment) 같은 전통 검사가 있다. 유용하지만 한계가 있다. 짧다. 대략적이다. 교육 수준에 영향을 받는다. 초기 변화를 잘 못 잡는다.

디지털 인지 검사가 개발되었다. 태블릿이나 컴퓨터로 시행한다. 더 세밀하다. 반응 시간을 밀리초 단위로 측정한다. 마우스 움직임 패턴을 분석한다. 음성 특징을 평가한다. 미묘한 변화를 감지한다.

AI는 정상 범위를 학습한다. 수천 명의 나이별, 교육별 데이터에서. 개인의 점수를 비교한다. 예상보다 낮은가? 시간에 따라 감소하는가? 조기 경고 신호다.

특정 인지 영역을 정밀 평가한다. 기억, 주의력, 집행 기능, 언어, 시공간 능력. 알츠하이머는 특징적 패턴이 있다. 초기에 기억(특히 최근 기억)과 시공간 능력이 떨어진다. 전두측두치매는 언어와 행동이 먼저 문제다. 혈관성 치매는 집행 기능과 처리 속도가 주로 영향받는다.

AI는 패턴을 인식한다. 어떤 유형의 치매인지 예측한다. "이 환자의 인지 프로파일은 알츠하이머병 초기와 일치합니다. 아밀로이드 PET를 권장합니다."

3) 뇌 영상 및 바이오마커 분석

뇌 영상을 분석한다. MRI로 뇌 위축을 평가한다. 해마(Hippocampus)가 가장 중요하다. 기억의 중추다. 알츠하이머에서 일찍 위축된다. 크기를 정확히 측정한다. 나이별 정상 범위와 비교한다. 작으면 위험하다.

전체 뇌 위축 패턴을 본다. 알츠하이머는 측두엽과 두정엽이 주로 위축된다. 전두측두치매는 전두엽과 측두엽 전방이 위축된다. AI는 3D 패턴을 학습한다. 미묘한 변화도 감지한다.

백질 변성(White matter hyperintensity)도 평가한다. 혈관성 변화다. 많으면 혈관성 치매나 혼합형 치매 가능성이 높다.

아밀로이드 PET를 분석한다. 뇌에 아밀로이드 플라크가 쌓였는가? 알츠하이머의 병리학적 특징이다. 양성이면 알츠하이머병이 확실하다. 음성이면 다른 원인이다.

AI는 PET 영상을 정량화한다. 어느 부위에 얼마나 많은 아밀로이드가 있는지. 시간에 따라 증가하는가? 축적 속도가 예후를 예측한다.

4) 유전 생활습관 통합 및 예방 전략

유전 정보를 통합한다. APOE ε4 유전자가 가장 중요하다. 하나 있으면 알츠하이머 위험이 3배, 둘 다 있으면 12배 증가한다. 발병 나이도 빠르다.

그러나 APOE ε4가 있다고 모두 알츠하이머에 걸리지는 않는다. 다른 보호 인자도 있다. 교육 수준, 인지 활동, 사회적 참여, 신체 활동. 이것들이 인지 예비력(Cognitive reserve)을 만든다.

AI는 모든 요인을 통합한다. 개인별 알츠하이머 위험도를 계산한다. "당신은 10년 내 알츠하이머 발병 위험이 25%입니다. APOE ε4가 있고 MRI에서 해마 위축이 보입니다. 그러나 인지 예비력이 높습니다. 적극적 예방이 효과적일 것입니다."

예방 전략을 제안한다. 혈압 조절이 중요하다. 고혈압은 치매 위험을 높인다. 당뇨병 관리도 필수다. 규칙적 운동, 주 150분 이상. 인지 활동, 새로운 것 배우기. 사회적 참여, 고립 피하기. 지중해식 식단. 금연.

개인별로 우선순위를 정한다. 혈압이 높은 사람은 혈압 조절이 1순위다. 좌식 생활을 하는 사람은 운동이 우선이다. 사회적으로 고립된 사람은 참여 활동이 중요하다.

진행을 모니터링한다. 매년 인지 검사를 반복한다. 변화를 추적한다. 안정적인가? 악화되는가? 조기에 감지하고 개입한다.

8. 감염병 : 나를 아는 것이 예방의 시작

1) 개인별 감염 위험도 예측

COVID-19 팬데믹이 보여줬다. 감염병은 개인차가 크다. 같은 바이러스에 노출되어도 어떤 사람은 무증상이다. 어떤 사람은 중증이다. 사망한다. 왜 그럴까?

나이가 중요하다. 노인이 위험하다. 면역 기능이 약하다. 동반 질환도 중요하다. 당뇨병, 고혈압, 비만, 만성 폐질환, 심장병. 면역력도 다르다. 유전적 요인이 있다.

AI는 개인별 감염 위험도를 예측한다. COVID-19를 예로 들어보자. 나이, 성별, 인종, 동반 질환, 백신 접종 여부, 과거 감염력을 입력한다. 중증 진행 위험을 계산한다.

"당신은 COVID-19 감염 시 입원 위험이 15%, 중환자실 입원 위험이 3%입니다. 일반 성인 평균은 각각 5%, 1%입니다. 고위험군입니다. 조심하세요."

고위험 개인은 더 조심한다. 마스크 착용, 혼잡한 장소 피하기, 백신 부스터 접종. 감염되면 조기에 항바이러스제(Paxlovid) 치료를 받는다.

2) 집단 발병 예측 및 대응

집단 발병도 예측한다. 지역사회 감시(Surveillance)가 중요하다. 하수 바이러스 농도를 측정한다. 병원 응급실 방문을 추적한다. 약국 감기약 판매를 모니터링한다.

AI는 이 데이터를 통합한다. 발병 패턴을 학습한다. 다음 주 확진자 수를 예측한다. 몇 주 전에 알린다. "이 지역에서 2주 후 COVID-19 확진자가 급증할 것으로 예측됩니다. 준비하세요."

병원이 대비한다. 병상을 확보한다. 인력을 배치한다. 의료 붕괴를 막는다.

3) 백신 반응 및 항생제 내성 예측

백신 반응도 예측한다. 누가 백신에 잘 반응할까? 나이가 중요하다. 젊을수록 항체가 많이 생긴다. 면역 억제 환자는 반응이 약하다. 암 환자, 장기 이식 환자, 자가면역질환 환자.

AI는 항체 생성을 예측한다. 나이, 동반 질환, 약물 복용, 과거 백신 반응을 고려한다. "당신은 백신 2회 접종 후 항체가 충분히 생길 것입니다." "당신은 면역 반응이 약할 것으로 예측됩니다. 추가 접종이나 고용량 백신을 고려하세요."

항생제 내성도 예측한다. 요로감염이 생겼다. 어떤 항생제를 쓸까? 과거에는 경험적 처방이었다. "대부분 대장균이니 Ciprofloxacin을 쓰자." 그러나 내성률이 높아졌다. 20-30%가 Ciprofloxacin에 내성이다. 효과가 없다.

AI는 개인별 내성 위험을 예측한다. 과거 항생제 사용력, 최근 입원력, 요양원 거주, 카테터 사용, 지역 내성 패턴을 고려한다. "이 환자는 Ciprofloxacin 내성 위험이 45%입니다. Nitrofurantoin이나 배양 결과를 기다리세요."

배양 결과가 나오면 더 정확하다. 어떤 균인가? 어떤 항생제에 감수성이 있는가? 그러나 결과까지 2-3일 걸린다. 그 사이에 AI가 예측으로 가이드한다.

9. 예방의학의 미래

예방의학은 의학의 최전선이다. 질병과 싸우는 것이 아니라 질병을 막는다. 치료하는 것이 아니라 예방한다. 고치는 것이 아니라 건강을 유지한다.

AI는 예방의학을 변혁하고 있다. 위험을 정확히 예측한다. 조기에 질병을 발견한다. 개인 맞춤 예방을 제공한다. 인구 집단 건강을 모니터링한다.

그러나 기술만으로는 부족하다. 행동 변화가 필요하다. 예측을 받아도 실천하지 않으면 소용없다. "당신은 당뇨병 위험이 높습니다"라는 정보만으로는 부족하다. 실제로 식습관을 바꾸고, 운동을 시작하고, 체중을 감량해야 한다.

여기서 다음 장으로 넘어간다. 생활습관 개입과 행동 변화. AI가 어떻게 이것을 돕는가? 다음 장에서 계속된다.

2

생활습관 개입과 행동 변화

1. 알면서도 못 바꾸는 것들

1) 지식과 실천 사이의 간극

2020년 1월, 45세 남성 톰이 건강검진을 받았다. 결과가 좋지 않았다. 체중 95kg, BMI 32(비만). 혈압 145/95. 공복 혈당 118(당뇨병 전단계). LDL 콜레스테롤 160. 지방간.

의사가 말했다. "생활습관을 바꿔야 합니다. 체중을 10kg 감량하세요. 매일 30분씩 걷기. 술을 줄이세요. 야식을 끊으세요."

톰은 알고 있었다. 뭘 해야 하는지. 그러나 쉽지 않았다. 직장 생활이 바쁘다. 스트레스가 많다. 저녁 늦게 퇴근한다. 피곤하다. 운동할 기력이 없다. 술로 스트레스를 푼다. 야식으로 위안을 삼는다.

3개월 후 재검진. 변한 것이 없었다. 체중은 1kg 늘었다. 혈압은 그대로다. 의사가 말했다. "약을 시작해야겠습니다. 혈압약, 당뇨약, 콜레스테롤약."

톰은 좌절했다. 노력하지 않은 것은 아니다. 며칠은 운동했다. 그러나 계속하지 못했다. 동기가 사라졌다. 혼자서 하기 어려웠다.

이것이 현실이다. 대부분의 사람들이 이렇다. 뭘 해야 하는지 안다. 그러나 못 한다. 행동 변화가 가장 어렵다. 지식과 실천 사이에 큰 간극이 있다.

AI는 이 간극을 메운다. 단순히 "운동하세요"라고 말하지 않는다. 어떻게 운동할지 구체적으로 안내한다. 동기를 유지시킨다. 장애물을 파악하고 해결책을 제시한다. 진행을 추적하고 격려한다. 개인 맞춤형 건강 코치가 된다.

2. 당신의 몸이 말하는 것

1) 개인별 혈당 반응의 비밀

음식을 먹으면 혈당이 올라간다. 당연하다. 그러나 얼마나 올라가는가? 사람마다 다르다. 같은 음식을 먹어도 혈당 반응이 2-4배 차이 난다.

2015년 이스라엘 와이츠만 연구소의 획기적인 연구가 이것을 보여줬다. 800명에게 연속혈당측정기(CGM)를 부착했다. 1주일간 자유롭게 식사하게 했다. 46,898끼 식사를 분석했다.

놀라운 발견이었다. 어떤 사람은 빵에 혈당이 급등한다. 그러나 바나나는 괜찮다. 다른 사람은 정반대다. 바나나에 혈당이 치솟는다. 빵은 별 영향이 없다.

왜 이런 차이가 생길까? 여러 요인이 있다. 유전자가 영향을 미친다. 탄수화물 대사 유전자, 인슐린 수용체 유전자. 장내 미생물이 중요하다. 수천 종의 박테리아가 산다. 구성이 사람마다 다르다. 어떤 미생물은 섬유질을 분해해 단쇄지방산을 만든다. 혈당을 낮춘다. 어떤 미생물은 당 흡수를 촉진한다.

생활습관도 영향을 미친다. 수면, 스트레스, 최근 운동, 전날 식사. 같은 사람도 상황에 따라 혈당 반응이 달라진다.

2) AI 기반 개인 맞춤 영양

전통적 영양 권장은 일률적이었다. "당뇨병 환자는 흰 쌀밥을 피하고 현미를 먹으세요." 일반적으로 맞다. 그러나 모든 사람에게 맞지는 않는다.

개인 맞춤형 영양이 대안이다. AI가 이것을 가능하게 한다. CGM 데이터를 수집한다. 무엇을 먹었는지 기록한다. 장내 미생물을 분석한다(대변 샘플). 유전자 검사를 한다. 생활습관 데이터를 추적한다.

기계학습 알고리즘이 모든 데이터를 통합한다. 개인별 혈당 반응을 예측하는 모델을 만든다. "당신이 흰 쌀밥을 먹으면 혈당이 평균 55mg/dL 오를 것입니다." "현미를 먹으면 35mg/dL만 오를 것입니다." "그러나 당신에게는 퀴노아가 가장 좋습니다. 25mg/dL만 오릅니다."

식단을 개인화한다. 혈당을 적게 올리는 음식 위주로 구성한다. 맛과 선호도도 고려한다. 싫어하는 음식을 강요하지 않는다. 좋아하는 음식 중에서 건강한 선택을 찾는다.

실시간 피드백을 준다. 식사 후 CGM을 본다. 혈당이 어떻게 변하는가? 앱이 알린다. "좋습니다! 혈당이 안정적이에요. 이 식단을 계속하세요." "주의! 혈당이 급등했습니다. 이 음식 조합은 피하는 게 좋겠어요."

학습한다. 시간이 지나면서 더 정확해진다. 새로운 식사 데이터를 계속 수집한다. 모델을 업데이트한다. 적응한다.

3) 임상 효과와 상용 서비스

임상 연구가 효과를 입증했다. 개인 맞춤형 식단을 받은 그룹이 표준 식단 그룹보다 식후 혈당이 낮았다. HbA1c가 더 많이 감소했다. 체중 감량도 더 컸다. 무엇보다 순응도가 높았다. 계속할 수 있었다.

Zoe, Day Two, Nutrisense 같은 회사들이 상용 서비스를 제공한다. CGM과 앱을 패키지로 판다. 수만 명이 사용하고 있다.

한계도 있다. 비용이 든다. CGM이 비싸다. 대변 미생물 분석도 비싸다. 보험이 커버하지 않는다. 접근성이 제한적이다.

그러나 기술은 발전한다. CGM 가격이 내려간다. 정확도는 올라간다. 미래에는 더 저렴하고 쉬워질 것이다. 누구나 개인 맞춤 영양을 받을 수 있을 것이다.

3. 움직여야 사는데 움직일 수가 없다

1) 운동의 역설

운동이 중요하다는 것은 누구나 안다. 심혈관 건강, 당뇨병 예방, 체중 관리, 정신건강, 인지 기능. 모든 것에 좋다. 만병통치약이다. 부작용도 없다.

그런데 왜 안 할까? 시간이 없다. 피곤하다. 재미없다. 어디서부터 시작할지 모르겠다. 헬스장 등록했다가 한 달 만에 그만둔다. 흔한 일이다.

문제는 일률적 권장이다. "주 150분 중강도 유산소 운동을 하세요." 맞는 말이다. 그러나 구체적이지 않다. 어떤 운동? 언제? 어떻게?

2) AI 기반 개인 맞춤 운동 처방

개인 맞춤 운동 처방이 필요하다. AI가 이것을 제공한다. 먼저 현재 상태를 평가한다. 체력 수준은? 심폐 지구력, 근력, 유연성, 균형 감각. 질문지나 간단한 테스트로 평가한다. 6분 걷기 테스트, 30초 의자 일어서기 테스트, 한 발로 서기.

건강 목표를 묻는다. 체중 감량? 혈당 조절? 근육 증가? 스트레스 해소? 목표에 따라 운동 유형이 달라진다.

제약 조건을 파악한다. 시간은? 하루 30분? 10분씩 3번? 장소는? 집? 헬스장? 야외? 장비는? 없다? 런닝머신? 아령? 선호도는? 혼자? 그룹? 경쟁적? 협동적?

건강 상태를 고려한다. 관절염? 심장병? 천식? 안전이 우선이다. 금기 운동을 피한다. 적절한 강도를 설정한다.

이 모든 정보를 통합한다. 개인 맞춤 운동 계획을 생성한다. "당신에게 추천하는 운동 : 월수금 아침 30분 빠르게 걷기, 화목 저녁 15분 홈 근력운동(체중 이용), 주말 요가 20분."

구체적이다. 실행 가능하다. 동영상으로 시연한다. 정확한 자세를 보여준다. 실시간 피드백을 준다.

3) 웨어러블 기기와 동기 유지

웨어러블 기기와 연동한다. 스마트워치, 피트니스 밴드. 심박수, 걸음 수, 칼로리 소모를 추적한다. 목표 달성 여부를 모니터링한다.

강도를 조절한다. 너무 쉬우면? 점진적으로 높인다. 걷기 속도를 빠르게. 언덕을 추가. 너무 힘들면? 낮춘다. 속도를 줄인다. 시간을 나눈다.

동기를 유지한다. 게임화(Gamification)를 사용한다. 배지를 준다. "5일 연속 목표 달성! 멋져요!" 랭킹을 보여준다. 친구들과 비교한다. 경쟁심을 자극한다.

챌린지를 제안한다. "이번 주 목표 : 총 10,000보 걷기." "30일 플랭크 챌린지 : 첫 날 20초부터 시작." 작은 목표. 달성 가능. 성취감을 준다.

사회적 지원을 제공한다. 온라인 커뮤니티. 같은 목표를 가진 사람들. 경험을 나눈다. 격려한다. 질문하고 답한다. 외롭지 않다.

AI 코치가 대화한다. "오늘 운동 어떠셨어요?" "힘들었어요. 무릎이 좀 아팠어요." "그렇군요. 무릎에 부담이 적은 운동으로 바꿔볼까요? 수영이나 자전거는 어떨까요?"

적응한다. 피드백을 반영한다. 계획을 조정한다. 지속 가능하게 만든다.

4) 부상 예방과 자세 교정

부상도 예방한다. 운동 패턴을 분석한다. 과훈련 징후를 감지한다. 회복이 불충분한가? 휴식을 권장한다. 특정 근육에 과부하가 있는가? 균형을 맞춘다.

웨어러블 센서가 발전하고 있다. 자세를 추적한다. 달리기 폼을 분석한다. 발 착지 패턴, 보폭, 케이던스. "당신은 발뒤꿈치로 착지하는 경향이 있어요. 부상 위험이 있습니다. 중족부 착지를 연습해보세요."

스쿼트 자세를 평가한다. 무릎이 발끝을 넘어가는가? 허리가 굽는가? 실시간으로 교정한다. "무릎을 조금만 더 뒤로." "허리를 펴세요."

임상 연구가 효과를 보여준다. AI 기반 운동 프로그램이 전통적 권장보다 운동 순응도를 2-3배 높였다. 장기 지속률도 좋았다. 6개월 후에도 70%가 계속했다. 일반 프로그램은 30%였다.

건강 지표도 개선되었다. 체중 감소, 혈압 감소, HbA1c 감소, 체력 향상. 무엇보다 삶의 질이 좋아졌다. 기분이 나아졌다. 자신감이 생겼다.

4. 잠이 보약인데 잠을 못 잔다

1) 수면의 중요성

수면은 건강의 기둥이다. 회복, 기억 통합, 면역 기능, 대사 조절. 모든 것이 수면 중 일어난다. 수면이 부족하면? 모든 것이 무너진다.

비만 위험이 증가한다. 수면 부족이 렙틴(포만 호르몬)을 낮추고 그렐린(배고픔 호르몬)을 높인다. 더 먹게 된다. 특히 고칼로리 음식을 갈망한다. 체중이 는다.

당뇨병 위험이 증가한다. 수면 부족이 인슐린 저항성을 높인다. 혈당이 올라간다. 심혈관 질환 위험도 증가한다. 혈압이 올라간다. 염증이 증가한다.

인지 기능이 떨어진다. 집중력, 기억력, 판단력. 사고 위험이 높아진다. 정신건강도 나빠진다. 우울증, 불안이 증가한다.

그런데 많은 사람이 잠을 못 잔다. 불면증, 수면 무호흡, 하지 불안 증후군. 또는 단순히 늦게 잔다. 스마트폰을 본다. 넷플릭스를 본다. 수면 시간을 희생한다.

2) AI 기반 수면 추적 및 분석

수면을 개선하는 것이 건강의 지름길이다. AI가 돕는다. 먼저 수면 패턴을 추적한다. 스마트워치, 수면 추적 밴드, 침대 센서. 가속도계로 움직임을 감지한다. 심박수, 호흡수를 측정한다.

수면 단계를 추정한다. 얕은 수면(N1, N2), 깊은 수면(N3), REM 수면. 각 단계가 중요하다. 깊은 수면은 신체 회복이다. REM 수면은 정신 회복이다. 균형이 필요하다.

수면 품질을 평가한다. 잠드는 데 걸린 시간(입면 시간). 중간에 깬 횟수. 깬 시간. 총 수면 시간. 수면 효율(침대에 있는 시간 대비 실제로 자는 시간).

문제를 식별한다. 입면 시간이 긴가? 불면증 가능성. 자주 깨는가? 수면 무호흡이나 통증. 얕은 수면만 많은가? 스트레스나 카페인.

3) 개인화된 수면 개선 전략

맞춤형 권장을 제공한다. 수면 위생 교육. 규칙적 취침 시간. 침실 환경(어둡고, 시원하고, 조용하게). 카페인과 알코올 제한. 낮잠 조절.

그러나 일반적 조언에서 멈추지 않는다. 개인 패턴을 학습한다. "당신은 카페인에 민감합니다. 오후 2시 이후 커피를 마시면 수면이 나빠집니다." "당신은 저녁 운동 후 수면이 좋아집니다. 저녁 6시 운동을 권장합니다."

일주기 리듬을 개인화한다. 사람마다 크로노타입(Chronotype)이 다르다. 아침형 인간(Lark). 일찍 자고 일찍 일어난다. 저녁형 인간(Owl). 늦게 자고 늦게 일어난다. 유전적으로 결정된다.

사회는 아침형 위주다. 학교와 직장이 일찍 시작한다. 저녁형 인간은 고통받는다. 사회적 시차증(Social jet lag). 생체시계와 사회 시간이 안 맞는다. 만성 수면 부족. 건강이 나빠진다.

AI는 개인의 크로노타입을 파악한다. 수면 일기, 멜라토닌 분비 패턴, 유전자 검사(PER3, CLOCK 유전자). "당신은 저녁형입니다. 이상적 취침 시간은 자정, 기상 시간은 오전 8시입니다."

현실과 이상의 차이를 본다. 사회적 제약 때문에 불가능한가? 점진적 조정을 제안한다. "지금 새벽 1시에 자는데 바로 자정으로 바꾸기 어렵습니다. 2주간 매일 10분씩 앞당겨보세요."

광 치료를 권장한다. 아침 밝은 빛 노출. 일주기 리듬을 앞당긴다. 저녁 어두운 환경. 멜라토닌 분비를 촉진한다. 블루라이트 차단. 스마트폰, 컴퓨터 사용 제한.

4) 수면 무호흡 감지 및 관리

수면 무호흡을 감지한다. 코골이, 무호흡 사건, 산소포화도 저하. 스마트워치나 전용 센서로 추적한다. 의심되면 수면다원검사를 권장한다. 진단받고 치료한다. CPAP(지속적 양압기)가 효과적이다.

CPAP 순응도를 높인다. 많은 사람이 사용을 중단한다. 불편하기 때문이다. AI가 돕는다. 사용 데이터를 추적한다. 문제를 식별한다. 마스크 누출? 압력 불편? 조정한다. 동기를 부여한다. "지난주 5일 사용했어요! 잘하고 있어요. 수면 무호흡이 80% 감소했습니다."

수면과 다른 건강 지표를 연결한다. "수면이 좋았던 날은 혈당 조절도 좋았어요." "수면 부족한 날은 스트레스 점수가 높았어요." 인과관계를 보여준다. 동기를 높인다.

5. 스트레스 : 보이지 않는 적

1) 스트레스의 파괴력

스트레스는 만성질환의 원인이다. 혈압을 올린다. 혈당을 올린다. 염증을 증가시킨다. 면역을 약화시킨다. 우울증을 유발한다. 중독 위험을 높인다.

그런데 스트레스는 주관적이다. 같은 상황도 사람마다 다르게 느낀다. 측정하기 어렵다. "스트레스 얼마나 받으세요?"라고 물으면 대충 답한다. 정확하지 않다.

2) 스트레스의 객관적 측정

객관적 측정이 필요하다. 생리적 지표가 있다. 심박변이도(HRV, Heart Rate Variability)가 유용하다. 심박 간격의 변동이다. 높을수록 좋다. 자율신경이 유연하다. 스트레스에 잘 대응한다. 낮으면 나쁘다. 만성 스트레스 상태다.

스마트워치가 HRV를 측정한다. 24시간 추적한다. 평소 기준선을 안다. 갑자기 낮아지는가? 스트레스 신호다. "오늘 HRV가 평소보다 20% 낮습니다. 스트레스받고 계신가요?"

코티솔 수준도 중요하다. 스트레스 호르몬이다. 아침에 높고 저녁에 낮다(일주기 리듬). 만성 스트레스는 이 리듬을 깬다. 저녁에도 높다. 또는 아침에도 낮다(탈진).

침 코티솔을 측정할 수 있다. 간단하다. 아프지 않다. 집에서 한다. AI가 패턴을 분석한다. 정상인가? 비정상인가? 개입이 필요한가?

행동 패턴도 본다. 스마트폰 사용. 스트레스받으면 사용 패턴이 바뀐다. SNS를 더 자주 확인한다. 밤늦게까지 깨어 있다. 통화가 줄어든다(사회적 철수).

음성 분석도 가능하다. 스트레스는 목소리에 영향을 미친다. 톤이 높아진다. 말이 빨라진다. 또는 느려진다. 목소리가 떨린다. AI가 감지한다.

얼굴 표정도 분석한다. 스마트폰 카메라로. 미간이 좁아지는가? 입꼬리가 내려가는가? 미묘한 변화를 포착한다. 물론 동의가 필요하다. 사생활 보호가 중요하다.

3) 맞춤형 스트레스 관리

이 모든 신호를 통합한다. 실시간 스트레스 수준을 평가한다. "당신의 현재 스트레스 점수는 7/10입니다. 높은 편입니다."

조기 경보를 제공한다. 번아웃이 오기 전에 알린다. "지난 2주간 스트레스 점수가 계속 높습니다. 주의가 필요합니다. 휴식이나 도움을 구하세요."

맞춤형 대처 전략을 제안한다. 스트레스 유형에 따라 다르다. 업무 스트레스? 시간 관리, 우선순위 설정, 위임. 관계 스트레스? 의사소통 기술, 경계 설정. 재정 스트레스? 예산 계획, 전문가 상담.

즉각적 개입도 제공한다. "지금 스트레스가 높습니다. 5분간 호흡 운동을 해보세요." 가이드 호흡. 4초 들이쉬고, 7초 멈추고, 8초 내쉰다. 부교감신경을 활성화한다. 진정된다.

마음챙김 명상을 가르친다. 오디오 가이드. 5분, 10분, 20분 프로그램. 매일 연습한다. 스트레스 대응력이 좋아진다. 연구가 입증했다. 8주 마음챙김 프로그램이 코티솔을 낮추고 HRV를 높였다.

인지행동 기법을 제공한다. 스트레스는 상황 자체보다 해석에서 온다. 왜곡된 생각을 재구성한다. "이번 프레젠테이션을 망치면 모든 게 끝이야" → "완벽하지 않아도 괜찮아. 배울 기회야."

사회적 지원을 연결한다. 혼자 견디지 말라. 친구, 가족, 동료와 나눈다. 전문가 도움도 고려한다. 심리치료, 상담. 필요하면 의뢰한다.

직장 차원 개입도 제안한다. 조직 스트레스가 높은가? 인사팀에 익명으로 피드백. 업무량 조정, 휴가 장려, 유연 근무제.

예방이 최선이다. 회복탄력성을 키운다. 규칙적 운동, 충분한 수면, 건강한 식단, 사회적 연결. 기본이 튼튼하면 스트레스에 강하다.

6. 중독 : 빠지기 전에 막는다

1) 중독은 질병이다

중독은 질병이다. 의지의 문제가 아니다. 뇌 질환이다. 보상 회로가 망가진다. 도파민 시스템이 과활성화된다. 갈망을 조절하지 못한다.

알코올, 약물, 니코틴이 전통적 중독이다. 이제 행동 중독도 문제다. 게임, 도박, 쇼핑, SNS. 뇌 메커니즘은 비슷하다.

조기 발견이 중요하다. 중독이 심해지기 전에. 아직 조절 가능할 때. 그러나 어렵다. 부인한다. "나는 문제 없어." "언제든 끊을 수 있어."

2) AI 기반 조기 감지

객관적 평가가 필요하다. AI가 돕는다. 패턴을 추적한다. 스마트폰 사용 시간. 게임 시간. 음주량(자가 보고 또는 스마트 코스터).

위험 신호를 감지한다. 사용 시간이 점점 증가하는가? 내성이다. 같은 만족을 위해 더 많이 필요하다. 사용을 줄이려 했지만 실패하는가? 조절 불능이다. 사용 때문에 다른 활동을 포기하는가? 우선순위 역전이다.

금단 증상이 있는가? 사용하지 못하면 불안, 초조, 짜증. 생리적 의존이다.

심리적 요인을 평가한다. 우울증, 불안, 트라우마, 만성 스트레스. 중독의 원인이자 결과다. 동시에 다뤄야 한다.

사회적 요인도 본다. 고립, 실업, 관계 문제. 중독을 부른다.

위험도를 계산한다. 가족력이 있는가? 유전적 취약성이다. 일찍 시작했는가? 청소년기 음주나 약물 사용. 뇌 발달에 영향을 미친다. 중독 위험이 3-4배 증가한다.

유전자 검사도 가능하다. DRD2(도파민 수용체) 변이. 보상 민감성이 다르다. ADH, ALDH(알코올 대사 효소) 변이. 알코올 반응이 다르다.

3) 조기 개입 및 재발 방지

조기 개입을 제공한다. 아직 중독이 아니다. 위험 사용(Risky use) 단계다. 지금 막으면 된다.

자가 모니터링을 돕는다. 일기를 쓴다. 언제, 어디서, 왜 사용하는가? 패턴을 인식한다. 촉발 요인(Trigger)을 파악한다. 스트레스? 권태? 사회적 압력?

대체 행동을 제안한다. 촉발 상황에서 다르게 반응한다. 스트레스받으면 술 대신 운동. 심심하면 게임 대신 독서나 산책. 구체적 계획을 세운다. "금요일 저녁 친구들이 술 마시자고 하면, 나는 한 잔만 마시고 탄산수로 바꾼다."

갈망 관리 기술을 가르친다. 갈망은 파도 같다. 올라갔다 내려간다. 10-15분만 견디면 사라진다. Urge surfing 기법. 갈망을 관찰한다. 저항하지 않는다. 그냥 본다. 지나간다.

실시간 지원을 제공한다. 갈망이 올 때 알림을 보낸다. "지금 갈망이 강하죠? 10분만 기다려보세요. 산책을 해보세요. 친구에게 전화하세요." 위기 순간에 돕는다.

커뮤니티를 연결한다. 익명의 알코올중독자 모임(AA), 온라인 지원 그룹. 같은 고민을 하는 사람들. 경험을 나눈다. 외롭지 않다.

전문가 치료를 권장한다. 중등도 이상이면 혼자 힘들다. 중독 전문가, 심리치료사. 인지행동치료, 동기 강화 상담. 필요하면 약물 치료. 날트렉손(알코올 갈망 감소), 바레니클린(니코틴 갈망 감소).

재발 방지가 핵심이다. 중독은 만성 재발 질환이다. 한 번 끊었다고 끝이 아니다. 재발 위험이 계속 있다. 평생 관리다.

AI는 재발 위험을 예측한다. 행동 패턴, 스트레스 수준, 사회적 상황을 모니터링한다. 위험 신호가 보이면 조기 경보. "최근 스트레스가 높고 친구들과의 연락이 줄었습니다. 재발 위험이 증가했습니다. 지원 모임에 참석하세요."

장기 추적을 한다. 1년, 2년, 5년. 계속 격려한다. "술 끊은 지 1년이 되었습니다. 대단한 성취예요!" 성공을 축하한다. 자부심을 느끼게 한다.

7. 행동 변화의 과학

1) 변화 단계 모델

왜 사람들은 바꾸지 못할까? 의지가 약해서? 아니다. 행동 변화는 복잡하다. 과학이 있다.

Transtheoretical Model(변화 단계 모델)을 보자. 행동 변화는 단계적이다.

전숙고 단계(Precontemplation). 문제를 인식하지 못한다. "나는 괜찮아."

숙고 단계(Contemplation). 문제를 인식한다. 변화를 생각한다. 그러나 결심하지 못한다. "언젠가는 해야지."

준비 단계(Preparation). 변화를 결심한다. 계획을 세운다. "다음 주 월요일부터 시작하자."

행동 단계(Action). 실제로 실행한다. 새로운 행동을 한다.

유지 단계(Maintenance). 새 행동을 계속한다. 6개월 이상. 습관이 된다.

각 단계마다 필요한 개입이 다르다. 전숙고 단계에는? 교육이다. 문제를 인식시킨다. "흡연이 폐암 위험을 10배 높입니다."

숙고 단계에는? 동기 강화다. 변화의 이득을 강조한다. "금연하면 1년 후 심장병 위험이 절반으로 줄어듭니다."

준비 단계에는? 구체적 계획이다. "어떻게 시작할까요? 금연 날짜를 정하세요. 담배를 모두 버리세요. 니코틴 패치를 준비하세요."

행동 단계에는? 실행 지원이다. 장애물을 해결한다. 갈망을 관리한다. 대체 행동을 제공한다.

유지 단계에는? 재발 방지다. 위험 상황을 식별한다. 대처 전략을 준비한다.

AI는 개인이 어느 단계에 있는지 파악한다. 질문과 행동 패턴으로. 단계별 맞춤 개입을 제공한다. 효율적이다. 효과적이다.

2) Fogg 행동 모델

Fogg Behavior Model도 유용하다. 행동은 3요소가 동시에 필요하다.

동기(Motivation). 하고 싶다. 이득을 본다. 중요하다고 느낀다.

능력(Ability). 할 수 있다. 쉽다. 자원이 있다.

촉발(Prompt). 지금 하라는 신호. 알림, 맥락, 타이밍.

세 가지가 동시에 높을 때 행동이 일어난다. 하나라도 부족하면? 안 한다.

예를 들어보자. 운동하기. 동기는 있다. 건강해지고 싶다. 그러나 능력이 부족하다. 시간이 없다. 어떻게 하는지 모른다. 또는 촉발이 없다. 잊어버린다.

AI는 어떤 요소가 부족한지 파악한다. 그것을 보완한다. 동기가 부족한가? 개인화된 이득을 보여준다. "운동하면 당신의 혈당이 20% 개선될 것입니다."

능력이 부족한가? 쉽게 만든다. "하루 5분 걷기부터 시작하세요. 집 앞 공원 한 바퀴만." 장벽을 낮춘다.

촉발이 부족한가? 알림을 보낸다. 적절한 시간에. "지금 점심 먹었죠? 10분 산책 어때요?" 맥락에 맞춘다.

3) 습관 형성의 메커니즘

습관 형성도 중요하다. 새 행동을 습관으로 만들어야 지속된다. 습관은 자동적이다. 생각 안 해도 한다. 의지력이 필요 없다.

습관 루프가 있다. 신호(Cue) → 행동(Routine) → 보상(Reward).

신호 : 특정 맥락. 시간, 장소, 기분, 선행 행동.

행동 : 하는 것.

보상 : 얻는 것. 즐거움, 안도감, 성취감.

예를 들어 이 닦기. 신호 : 아침에 일어난다. 행동 : 이를 닦는다. 보상 : 상쾌함. 반복되면 습관이 된다. 생각 안 해도 이를 닦는다.

새 습관을 만들려면? 명확한 신호를 설정한다. "아침 커피를 마신 후에" 같은 기존 습관에 연결한다(Habit stacking). 즉각적 보상을 만든다. 작은 것이라도. 체크리스트에 표시하는 것만으로도 보상이다.

AI는 습관 형성을 돕는다. 신호를 제안한다. 진행을 추적한다. 연속 일수를 보여준다. "15일 연속! 습관이 되어가고 있어요." 보상을 제공한다. 칭찬, 배지, 포인트.

4) 넛지와 사회적 영향

행동경제학의 넛지(Nudge)도 활용한다. 선택 설계. 기본 옵션(Default)을 건강한 것으로. 선택지를 단순화한다. 시각적으로 두드러지게 한다.

예를 들어 식당 메뉴. 건강한 옵션을 먼저 배치한다. 크게 표시한다. 추천 표시를 붙인다. 사람들이 더 많이 선택한다.

AI는 디지털 넛지를 설계한다. 앱 인터페이스, 알림 타이밍, 메시지 내용. 작은 변화가 큰 효과를 낸다.

사회적 영향도 강력하다. 주변 사람이 하면 나도 한다. 규범이 행동을 이끈다. AI는 사회적 비교를 제공한다. "비슷한 나이 사람들의 70%가 주 3회 이상 운동합니다."

경쟁과 협력을 활용한다. 친구들과 챌린지. 팀으로 목표 달성. 함께하면 더 잘한다.

8. 행동 변화의 미래

행동 변화는 어렵다. 그러나 불가능하지 않다. 과학적 원리를 적용하면 된다. AI는 이 원리들을 대규모로 개인화해서 적용한다. 각자에게 맞는 방법을. 적절한 시기에. 효과적으로.

이것이 AI 기반 행동 변화의 힘이다. 단순한 조언이 아니다. 실행 가능한 계획이다. 실시간 지원이다. 지속 가능한 변화다. 개인 맞춤형 건강 코치가 24시간 함께한다. 당신의 건강 목표를 달성하도록 돕는다.

톰처럼 좌절할 필요가 없다. AI는 당신이 어디에 있는지 안다. 무엇이 필요한지 안다. 어떻게 도울지 안다. 함께 걸어간다. 한 걸음씩. 지속 가능하게. 당신의 건강을 바꾼다. 삶을 바꾼다.

다음 장에서는 이러한 개인 맞춤 예방이 어떻게 인구 집단 전체의 건강을 향상시키는지, 공중보건과 AI의 만남을 살펴보겠다.

3

환경과 공중보건

1. 보이지 않는 위협

1) 베이징의 교훈

2013년 겨울, 베이징. 대기오염이 역대 최악이었다. PM2.5 농도가 900μg/m^3를 넘었다. WHO 권장 기준의 36배였다. 하늘이 보이지 않았다. 낮에도 어두웠다. 사람들이 마스크를 쓰고 다녔다. 병원 응급실이 호흡기 환자로 가득 찼다.

정부는 비상 조치를 발동했다. 학교 휴교. 공장 가동 중단. 차량 운행 제한. 그러나 늦었다. 피해는 이미 발생했다. 단기 노출만으로도 심근경색, 뇌졸중, 천식 악화가 증가했다.

더 큰 문제는 장기 영향이다. 만성 노출은 폐암, 만성 폐쇄성 폐질환(COPD), 심혈관질환, 치매 위험을 높인다. 수명을 단축시킨다.

연구에 따르면 PM2.5가 10μg/m³ 증가할 때마다 기대 수명이 0.6년 감소한다.

대기오염은 전 세계 문제다. WHO 추정에 따르면 연간 700만 명이 대기오염으로 조기 사망한다. 암보다 많다. 그러나 눈에 보이지 않는다. 서서히 진행된다. 덜 주목받는다.

개인은 무력하다고 느낀다. 공기를 선택할 수 없다. 숨을 쉬어야 산다. 어쩔 수 없다고 생각한다.

그러나 할 수 있는 것이 있다. 노출을 줄일 수 있다. 고위험 시간대를 피할 수 있다. 실내 공기를 정화할 수 있다. 개인 보호를 할 수 있다. AI가 이것을 돕는다.

2. 숨쉬는 공기를 알다

1) 대기질의 시공간적 변화

대기 질은 시간과 장소에 따라 급격히 변한다. 같은 도시 안에서도 구역마다 다르다. 교통량이 많은 도로변이 나쁘다. 공원은 좋다. 시간대도 중요하다. 출퇴근 시간에 나쁘다. 새벽과 늦은 밤은 좋다.

날씨가 영향을 미친다. 바람이 불면 오염물질이 흩어진다. 좋아진다. 고기압이 정체하면 나빠진다. 비가 오면 씻겨 내려간다. 일시적으로 좋아진다.

전통적으로 대기질 정보는 대략적이었다. 도시별, 구별 평균치. 실시간이 아니다. 한두 시간 전 데이터다. 개인 위치와 맞지 않는다.

2) AI 기반 초정밀 대기질 예측

AI 기반 대기질 예측이 혁명을 일으키고 있다. 고밀도 센서 네트워크를 구축한다. 정부 측정소뿐 아니라 민간 센서도 활용한다. 개인이 설치한 저가 센서. 수천, 수만 개가 실시간 데이터를 보낸다.

위성 데이터를 통합한다. 대기 에어로졸, 미세먼지, 이산화질소를 우주에서 관측한다. 넓은 지역을 커버한다.

교통 데이터를 추가한다. 차량 흐름, 정체 구간. 배기가스 배출을 추정한다.

기상 데이터를 결합한다. 풍향, 풍속, 온도, 습도, 대기 안정도. 오염물질 확산을 모델링한다.

산업 배출 데이터도 고려한다. 공장, 발전소. 언제 얼마나 배출하는가.

AI는 이 모든 데이터를 통합한다. 기계학습 모델을 훈련한다. 과거 패턴을 학습한다. 시공간적 상관관계를 파악한다. 예측 모델을 만든다.

초단기 예측을 제공한다. 다음 1시간, 3시간, 6시간 대기질. 거리 단위, 동네 단위로. "당신 집 앞 PM2.5는 현재 35μg/m³, 2시간 후 55μg/m³로 악화될 것입니다."

정확도가 높다. 전통적 모델보다 오차(RMSE) 20-30% 감소되었다. 특히 급격한 변화를 잘 예측한다.

3) 개인 맞춤 노출 관리

개인 맞춤 권장을 제공한다. 취약 집단을 고려한다. 어린이, 노인, 임산부, 호흡기 질환자, 심혈관 질환자. 같은 오염 수준에도 영향이 다르다. 더 조심해야 한다.

"오후 3-5시 PM2.5가 나쁨 수준입니다. 당신은 천식이 있으므로 야외 활동을 피하세요. 실내에서 운동하세요."

최적 활동 시간을 제안한다. "오전 7-9시와 저녁 8시 이후가 대기질이 좋습니다. 이 시간에 조깅하세요."

경로를 최적화한다. 출근길을 선택할 때. A 경로는 빠르지만 대로변이다. 오염이 심하다. B 경로는 조금 멀지만 공원을 지난다. 공기가 좋다. "오늘은 B 경로를 추천합니다. 5분 더 걸리지만 PM2.5 노출이 40% 적습니다."

실내 공기도 관리한다. 외부가 나쁘면 창문을 닫으라고 알린다. 공기청정기를 켜라고 알린다. 적절한 시간에 환기하라고 알린다. "지금 외부 공기가 좋아졌습니다. 10분간 환기하세요."

4) 장기 노출 추적 및 건강 영향 예측

장기 노출을 추적한다. 개인 이동 패턴을 분석한다. GPS 데이터로. 어디서 얼마나 시간을 보내는가? 집, 직장, 통근로. 각 장소의 대기질 이력을 본다.

누적 노출을 계산한다. "지난 달 당신의 평균 PM2.5 노출은 45μg/m³였습니다. 권장 기준의 4.5배입니다. 건강 위험이 증가합니다. 가능하면 노출을 줄이세요."

고위험 지역을 식별한다. "당신이 매일 지나는 ○○ 교차로는 PM2.5가 매우 높습니다. 가능하면 다른 경로를 이용하세요."

건강 영향을 예측한다. 개인 건강 상태, 노출 수준, 취약성을 통합한다. "현재 노출 수준이 계속되면 10년 후 COPD 발생 위험이 15%입니다. 노출을 절반으로 줄이면 8%로 감소합니다."

동기를 부여한다. 노력의 효과를 보여준다. "지난 주 권장사항을 따라 노출이 30% 감소했습니다. 잘하고 있어요!"

3. 기후변화 : 건강의 새로운 위협

1) 폭염의 치명성

기후변화는 먼 미래 문제가 아니다. 지금, 여기의 건강 문제다. 폭염, 한파, 홍수, 가뭄, 산불. 빈도가 증가한다. 강도가 세진다.

폭염이 가장 직접적이다. 2003년 유럽 폭염은 7만 명을 죽였다. 2010년 러시아 폭염은 5만 5천 명. 2021년 북미 폭염은 수백 명. 앞으로 더 심해질 것이다.

폭염은 열사병을 일으킨다. 직접 사망 원인이다. 그러나 간접 영향이 더 크다. 심혈관계에 부담을 준다. 심근경색, 부정맥, 심부전이 증가한다. 신장 기능이 악화된다. 탈수가 온다.

취약 집단이 있다. 노인, 만성 질환자, 야외 노동자, 저소득층(에어컨 없음), 고립된 사람. 이들이 가장 위험하다.

2) AI 기반 폭염 조기 경보

AI는 폭염 조기 경보 시스템을 개선한다. 기상 예측과 건강 데이터를 통합한다. 과거 폭염 시 사망률, 응급실 방문, 입원 패턴을 학습한다. 기온뿐 아니라 습도, 일조 시간, 바람을 고려한다. 체감 온도, 열지수를 계산한다.

지역별 취약성을 평가한다. 노인 인구 비율, 에어컨 보급률, 녹지 비율, 도시 열섬 효과. "이 지역은 폭염 취약도가 높습니다. 집중 모니터링이 필요합니다."

개인별 위험도를 계산한다. 나이, 건강 상태, 약물 복용(이뇨제는 탈수 위험), 주거 환경, 사회적 지원. "당신은 폭염 고위험군입니다. 특별 주의가 필요합니다."

맞춤 권장을 제공한다. "내일 체감온도 40도 예상. 정오~오후 4시 외출을 피하세요. 에어컨을 켜세요. 물을 자주 마시세요. 어지럽거나 두통이 있으면 즉시 시원한 곳으로 가세요."

고위험 개인을 추적한다. 매일 안부를 확인한다. 전화나 앱으로. "오늘 어떠세요? 괜찮으세요?" 응답이 없으면? 이웃이나 복지사에게 알린다. 방문을 요청한다.

냉방 센터를 안내한다. 에어컨이 없는 사람을 위해. 공공 도서관, 커뮤니티 센터, 쇼핑몰. "가까운 냉방 센터는 ○○ 도서관입니다. 1km 거리. 오전 9시~오후 9시 운영."

3) 감염병 확산 예측

질병 예측도 가능하다. 기후변화로 감염병 분포가 바뀐다. 모기 매개 질병이 확산된다. 뎅기열, 지카, 치쿤구니야. 전에는 열대 지역에만 있었다. 이제 온대 지역으로 확산된다. 기온 상승으로 모기 서식지가 넓어진다.

AI는 질병 확산을 예측한다. 기온, 강수량, 습도 데이터를 본다. 모기 번식 조건을 모델링한다. 이동 패턴을 추적한다. 여행자, 무역. "올해 여름 ○○ 지역에 뎅기열 위험이 증가합니다. 방문 시 모기 기피제를 사용하세요."

조기 경보를 제공한다. 지역사회 차원에서. 방역 당국이 준비한다. 모기 방제를 강화한다. 주민 교육을 한다.

식품 안전도 영향을 받는다. 기온 상승으로 식중독균 번식이 증가한다. 수인성 질병이 늘어난다. 홍수로 수질이 오염된다.

AI는 식중독 발생을 예측한다. 기온, 습도, 식품 유통 데이터를 통합한다. "이번 주 고온다습. 살모넬라 식중독 위험 증가. 식품 보관에 주의하세요."

장기적으로 영양실조, 전염병, 정신건강 문제도 증가할 것이다. 농작물 수확 감소, 물 부족, 강제 이주. 기후변화의 건강 영향은 광범위하다.

AI 기반 예측 모델은 정책 결정을 돕는다. 어느 지역이 가장 취약한가? 어떤 개입이 가장 효과적인가? 자원을 어디에 배분할 것인가? 데이터 기반 결정을 가능하게 한다.

4. 일터의 숨은 위험

1) 직업 환경의 건강 영향

직업 환경은 건강에 큰 영향을 미친다. 하루 8시간 이상을 일터에서 보낸다. 유해 요인에 노출된다. 화학물질, 분진, 소음, 진동, 방사선, 생물학적 위험, 인간공학적 위험, 심리사회적 스트레스.

일부는 명백하다. 석면 노출은 폐암을 일으킨다. 납 노출은 신경 손상을 일으킨다. 고강도 소음은 청력 손실을 일으킨다. 규제가 있다. 보호 장비를 쓴다.

그러나 많은 위험은 미묘하다. 낮은 수준 노출. 장기간에 걸쳐 누적된다. 여러 요인의 복합 작용. 개인차가 크다. 같은 노출에도 어떤 사람은 괜찮고 어떤 사람은 병에 걸린다.

2) 웨어러블 기반 실시간 모니터링

AI는 직업 환경 모니터링을 개인화한다. 웨어러블 센서가 실시간 노출을 측정한다. 공기 중 화학물질, 분진 농도. 소음 수준. 진동 강도. 온도, 습도. 신체 부하(들기, 구부리기, 반복 동작).

개인별 노출 프로파일을 작성한다. 누적 노출을 계산한다. "이번 주 당신의 평균 소음 노출은 87dB였습니다. 허용 기준 85dB를 초과했습니다. 청력 손상 위험이 있습니다. 귀마개를 착용하세요."

건강 영향을 예측한다. 노출 수준, 기간, 개인 취약성(나이, 기저질환, 유전자)을 통합한다. "현재 노출 수준이 계속되면 10년 후 소음성 난청 발생 위험이 30%입니다."

조기 건강 변화를 감지한다. 정기 건강검진 데이터를 분석한다. 폐기능, 청력, 혈액 검사, 신경 기능. 미묘한 감소 추세를 포착한다. "당신의 폐기능(FEV1)이 지난 2년간 5% 감소했습니다. 예상보다 빠릅니다. 분진 노출과 관련 있을 수 있습니다. 추가 검사를 권장합니다."

3) 작업 환경 최적화

작업 환경 개선을 제안한다. 공학적 대책. 환기 개선, 차폐 설치, 공정 변경. 관리적 대책. 작업 시간 조정, 교대 근무, 휴식 시간 증가. 개인 보호구. 적절한 선택과 착용.

AI는 최적 개입을 찾는다. 비용, 효과, 실행 가능성을 고려한다. "작업대 높이를 5cm 낮추면 허리 부담이 30% 감소합니다. 비용은 적고 효과는 큽니다."

인간공학적 위험도 중요하다. 반복 동작, 강제 자세, 무거운 물건 들기. 근골격계 질환을 일으킨다. 허리 통증, 목 통증, 손목터널증후군. 가장 흔한 직업병이다.

컴퓨터 비전과 자세 추적 기술이 발전했다. 카메라로 작업자 움직임을 본다. AI가 자세를 분석한다. 위험한 자세를 감지한다. 실시간으로 경고한다. "허리를 너무 구부렸습니다. 무릎을 굽히고 물건을 드세요."

누적 부담을 계산한다. "오늘 허리 굽히기 동작을 120회 했습니다. 권장 한계를 초과했습니다. 휴식이 필요합니다."

예방 운동을 추천한다. 작업으로 긴장된 근육을 이완한다. 약해진 근육을 강화한다. "당신 작업은 목과 어깨에 부담을 줍니다. 이 스트레칭 5가지를 매일 하세요."

4) 심리사회적 위험 관리

심리사회적 위험도 다룬다. 업무 스트레스, 장시간 근무, 괴롭힘, 직무 불안정. 정신건강에 영향을 미친다. 우울증, 불안, 번아웃. 신체 건강도 나빠진다.

AI는 조직 수준 패턴을 분석한다. 익명화된 데이터로. 어느 부서가 스트레스가 높은가? 이직률, 병가, 생산성 저하. 조기 경보를 제공한다. 인사 부서가 개입한다. 업무 재배분, 지원 프로그램, 상담 서비스.

5. 불평등한 건강

1) 건강 격차의 현실

건강은 평등하지 않다. 부유한 동네와 가난한 동네. 기대 수명이 10-20년 차이 난다. 같은 도시 안에서도. 만성질환 유병률이 2-3배 차이 난다. 왜 그럴까?

사회경제적 결정 요인(Social Determinants of Health)이다. 소득, 교육, 직업, 주거, 환경, 사회적 지원. 이것들이 건강을 결정한다. 의료 접근성보다 더 중요하다.

저소득층은 건강에 불리한 환경에 산다. 대기오염이 심한 지역. 소음이 많은 곳. 녹지가 없다. 건강 식품 접근이 어렵다(Food desert). 편의점만 많다. 가공식품, 인스턴트식품. 신선한 채소와 과일은 비싸다.

안전하지 않다. 범죄율이 높다. 밤에 산책할 수 없다. 운동할 장소가 없다. 스트레스가 높다. 일자리가 불안정하다. 의료비 부담이 크다.

교육 수준도 영향을 미친다. 건강 정보 이해력(Health literacy)이 낮다. 예방의 중요성을 모른다. 질병 관리를 잘 못 한다.

결과는 명백하다. 저소득층, 저학력층이 모든 질병 위험이 높다. 일찍 죽는다. 건강 격차(Health disparity)다. 정의롭지 않다. 노력으로 해결할 수 없다. 구조적 문제다.

2) 정밀 공중보건의 접근

정밀 공중보건(Precision Public Health)은 이것을 다룬다. 인구집단을 세분화한다. 지역별, 인구 특성별로. 문제를 정확히 파악한다. 맞춤형 개입을 설계한다.

AI가 핵심 도구다. 다양한 데이터를 통합한다. 인구조사, 건강보험 청구, 전자의무기록, 사망 기록, 환경 데이터, 경제 지표, 교육 통계. 빅데이터 분석이다.

건강 격차를 시각화한다. 지도로 표현한다. Heat map. 어느 지역이 당뇨병 유병률이 높은가? 어느 동네가 흡연율이 높은가? 한눈에 본다.

근본 원인을 파악한다. 단순히 질병 분포만 보지 않는다. 사회경제적 요인을 함께 본다. "이 지역은 당뇨병이 높다. 그러나 의료 접근성은 나쁘지 않다. 문제는 식품 환경이다. 건강 식품 판매점이 없다. 패스트푸드점만 많다."

취약 집단을 식별한다. 중첩된 불이익(Intersectionality). 저소득이면서 소수인종이면서 장애가 있다. 여러 취약성이 겹친다. 건강 위험이 기하급수적으로 증가한다.

AI는 이런 집단을 찾아낸다. "이 집단은 당뇨병 위험이 평균의 4배입니다. 집중 개입이 필요합니다."

3) 다층적 맞춤 개입

맞춤형 개입을 설계한다. 일률적 캠페인이 아니다. "운동하세요"라고 포스터를 붙이는 것이 아니다. 구체적이고 실행 가능한 것.

식품 환경을 개선한다. 건강 식품 판매점을 유치한다. 보조금을 준다. 파머스 마켓을 개최한다. 학교 급식을 개선한다.

물리적 환경을 개선한다. 안전한 보행로를 만든다. 공원을 조성한다. 가로등을 설치한다. 운동 시설을 짓는다. 무료나 저렴하게.

교육과 지원을 제공한다. 언어 장벽을 고려한다. 다국어 자료. 문화적으로 적절하게. 커뮤니티 건강 워커(Community Health Worker). 같은 배경을 가진 사람. 신뢰를 쌓는다. 집으로 찾아간다.

의료 접근성을 높인다. 동네 클리닉. 이동 진료소. 원격진료. 교통편 제공. 진료비 지원.

효과를 모니터링한다. 실시간으로. 격차가 줄어드는가? A 개입이 효과적인가? B 개입은? 데이터로 확인한다. 작동하는 것을 확대한다. 안 되는 것을 바꾼다.

6. 예방접종의 새로운 과학

1) 백신 반응의 개인차

백신은 가장 성공적인 공중보건 개입이다. 천연두를 근절했다. 소아마비를 거의 퇴치했다. 홍역, 디프테리아, 파상풍, 백일해로 인한 사망을 극적으로 줄였다. 연간 수백만 명의 생명을 구한다.

그러나 여전히 과제가 있다. 모든 사람이 백신에 똑같이 반응하지 않는다. 어떤 사람은 항체가 많이 생긴다. 오래 지속된다. 어떤 사람은 반응이 약하다. 금방 사라진다. 왜 그럴까?

나이가 중요하다. 노인은 면역 반응이 약하다. 면역 노화(Immunosenescence). 같은 백신을 맞아도 젊은 사람보다 효과가 적다. 인플루엔자 백신 효과가 젊은이는 70-90%, 노인은 30-50%밖에 안 된다.

면역 상태도 영향을 미친다. 면역 억제 환자. 암 치료 중, 장기 이식 후, 자가면역질환으로 면역억제제 복용 중. 백신 반응이 현저히 떨어진다.

유전자도 관여한다. HLA(Human Leukocyte Antigen) 유전자가 면역 반응을 결정한다. 특정 HLA 타입은 백신 반응이 좋다. 다른 타입은 나쁘다.

과거 감염력도 영향을 미친다. 교차 면역(Cross-immunity). 유사한 병원체에 노출된 적이 있으면 백신 반응이 더 좋다. 또는 나쁠 수 있다(Original antigenic sin).

영양 상태, 장내 미생물, 스트레스, 수면. 모든 것이 영향을 미친다.

2) AI 기반 백신 반응 예측 및 최적화

AI는 개인별 백신 반응을 예측한다. 나이, 성별, 건강 상태, 약물, 과거 백신 반응, 유전자 정보를 통합한다. "당신은 인플루엔자 백신 반응이 평균 이하로 예상됩니다. 고용량 백신이나 보조제(Adjuvant) 첨가 백신을 고려하세요."

항체 검사를 권장한다. 백신 접종 후 항체가 충분히 생겼는가? 확인한다. 부족하면? 추가 접종을 한다.

접종 시기를 최적화한다. 인플루엔자 백신을 예로 들어보자. 너무 일찍 맞으면? 항체가 감소한다. 유행기(12-2월)에 보호가 약해진다. 너무 늦으면? 유행이 시작되기 전에 항체 형성이 안 된다.

AI는 개인별 최적 시기를 제안한다. 항체 지속 기간, 지역 유행 패턴, 개인 위험도를 고려한다. "당신은 항체 감소가 빠릅니다. 10월 말에 접종하세요."

이상반응 위험도 예측한다. 대부분 백신은 안전하다. 그러나 드물게 중증 이상반응이 있다. 알레르기 반응(Anaphylaxis), 길랑-바레 증후군, 심근염(mRNA 백신).

개인 위험 요인이 있다. 과거 알레르기 병력, 자가면역질환, 특정 약물 복용. AI가 위험도를 평가한다. 고위험이면 병원에서 접종. 관찰 시간을 늘린다. 또는 대체 백신을 사용한다.

3) 집단면역 및 백신 주저 대응

집단면역 모델링도 중요하다. 충분한 사람이 접종받으면 집단면역(Herd immunity)이 형성된다. 바이러스 전파가 차단된다. 접종받지 못한 사람(영아, 면역억제 환자)도 간접 보호를 받는다.

임계치가 있다. 질병마다 다르다. 홍역은 95% 이상 접종률이 필요하다. 전염성이 매우 높기 때문이다. 인플루엔자는 70-80%면 충분하다.

AI는 지역별 접종률을 모니터링한다. 임계치 이하로 떨어지는가? 발병 위험이 증가한다. 경보를 발령한다. 접종 캠페인을 강화한다.

취약 지역을 식별한다. 접종률이 낮은 동네. 왜 그럴까? 접근성 문제? 백신 주저(Vaccine hesitancy)? 원인별 맞춤 대응을 한다.

백신 주저는 큰 문제다. WHO가 10대 건강 위협 중 하나로 꼽았다. 백신을 거부하거나 망설인다. 이유가 다양하다. 안전성 우려, 종교적 신념, 음모론, 정보 부족, 불신.

AI는 백신 주저 패턴을 분석한다. 소셜미디어, 설문조사 데이터를 본다. 어떤 집단이 주저하는가? 왜 주저하는가? 어떤 메시지가 효과적인가?

맞춤형 소통 전략을 개발한다. 안전성을 우려하는 사람에게는? 과학적 증거를 제시한다. 대규모 연구 결과. 수십억 명이 안전하게 접종받았다.

음모론을 믿는 사람에게는? 직접 반박이 역효과다. 대신 신뢰할 수 있는 전달자를 찾는다. 커뮤니티 리더, 종교 지도자, 의사.

정보가 부족한 사람에게는? 교육을 제공한다. 쉽게. 명확하게. 그들의 언어로.

효과를 측정한다. 접종률이 올라가는가? 안 올라가는가? 전략을 조정한다. 지속적 개선이다.

7. 건강하게 늙어가기

1) 생물학적 나이의 측정

인구 고령화는 전 세계 추세다. 2050년이면 60세 이상 인구가 20억 명을 넘을 것이다. 전체 인구의 22%다. 한국은 더 빠르다. 이미 초고령사회다.

고령화 자체는 문제가 아니다. 오래 사는 것은 축복이다. 문제는 질병과 장애를 안고 오래 사는 것이다. 만성질환, 인지 저하, 신체 기능 감소, 의존.

목표는 건강 수명(Healthspan)을 늘리는 것이다. 단순히 오래 사는 것(Lifespan)이 아니라. 건강하게, 독립적으로, 활동적으로 사는 기간. 압축 이환(Compression of morbidity). 질병을 가능한 한 늦게, 짧게.

실제 나이와 생물학적 나이는 다르다. 같은 70세라도 어떤 사람은 건강하고 활력 있다. 어떤 사람은 허약하고 질병이 많다. 생물학적으로 60세 vs 80세인 것이다.

생물학적 나이를 측정할 수 있을까? 있다. 여러 바이오마커가 개발되었다. 염색체 끝의 텔로미어(Telomere) 길이. 짧을수록 노화가 진행됐다. DNA 메틸화 패턴. 특정 부위 메틸화가 나이와 상관된다. Horvath 시계, Hannum 시계 같은 알고리즘이 개발됐다.

혈액 바이오마커도 있다. 염증 지표(CRP, IL-6), 대사 지표(혈당, 인슐린 저항성), 호르몬(DHEA, IGF-1), 신장 기능, 간 기능.

신체 기능 평가도 중요하다. 보행 속도, 악력, 균형, 체력. 감소하면 노쇠(Frailty)의 신호다.

인지 기능 평가. 기억, 주의력, 집행 기능. 감소 추세를 포착한다.

AI는 이 모든 데이터를 통합한다. 생물학적 나이를 계산한다. "당신의 실제 나이는 70세이지만 생물학적 나이는 62세입니다. 평균보다 8년 젊습니다. 잘하고 있어요!"

역으로 생물학적 나이가 높으면? "생물학적 나이가 78세입니다. 실제보다 8년 늙었습니다. 개선이 필요합니다."

노화 속도도 측정한다. 1년에 생물학적으로 몇 년 늙는가? 정상은 1:1이다. 어떤 사람은 0.8년만 늙는다. 노화가 느리다. 어떤 사람은 1.2년 늙는다. 빠르다.

2) 노쇠 예방 및 다질환 관리

개입을 개인화한다. 무엇이 당신의 노화를 가속하는가? 염증이 높은가? 항염증 식단(지중해식). 오메가-3 섭취. 규칙적 운동.

인슐린 저항성이 높은가? 당 섭취 줄이기. 간헐적 단식. 운동.

텔로미어가 짧은가? 스트레스 관리. 충분한 수면. 운동. 금연.

노쇠를 예방한다. 노쇠는 가역적이다. 초기에 개입하면 되돌릴 수 있다. 늦으면 어렵다.

노쇠 위험을 조기에 감지한다. Fried 기준을 사용한다. 5가지 항목. 의도하지 않은 체중 감소, 피로감, 보행 속도 저하, 악력 감소, 신체 활동 감소. 3개 이상이면 노쇠. 1-2개면 전노쇠(Pre-frail).

전노쇠 단계에서 개입한다. 운동이 가장 효과적이다. 저항 운동(근력 강화). 유산소 운동(체력). 균형 운동(낙상 예방).

영양도 중요하다. 단백질 섭취. 노인은 근육 합성 능력이 떨어진다. 더 많은 단백질이 필요하다. 체중 kg당 1.2-1.5g. 비타민 D. 칼슘.

사회적 참여를 독려한다. 고립은 노쇠를 가속한다. 우울증을 유발한다. 인지 기능을 저하시킨다. 커뮤니티 활동, 자원봉사, 취미 모임. 연결되어 있다.

다질환 동반이환(Multimorbidity)을 관리한다. 노인은 여러 만성질환을 동시에 갖는다. 고혈압, 당뇨병, 관절염, 심부전, COPD. 복잡하다. 약물이 많다. 상호작용이 있다.

AI는 통합 관리를 돕는다. 모든 질환과 약물을 본다. 우선순위를 정한다. 어느 것이 가장 중요한가? 어느 것이 삶의 질에 가장 영향을 미치는가?

약물을 최적화한다. 불필요한 약을 줄인다. Deprescribing. 10개 약을 먹는데 정말 다 필요한가? 부작용과 이득을 재평가한다. 안전하게 줄인다.

목표를 개인화한다. 90세 노인에게 혈압 120/80이 필요한가? 너무 엄격하다. 어지럽고 낙상 위험이 증가한다. 140/90 정도로 완화한다. 안전하고 현실적이다.

기능 독립성을 최우선으로 한다. 실험실 수치보다 중요하다. 혼자 옷 입기, 식사하기, 화장실 가기, 이동하기. 이것을 유지하는 것이 목표다.

AI는 종합적 노인 평가(Comprehensive Geriatric Assessment)를 디지털화한다. 신체, 인지, 정서, 사회, 환경. 모든 영역을 평가한다. 문제를 식별한다. 다학제 계획을 세운다.

8. 예방의학의 미래

예방의학의 미래는 밝다. 기술이 발전한다. AI가 진화한다. 데이터가 축적된다. 더 정확한 위험 예측. 더 조기 질병 발견. 더 개인화된 개입.

그러나 기술만으로는 부족하다. 건강의 사회적 결정 요인을 다뤄야 한다. 불평등을 줄여야 한다. 모든 사람이 건강할 기회를 가져야 한다.

환경을 개선해야 한다. 깨끗한 공기, 안전한 물, 건강한 식품, 활동적인 공간. 이것이 기본이다.

공동체를 강화해야 한다. 연결, 지원, 신뢰. 이것이 건강을 지킨다.

AI는 이 모든 노력을 증폭시킨다. 데이터를 통합하고, 패턴을 발견하고, 최적 전략을 찾는다. 그러나 실행은 사람이 한다. 정책 입안자, 의료인, 커뮤니티 리더, 그리고 우리 모두.

예방의학은 모두의 일이다. 건강은 병원에서만 만들어지지 않는다. 일상에서 만들어진다. 우리가 먹는 것, 움직이는 것, 숨쉬는 것, 자는 것, 연결되는 것. 모든 순간의 선택이 건강을 만든다.

AI는 더 나은 선택을 돕는다. 정보를 제공하고, 동기를 부여하고, 장애물을 제거한다. 그러나 선택은 우리의 것이다. 그리고 그 선택이 미래를 만든다. 우리의 건강한 미래를.

5부

AI 시대 의료교육과 의료인력, 의료환경의 변화

1

의료교육의 패러다임 전환

1. 의대생이 된다는 것

마래의 의과대학 1학년 강의실. 해부학 첫 수업이다. 그러나 시신은 없다. 학생들은 VR 헤드셋을 쓰고 있다. 가상 현실 속에서 완벽한 3D 인체가 눈앞에 펼쳐진다.

“오늘은 심장을 해부하겠습니다.” 교수의 목소리가 들린다. 학생들은 가상의 메스를 든다. 흉곽을 연다. 심장이 보인다. 뛰고 있다. 혈류가 흐른다. 색깔로 표시된다. 빨간색은 동맥혈, 파란색은 정맥혈.

확대할 수 있다. 심장 판막을 클로즈업한다. 판막이 열리고 닫힌다. 병변을 추가한다. 대동맥 판막 협착증. 판막이 좁아져 있다. 혈류가 제한된다. 좌심실이 비대해진다. 병리를 실시간으로 본다.

학생 하나가 질문한다. “관상동맥은 어디서 기시하나요?” AI 교수 보조가 즉시 답한다. 대동맥 기시부가 강조된다. 좌우 관상동맥이 표시된다. 주행 경로가 애니메이션으로 보여진다.

각자 속도대로 학습한다. 이해가 빠른 학생은 더 복잡한 병변을 탐구한다. 시간이 필요한 학생은 기본을 반복한다. 개인 맞춤 학습이다.

시뮬레이션도 한다. 급성 심근경색 환자. 응급실로 들어온다. 학생이 초기 처치를 한다. 산소 투여, 정맥 확보, 심전도 촬영. 실수하면? 환자 상태가 악화된다. 심정지가 온다. 그러나 가상이다. 다시 할 수 있다. 배운다.

이것이 새로운 의학 교육이다. 전통적 방식과 완전히 다르다. 강의실에서 듣기만 하지 않는다. 책만 보지 않는다. 경험한다. 실수한다. 반복한다. 완벽해질 때까지.

AI가 이것을 가능하게 한다. 가상 환자를 만든다. 맞춤형 커리큘럼을 설계한다. 진행을 평가한다. 피드백을 제공한다. 교수는 안내자가 된다. 지식 전달자가 아니라.

2. 의학 교육의 위기

전통적 의학 교육은 19세기 모델이다. Flexner Report(1910)가 현대 의학 교육의 기초를 놓았다. 2년 기초 의학(해부학, 생리학, 약리학), 2년 임상 실습. 표준화되었다. 효과적이었다. 100년 넘게 유지되었다.

그러나 한계가 드러났다. 지식 폭발이 문제다. 배워야 할 것이 너무 많다. 의학 지식이 73일마다 두 배로 증가한다는 연구도 있다. 학생들은 압도당한다. 암기에 집중한다. 이해는 부족하다.

임상 실습도 문제다. "See one, do one, teach one"이 전통이었다. 한 번 보고, 한 번 해보고, 가르친다. 위험하다. 환자에게 실수가 허용되지 않는다. 학생은 불안하다.

실습 기회가 줄어든다. 환자 권리 의식이 높아졌다. 학생이 진료하는 것을 꺼린다. 재원 기간이 짧아졌다. 환자를 충분히 못 본다. 시뮬레이터로 대체한다. 그러나 제한적이다.

평가 방식도 문제다. 객관식 시험, OSCE(Objective Structured Clinical Examination). 지식을 평가한다. 술기를 평가한다. 그러나 진짜 역량을 평가하는가? 비판적 사고, 문제 해결, 의사소통, 공감, 팀워크. 이것들은 어떻게 평가하는가?

그리고 AI의 등장이다. AI가 진단을 돕는다. 치료를 제안한다. 지식 검색을 대신한다. 의사의 역할이 바뀐다. 그렇다면 의학 교육도 바뀌어야 한다. 무엇을 가르칠 것인가? 어떻게 가르칠 것인가?

3. AI 기반 개인 맞춤 학습

1) 적응형 학습 시스템

전통 교육은 일률적이다. 모든 학생이 같은 강의를 듣는다. 같은 속도로 진행한다. 같은 시험을 본다. 그러나 학생들은 다르다. 배경지식이 다르다. 학습 속도가 다르다. 강점과 약점이 다르다.

적응형 학습(Adaptive Learning)이 해결책이다. AI가 개인별 학습을 설계한다. 먼저 현재 수준을 평가한다. 진단 평가. 무엇을 아는가? 무엇을 모르는가? 강점은? 약점은?

학습 경로를 개인화한다. 학생 A는 생리학이 약하다. 더 많은 생리학 콘텐츠를 제공한다. 다양한 형식으로. 비디오, 애니메이션, 대화형 시뮬레이션. 이해할 때까지.

학생 B는 생리학은 강하다. 빠르게 넘어간다. 대신 약리학에 시간을 쓴다. 효율적이다. 시간을 절약한다.

2) 난이도 최적화와 실시간 피드백

난이도를 조절한다. 너무 쉬우면? 지루하다. 집중력이 떨어진다. 더 어려운 문제를 준다. 너무 어려우면? 좌절한다. 포기한다. 조금 더 쉬운 것으로 돌아간다. 최적 난이도(Zone of Proximal Development)를 유지한다.

실시간 피드백을 제공한다. 문제를 푼다. 틀렸다. 왜 틀렸는가? AI가 설명한다. “당신은 심실 세동과 심실 빈맥을 혼동했습니다. 차이점을 다시 학습하세요.” 구체적이다. 즉각적이다.

학습 스타일도 고려한다. 어떤 학생은 시각적이다. 이미지, 그래프, 비디오를 선호한다. 어떤 학생은 청각적이다. 강의, 팟캐스트를 선호한다. 어떤 학생은 실습형이다. 직접 해보기를 원한다. AI는 선호도를 학습한다. 맞춤형 콘텐츠를 제공한다.

3) 임상 추론 훈련의 개인화

Osmosis, Lecturio, Sketchy Medical 같은 플랫폼이 있다. 수만 명의 학생이 사용한다. 데이터가 축적된다. AI가 학습한다. 어떤 설명이 효과적인가? 어떤 예시가 기억에 남는가? 지속적으로 개선한다.

임상 추론 훈련도 개인화한다. 가상 환자를 제시한다. "35세 여성이 복통으로 왔습니다. 어떻게 하시겠습니까?" 학생이 답한다. "병력을 청취하겠습니다." "무엇을 물어보시겠습니까?" "통증 부위, 양상, 시작 시간…" 대화형으로 진행한다.

학생이 감별 진단을 세운다. 맹장염, 난소낭종 염전, 자궁외임신, 골반염증질환. AI가 평가한다. "맹장염을 의심했군요. 좋습니다. 그러나 자궁외임신도 놓치면 안 됩니다. 마지막 월경일을 물어보셨나요?" 비판적 사고를 자극한다.

수백, 수천 케이스를 경험한다. 다양한 질병. 흔한 것부터 드문 것까지. 전형적인 것부터 비전형적인 것까지. 실제 환자를 만나기 전에 경험을 쌓는다. 안전하게.

4. 가상 현실과 증강 현실

1) VR 기반 해부학 교육

의학은 3차원이다. 인체는 복잡한 구조다. 교과서는 2차원이다. 그림, 사진. 한계가 있다. 공간 관계를 이해하기 어렵다.

VR이 이것을 해결한다. 완전한 몰입이다. 360도로 본다. 안에 들어간다. 심장 내부를 걷는다. 혈관을 따라간다. 뇌 속을 탐험한다.

해부학이 혁명적으로 바뀐다. 전통적으로 시신 해부가 필수였다. 귀중한 경험이다. 그러나 한계가 있다. 시신이 부족하다. 비용이 많이 든다. 보존 상태가 완벽하지 않다. 변형되어 있다. 병변이 있을 수도 있다.

VR 해부학은 완벽하다. 정상 해부를 본다. 원하는 만큼 반복한다. 파괴하지 않는다. 항상 복원된다. 층별로 본다. 피부, 근육, 혈관, 신경, 뼈. 하나씩 벗겨낸다. 다시 쌓는다.

병리도 추가한다. 정상과 비교한다. 대동맥류를 본다. 얼마나 팽창했는가? 파열 위험은? 수술은 어떻게 하는가? 시뮬레이션한다.

2) VR 수술 훈련

수술 훈련이 안전해진다. 전통적으로 동물 실험이나 시신으로 연습했다. 윤리적 문제가 있다. 비용도 많이 든다. VR은 무제한이다. 복강경 수술, 로봇 수술을 연습한다. 실수해도 괜찮다. 다시 한다.

촉각 피드백(Haptic feedback)도 추가된다. 조직의 저항을 느낀다. 단단한 종양, 부드러운 정상 조직. 구분한다. 현실감이 증가한다.

복잡한 수술을 미리 계획한다. 환자 CT, MRI 데이터를 VR로 변환한다. 수술 전에 들어간다. 종양 위치를 확인한다. 혈관 주행을 본다. 절제 범위를 계획한다. 최적 접근 경로를 찾는다. 실제 수술 시간이 단축된다. 합병증이 감소한다.

3) AR 활용 임상 교육

AR(증강현실)은 다르다. 현실에 정보를 덧입힌다. Microsoft HoloLens, Magic Leap 같은 기기. 환자를 보면서 정보를 본다. CT 영상이 환자 몸에 투사된다. 종양 위치가 표시된다. 혈관이 빛난다.

수술 중 네비게이션. AR 안경을 쓴다. 환자 해부학이 실시간으로 보인다. "여기를 절개하세요", "이 혈관을 조심하세요". 정확도가 증가한다.

교육에도 사용한다. 회진 중에 환자 침상에서 AR을 띄운다. 심장 초음파 결과가 환자 흉부에 겹쳐진다. "이것이 승모판 역류입니다." 학생들이 동시에 본다. 이해가 빠르다.

5. 의사소통 훈련 : 말하기 어려운 대화

1) AI 가상 환자와의 대화 실습

의학 지식만으로는 부족하다. 의사소통이 중요하다. 나쁜 소식 전하기, 공감 표현, 환자 교육, 치료 순응도 증진. 이것들이 치료 결과에 영향을 미친다.

그러나 가르치기 어렵다. 표준화된 환자(Standardized Patient, SP)를 사용한다. 배우가 환자 역할을 한다. 학생이 진료한다. 평가한다. 유용하다. 그러나 비용이 많이 든다. 확장성이 제한적이다.

AI 가상 환자가 대안이다. 자연어 처리로 대화한다. 음성이나 텍스트로. "안녕하세요, 무엇을 도와드릴까요?" "가슴이 아파요." "언제부터 아프셨어요?" "어제부터요."

감정을 표현한다. 불안, 두려움, 슬픔. 얼굴 표정, 목소리 톤으로. 학생이 공감해야 한다. "많이 걱정되시겠어요." AI가 반응한다. "네, 심장마비가 아닐까 무서워요."

2) 어려운 상황 시나리오 훈련

학생이 안심시켜야 한다. 설명해야 한다. 교육해야 한다. AI가 이해도를 평가한다. "의사 선생님 말씀은 제가 스트레스 때문에 이런 거라는 거죠?" "맞습니다. 심전도와 혈액 검사가 정상입니다."

어려운 대화를 연습한다. 암 진단 고지. "검사 결과가 나왔습니다. 유감스럽게도…" 환자가 충격받는다. 울기도 한다. 화를 내기도 한다. "잘못된 거 아니에요? 다시 검사해주세요." 학생이 어떻게 대응하는가?

의료 오류 사과. "수술 중 예상치 못한 합병증이 있었습니다. 죄송합니다." 어렵다. 방어적이 되기 쉽다. 그러나 솔직하고 공감적이어야 한다. 연습이 필요하다.

연명 치료 중단 논의. "아버님 상태가 많이 안 좋습니다. 회복 가능성이 거의 없습니다. 가족분들과 연명 치료에 대해 상의하고 싶습니다." 민감하다. 문화적 차이도 있다. 다양한 시나리오를 경험한다.

3) AI 기반 의사소통 평가

AI가 평가한다. 음성 분석. 말하는 속도, 톤, 억양. 너무 빠른가? 긴장했다. 천천히 하라. 단조로운가? 감정이 없다. 공감을 표현하라.

언어 분석. 전문 용어를 너무 많이 쓰는가? 환자가 이해하지 못한다. 쉽게 설명하라. 열린 질문을 하는가? 닫힌 질문만 하는가? 균형을 맞춰라.

비언어적 의사소통도 본다. 눈 맞춤, 고개 끄덕임, 자세. 카메라로 추적한다. "당신은 환자를 잘 안 봤습니다. 컴퓨터 화면만 봤습니다. 눈을 맞추세요."

피드백이 즉각적이다. 구체적이다. "3분 25초에 환자가 울기 시작했습니다. 그러나 당신은 계속 의학적 설명을 했습니다. 먼저 감정을 인정했어야 합니다. '많이 힘드시겠어요'라고 말해보세요."

반복 연습한다. 같은 시나리오를 다시 한다. 다르게 대응한다. 개선한다. 완벽해질 때까지. 실제 환자를 만나기 전에 준비된다.

6. 팀 기반 학습과 협업

1) 전문직 간 교육(IPE)

의료는 팀 스포츠다. 혼자 하지 않는다. 의사, 간호사, 약사, 영양사, 물리치료사, 사회복지사. 모두가 협력한다. 환자를 중심으로.

그러나 전통적 교육은 따로따로다. 의대생은 의대에서, 간호대생은 간호대에서, 약대생은 약대에서. 만나지 않는다. 졸업 후 병원에서 처음 협력한다. 서툴다. 의사소통이 안 된다. 위계가 있다. 갈등이 생긴다.

IPE(Interprofessional Education, 전문직 간 교육)가 해법이다. 학생 때부터 함께 배운다. 각 전문직의 역할을 이해한다. 존중한다. 효과적으로 소통한다.

2) 시뮬레이션 기반 팀 훈련

시뮬레이션 기반 팀 훈련이 효과적이다. 응급 상황 시나리오. 심정지 환자. 의대생, 간호대생, 약대생이 팀을 이룬다. 각자 역할을 한다.

의대생이 리더다. 프로토콜을 따른다. "심폐소생술 시작하세요!" 간호대생이 가슴 압박을 한다. 다른 간호대생이 기도를 확보한다. 약대생이 약물을 준비한다. "에피네프린 1mg 준비됐습니다."

의사소통이 핵심이다. 명확하게. "에피네프린 1mg 정맥 주사." "에피네프린 1mg 정맥 주사, 확인했습니다." Closed-loop communication. 오류를 방지한다.

역할을 바꿔본다. 간호대생이 리더를 한다. 의대생이 보조한다. 관점을 이해한다. 공감한다.

3) AI 기반 팀 역학 분석

AI가 팀 역학을 분석한다. 누가 말을 많이 하는가? 누구 의견이 무시되는가? 갈등이 있는가? 피드백을 준다. "당신 팀은 의대생이 80% 대화를 했습니다. 다른 팀원의 의견을 더 들어보세요."

비판적 사건(Critical event)을 포착한다. "3분 15초에 간호사가 혈압 저하를 보고했습니다. 그러나 의사가 무시했습니다. 2분 후 환자가 쇼크에 빠졌습니다. 팀원 의견을 경청하는 것이 중요합니다."

복잡한 케이스를 함께 논의한다. 다학제 컨퍼런스. 암 환자. 의대생이 의학적 상태를 설명한다. 간호대생이 간호 문제를 제기한다. "통증 조절이 안 되고 있습니다." 약대생이 약물 조정을 제안한다. 영양사가 영양 상태를 평가한다. 사회복지사가 심리사회적 문제를 다룬다.

종합 계획을 세운다. 모두가 기여한다. 환자 중심적이다. 전인적이다.

연구에 따르면 IPE가 팀워크를 개선한다. 의사소통이 좋아진다. 환자 안전이 증가한다. 만족도가 높아진다. 의료인도, 환자도.

7. 평가의 혁신

1) 역량 기반 의학 교육(CBME)

전통적 평가는 제한적이다. 지필 시험. 객관식. 지식을 평가한다. 암기를 평가한다. 그러나 능력(Competency)을 평가하는가?

의사가 되려면 무엇이 필요한가? 지식. 그러나 그것만으로는 부족하다. 기술(술기). 그러나 그것도 부족하다. 태도. 의사소통. 비판적 사고. 문제 해결. 평생 학습. 전문직업성. 이 모든 것.

역량 기반 의학 교육(Competency-Based Medical Education, CBME)이 대안이다. 역량을 정의한다. 평가한다. 달성할 때까지 훈련한다. 시간 기반이 아니라 역량 기반이다.

그러나 역량을 어떻게 평가하는가? 복잡하다. 다면적이다. 지속적이어야 한다.

2) 프로그램적 평가와 AI 분석

프로그램적 평가(Programmatic Assessment)가 접근법이다. 한 번의 고위험 시험이 아니다. 여러 번의 저위험 평가. 다양한 방법으로. 시간에 걸쳐.

직접 관찰. 교수가 학생이 환자를 진료하는 것을 본다. 평가한다. Mini-CEX(Mini Clinical Evaluation Exercise). 짧다. 15분. 즉각 피드백. 자주 한다.

그러나 교수 시간이 부족하다. 평가자 간 차이(Inter-rater variability)도 문제다. AI가 돕는다.

비디오 분석. 학생의 진료를 녹화한다(환자 동의 하에). AI가 분석한다. 체크리스트를 평가한다. 병력 청취를 했는가? 신체 검진을 했는가? 감별 진단을 제시했는가?

더 나아가 질적 평가도 한다. 의사소통 기술. 공감 표현. 설명의 명확성. 자연어 처리로.

3) 포트폴리오와 학습 분석

포트폴리오 평가. 학생이 경험, 성찰, 작업물을 모은다. 증거 기반 포트폴리오. AI가 패턴을 분석한다. "당신은 내과 케이스는 많이 경험했습니다. 그러나 외과 경험이 부족합니다. 균형을 맞추세요."

성찰(Reflection) 질을 평가한다. 단순히 "좋은 경험이었다"가 아니라. "왜 그랬는가? 무엇을 배웠는가? 다음에는 어떻게 할 것인가?" 깊이 있는 성찰. AI가 텍스트를 분석한다. 표면적인가? 깊은가? 피드백을 준다.

시뮬레이션 평가도 표준화된다. 모든 학생이 같은 시나리오를 경험한다. 성능이 자동으로 평가된다. 객관적이다. 재현 가능하다.

학습 분석(Learning Analytics)이 강력하다. 학생의 모든 학습 활동을 추적한다. 로그인 시간, 콘텐츠 소비, 문제 풀이, 시뮬레이션 성적, 평가 결과. 데이터가 축적된다.

패턴을 찾는다. 위험 학생을 조기에 식별한다. "이 학생은 출석률이 낮고, 과제 제출이 늦고, 시험 성적이 하락 추세입니다. 조기 개입이 필요합니다." 상담을 제공한다. 지원한다.

예측 모델을 만든다. 누가 국가고시에 떨어질 위험이 높은가? 미리 안다. 집중 지도한다. 합격률이 증가한다.

개인 맞춤 피드백도 제공한다. "당신은 약리학은 강하지만 미생물학이 약합니다. 이번 주는 미생물학에 5시간을 더 투자하세요. 이 리소스를 추천합니다."

8. 평생 학습의 시작

1) AI 기반 맞춤형 계속 교육

의대 졸업은 끝이 아니다. 시작이다. 의학은 계속 발전한다. 새로운 질병, 새로운 치료, 새로운 기술. 평생 배워야 한다.

전문의 인증 유지(MOC, Maintenance of Certification)가 있다. 정기적으로 지식을 업데이트한다. 시험을 본다. CME(Continuing Medical Education) 점수를 이수한다.

그러나 형식적인 경우가 많다. 의무이기 때문에 한다. 실제 진료에 영향을 미치는가?

AI는 평생 학습을 개인화한다. 실제 진료 데이터를 분석한다. "당신은 지난 분기에 당뇨병 환자 120명을 진료했습니다. 그러나 최신 가이드라인에 따르면 SGLT2 억제제 처방률이 낮습니다. 이 약물의 심혈관 보호 효과에 대한 업데이트를 학습하세요."

구체적이다. 관련 있다. 적시에. Just-in-time learning. 필요할 때 배운다. 효과적이다.

2) 실수와 성과에서의 학습

진료 중 학습도 가능하다. 환자를 보다가 모르는 것이 나온다. 즉시 검색한다. AI가 요약해준다. Evidence-based 정보. 신뢰할 수 있는 소스. 빠르다.

실수에서 배운다. M&M(Morbidity and Mortality) 컨퍼런스가 전통이다. 합병증이나 사망 케이스를 논의한다. 무엇이 잘못됐는가? 어떻게 예방할 수 있었는가? 배운다.

AI가 이것을 확장한다. Near miss(아차 사건)도 분석한다. 심각한 결과로 이어지지는 않았지만 그럴 뻔했던 경우. 조기 경고다. 배울 기회다.

패턴을 찾는다. "이 병원에서 약물 용량 오류가 지난 달 5건 있었습니다. 모두 야간 근무 중이었습니다. 피로와 관련 있을 수 있습니다. 대책이 필요합니다."

개인별로도 분석한다. "당신은 항생제 선택 시 내성 패턴을 충분히 고려하지 않는 경향이 있습니다. 이 모듈을 학습하세요."

진료 성과를 벤치마킹한다. 같은 전문과 의사들과 비교한다. 재입원율, 합병증률, 환자 만족도. 평균보다 높은가 낮은가? 개선 영역을 식별한다.

그러나 조심해야 한다. 단순 비교는 공정하지 않다. 환자 복잡도가 다르다. 위험도를 보정해야 한다. 처벌이 아니라 학습이 목적이어야 한다.

3) 커뮤니티 기반 학습

커뮤니티 학습도 중요하다. 온라인 포럼, Figure 1, Doximity, NEJM Journal Watch. 의사들이 케이스를 공유한다. 질문한다. 토론한다. 서로 배운다.

AI가 관련 토론을 추천한다. "당신이 진료하는 환자와 유사한 케이스가 논의되고 있습니다. 참여해보세요."

9. 의학 교육의 미래

의학 교육의 미래는 유연하다. 개인화된다. 기술이 통합된다. 평생 지속된다.

교실은 뒤집힌다(Flipped classroom). 강의는 온라인으로 듣는다. 자기 속도로. 교실에서는? 토론한다. 문제를 푼다. 시뮬레이션을 한다. 능동적이다.

경계가 흐려진다. 기초와 임상. 나란히 배운다. 통합 커리큘럼. 생리학을 배우면서 동시에 관련 임상 케이스를 본다. 맥락이 있다. 기억에 남는다.

학교와 병원. 온라인과 오프라인. 국내와 해외. 장소가 중요하지 않다. 최고의 교육을 어디서나 받는다.

평가는 지속적이다. 고위험 시험이 줄어든다. 매일의 작은 평가가 쌓인다. 스트레스가 적다. 학습이 증가한다.

교수 역할이 바뀐다. 지식 전달자에서 안내자로. 멘토로. 코치로. AI가 지식을 전달한다. 교수는 영감을 준다. 동기를 부여한다. 비판적 사고를 자극한다. 전문직업성을 모범으로 보여준다.

학생도 바뀐다. 수동적 학습자에서 능동적 학습자로. 자기주도적이다. 호기심이 있다. 평생 배운다.

그러나 본질은 변하지 않는다. 환자를 돌보는 것. 고통을 덜어주는 것. 치유하는 것. 기술이 아무리 발전해도 이것은 변하지 않는다. 의학 교육의 궁극 목표다. AI는 이 목표를 더 잘 달성하도록 돕는다. 그것이 전부다. 그리고 그것으로 충분하다.

2

의료인력의 역할 재정의

1. 아침 7시, 병원

2030년 아침 7시. 내과 병동. 전공의 김 의사가 회진을 준비한다. 그러나 차트를 일일이 넘기지 않는다. AI 대시보드를 연다. 담당 환자 20명의 상태가 한눈에 보인다.

초록색 환자들. 안정적이다. 이상 없다. 노란색 환자 3명. 주의가 필요하다. 혈압이 조금 올랐다. 열이 있다. 추가 관찰이 필요하다. 빨간색 환자 1명. 급성 악화 위험이다. 밤사이 산소포화도가 떨어졌다. 호흡수가 증가했다. 즉시 확인이 필요하다.

빨간색 환자부터 본다. 301호 박 환자. 폐렴으로 입원 중이다. AI가 경고했다. "패혈증 위험 60%. 즉시 평가 필요." 환자를 진찰한다. 맥박이 빠르다. 혈압이 낮다. 의식이 몽롱하다. 패혈증 초기다.

즉시 조치한다. 혈액 배양. 광범위 항생제 시작. 수액 소생. 중환자실 의뢰. AI가 프로토콜을 제안한다. Sepsis bundle. 단계별로 표시한다. 놓치는 것이 없다.

교수 회진 시간. 그러나 모든 병실을 다 돌지 않는다. 복잡한 케이스만. AI가 선별했다. "이 환자들은 다학제 논의가 필요합니다." 효율적이다. 시간을 절약한다. 환자는 더 나은 진료를 받는다.

간호사 이 선생도 비슷하다. 태블릿을 든다. 담당 환자 15명. 우선순위가 표시되어 있다. 낙상 위험이 높은 환자. 욕창 위험이 있는 환자. 약물 부작용 가능성이 있는 환자. 집중 관찰한다.

활력징후를 측정한다. 자동으로 기록된다. 이상이 있으면 AI가 알린다. "405호 환자 혈압 90/60. 평소보다 20mmHg 낮습니다. 확인 필요." 즉시 간다. 환자가 어지럽다고 한다. 혈압약 용량이 과한 것 같다. 의사에게 알린다. 용량을 조정한다.

약사 최 선생은 약물 검토를 한다. 그러나 모든 처방을 다 보지 않는다. AI가 위험 처방을 필터링했다. 약물 상호작용. 용량 오류. 신기능 고려 필요. 알레르기 이력. 이것들만 집중한다. 의사와 논의한다. 변경한다. 안전하게.

이것이 새로운 병원이다. AI가 지루하고 반복적인 일을 한다. 데이터를 정리한다. 패턴을 찾는다. 위험을 감지한다. 우선순위를 정한다. 의료인은? 판단한다. 결정한다. 소통한다. 돌본다. 인간만이 할 수 있는 일.

2. 의사 : 진단가에서 치료 설계자로

1) AI 시대 의사 역할의 변화

전통적으로 의사의 핵심 역할은 진단이었다. 증상을 듣는다. 신체 검진을 한다. 검사를 처방한다. 결과를 해석한다. 진단을 내린다. 지식과 경험이 중요했다. 숙련되려면 수십 년이 걸렸다.

AI가 진단을 잘한다. 영상을 읽는다. 병리를 분석한다. 데이터를 통합한다. 정확하다. 빠르다. 일관적이다.

그렇다면 의사는 필요 없는가? 아니다. 역할이 바뀐다. 더 높은 수준으로.

먼저 AI를 감독한다. AI 진단이 맞는가? 항상 맞지는 않는다. 특히 비전형적 케이스에서. 의사가 검증한다. 최종 판단은 의사가 한다.

2) 맥락 통합과 치료 설계

맥락을 고려한다. 환자는 숫자가 아니다. 영상이 아니다. 사람이다. 병력이 있다. 선호도가 있다. 가치관이 있다. 사회적 상황이 있다. AI는 이것을 완전히 이해하지 못한다. 의사가 통합한다.

치료를 설계한다. 진단 후가 중요하다. 어떻게 치료할 것인가? AI가 옵션을 제시한다. 표준 프로토콜, 임상시험 결과, 유사 케이스 결과. 의사가 선택한다. 개인화한다. 환자와 논의한다. 공유 의사결정(Shared decision making)이다.

"당신 암은 수술과 항암화학요법 두 가지 옵션이 있습니다. 수술은 완치 가능성이 높습니다. 70%. 그러나 합병증 위험이 있습니다. 회복에 3개월 걸립니다. 항암치료는 덜 침습적입니다. 완치율은 50%입니다. 부작용은 탈모, 오심입니다. 당신은 어떻게 생각하십니까?"

환자가 질문한다. 걱정을 표현한다. 의사가 답한다. 안심시킨다. 교육한다. 함께 결정한다. AI는 이것을 못 한다. 인간적 연결이 필요하다.

3) 복잡한 케이스와 증거 통합

복잡한 케이스를 다룬다. 다장기 질환. 드문 질환. 진단이 불분명한 경우. AI 알고리즘이 훈련되지 않은 케이스. 의사의 임상 추론이 빛난다.

증거를 통합한다. 문헌을 검토한다. AI가 관련 논문을 찾아준다. 요약해준다. 의사가 비판적으로 평가한다. 이 연구가 내 환자에게 적용 가능한가? 연구 대상이 유사한가? 방법론이 타당한가? Evidence-based practice다.

혁신을 이끈다. 새로운 치료법을 시도한다. 임상시험을 설계한다. 프로토콜을 개선한다. AI는 현재 지식을 반영한다. 의사는 미래를 만든다.

4) 시스템 개선과 리더십

시스템을 개선한다. 의료 질 향상 활동. 환자 안전 개선. 프로세스 최적화. AI가 문제를 식별한다. "이 병동의 낙상률이 평균보다 2

배 높습니다." 의사가 원인을 파악한다. 해결책을 설계한다. 실행한다. 모니터링한다.

교육과 멘토링. 후배를 가르친다. 환자를 교육한다. 대중을 교육한다. 지식을 전파한다. AI가 정보를 제공한다. 의사가 이해를 돕는다. 영감을 준다.

전문직업성을 체현한다. 윤리적 딜레마를 다룬다. 어려운 결정을 내린다. 환자를 옹호한다. 사회적 책임을 진다. 이것은 대체 불가능하다.

3. 간호사 : 데이터 입력자에서 환자 옹호자로

1) 간호 업무의 현실과 변화

간호사는 환자 곁에 가장 오래 있다. 24시간 돌본다. 상태를 관찰한다. 변화를 감지한다. 중재한다. 교육한다. 지지한다.

그러나 현실은 버거웠다. 업무 부담이 크다. 환자 대 간호사 비율이 높다. 한 간호사가 10-15명을 본다. 불가능하다. 제대로 돌볼 수 없다.

서류 작업이 많다. 차트 기록. 체크리스트. 보고서. 시간의 30-40%를 소비한다. 환자 곁에 있지 못한다. 소진(Burnout)된다. 이직한다.

2) AI 지원 간호와 시간 확보

AI가 변화를 만든다. 반복 업무를 자동화한다. 활력징후 측정. 웨어러블 센서가 지속적으로 한다. 자동 기록된다. 이상 시만 알린다. 간호사 시간이 절약된다.

약물 투여 기록. 바코드 스캔으로 자동화된다. 오류가 감소한다. 문서화가 간단해진다.

환자 교육 자료. AI가 개인화해서 생성한다. 간호사가 검토한다. 제공한다. 효율적이다.

시간이 생긴다. 환자와 더 많은 시간을 보낸다. 대화한다. 경청한다. 걱정을 이해한다. 정서적 지지를 제공한다. 이것이 진짜 간호다.

3) 조기 악화 감지와 환자 옹호

조기 악화를 감지한다. AI가 예측 점수를 제공한다. "이 환자 패혈증 위험 증가." 간호사가 평가한다. 미묘한 변화를 본다. 피부색, 호흡 패턴, 의식 수준. 숫자에 나타나지 않는 것. 임상 판단이다. 의사에게 알린다. 조기 개입한다. 생명을 구한다.

환자를 옹호한다. 환자가 이해하지 못한다. "의사 선생님 말씀이 무슨 뜻이에요?" 간호사가 설명한다. 쉽게. 명확하게. 환자가 질문하기 두렵다. 간호사가 대신 묻는다. "환자분이 부작용이 걱정된다고 하시는데요."

치료 계획을 조정한다. 환자가 약을 삼키기 어렵다. 분쇄할 수 있는가? 액상으로 바꿀 수 있는가? 간호사가 약사와 논의한다. 해결책을 찾는다.

4) 퇴원 관리와 전문 간호사 역할

퇴원을 준비한다. 환자가 집에서 어떻게 관리할까? 복약 지도. 상처 관리. 증상 모니터링. 언제 병원에 연락할까? 간호사가 교육한다. 이해했는지 확인한다. Teach-back method. "제가 설명한 것을 다시 말씀해주시겠어요?"

가족을 지원한다. 특히 중환자실에서. 가족이 불안하다. 무력하다. 간호사가 소통한다. 환자 상태를 업데이트한다. 질문에 답한다. 위로한다.

전문 간호사(Advanced Practice Nurse, APN)로 확장된다. 전문의가 부족한 지역. APN이 일차 진료를 제공한다. AI가 지원한다. 진단을 돕는다. 치료 프로토콜을 제안한다. APN이 판단한다. 실행한다. 필요 시 의사와 협진한다.

만성질환 관리. 당뇨병, 고혈압, 천식. APN이 전담한다. 정기 모니터링. 약물 조정. 생활습관 상담. AI가 데이터를 분석한다. 문제를 조기 발견한다. APN이 개입한다. 결과가 좋다. 환자 만족도가 높다.

간호의 미래는 밝다. 기술이 부담을 덜어준다. 간호사는 본질에 집중한다. 돌봄. 인간적 연결. 대체 불가능한 가치.

4. 약사 : 조제사에서 약물치료 전문가로

1) 약사 역할의 진화

약사의 전통적 역할은 조제였다. 처방전을 받는다. 약을 센다. 포장한다. 복약 지도를 한다. 짧게. "하루 세 번, 식후 30분에 드세요."

그러나 이것은 약사 능력의 일부일 뿐이다. 약물 전문가다. 약동학, 약력학, 상호작용, 부작용을 가장 잘 안다. 활용되지 못했다.

자동화가 변화를 가져온다. 조제 로봇이 약을 센다. 포장한다. 정확하다. 빠르다. 24시간 작동한다. 약사 시간이 해방된다.

2) 임상 약사의 병동 활동

역할이 확장된다. 병동 약사가 회진에 참여한다. 의사, 간호사와 함께. 모든 약물을 검토한다. 문제를 식별한다.

약물 상호작용. "이 환자가 와파린과 아스피린을 동시에 복용 중입니다. 출혈 위험이 높습니다. 하나를 중단하거나 용량을 조정해야 합니다."

신기능 고려. "이 환자 크레아티닌 청소율이 30입니다. 항생제 용량을 50% 감량해야 합니다."

중복 처방. "이 환자가 같은 계열 약물을 두 명의 의사에게서 받았습니다. 하나를 중단해야 합니다."

적응증 없는 처방. "이 진정제가 3개월째 처방되고 있습니다. 원래 급성 불안 때문이었습니다. 이제 필요 없을 것 같습니다. 중단을 고려하세요."

의사가 감사한다. 오류를 예방한다. 환자 안전이 증가한다.

3) 약물 선택과 모니터링

약물 선택을 돕는다. 여러 옵션이 있다. 어느 것이 이 환자에게 최선인가? 약사가 분석한다. 효과, 부작용, 비용, 환자 선호도. 근거 기반 권장을 한다.

"고혈압 약물로 ACE 억제제, ARB, 칼슘차단제, 이뇨제가 있습니다. 이 환자는 당뇨병도 있으므로 ACE 억제제나 ARB가 좋습니다. 신장 보호 효과가 있습니다. 그러나 이 환자는 과거 ACE 억제제에 기침 부작용이 있었습니다. ARB를 권장합니다."

치료 약물 모니터링(TDM)을 한다. 좁은 치료 범위 약물. 항경련제, 항부정맥제, 면역억제제. 혈중 농도를 측정한다. 약사가 해석한다. 용량을 조정한다.

"타크롤리무스 혈중 농도가 3ng/mL입니다. 목표는 5-10입니다. 용량을 2mg에서 3mg로 증량하세요. 3일 후 재검사하세요."

4) 환자 상담과 만성질환 관리

환자 상담을 한다. 새 약을 시작할 때. 퇴원 시. 외래에서. 시간을 충분히 갖는다. 30분, 1시간도.

"이 약은 혈압을 낮춥니다. 처음 며칠은 어지러울 수 있습니다. 천천히 일어나세요. 2주 후 효과가 나타납니다. 꾸준히 복용하세요. 임의로 중단하지 마세요. 마른 기침이 생기면 알려주세요."

순응도를 높인다. 환자가 약을 잘 안 먹는다. 왜 그런가? 부작용이 있는가? 효과를 못 느끼는가? 복잡한가? 비싼가?

약사가 파악한다. 해결책을 찾는다. 부작용을 관리한다. 중요성을 교육한다. 복용을 단순화한다. 하루 세 번을 하루 한 번 서방형으로. 비용을 줄인다. 제네릭으로. 보험 급여를 확인한다.

만성질환 클리닉을 운영한다. 항응고 클리닉. 약사가 와파린을 관리한다. 정기적으로 INR을 측정한다. 용량을 조정한다. 출혈이나 혈전 합병증을 모니터링한다. 결과가 우수하다. 의사 시간도 절약된다.

당뇨병 클리닉. 약사가 인슐린 용량을 조정한다. 저혈당 대처법을 교육한다. 합병증을 선별한다. 필요 시 의사에게 의뢰한다.

AI가 약사를 돕는다. 모든 환자 약물을 스캔한다. 위험 신호를 표시한다. 약사가 우선순위를 정한다. 효율적이다.

약물 선택 시 최신 증거를 제공한다. "이 약물은 최근 연구에서 심혈관 사망을 20% 감소시켰습니다." 링크를 제공한다. 약사가 검토한다. 권장한다.

약사의 미래는 임상이다. 환자 곁에서 약물치료를 최적화한다. 의사의 파트너다. 환자 안전의 수호자다.

5. 의료기사 : 데이터 생산자에서 진단 파트너로

1) 방사선사의 역할 확대

방사선사, 임상병리사, 물리치료사, 작업치료사, 영양사. 의료기사들이다. 전문 영역이 있다. 중요한 역할이다. 그러나 인정받지 못했다. 보조 인력으로 여겨졌다.

AI 시대에 역할이 재정의된다. 기술자에서 전문가로. 데이터 생산자에서 진단 파트너로.

방사선사를 보자. 전통적으로 영상을 찍었다. X-ray, CT, MRI. 기술이 중요하다. 자세, 노출, 프로토콜. 잘 찍어야 진단이 가능하다.

AI가 영상을 판독한다. 그렇다면 방사선사는? 영상 품질을 최적화한다. AI가 잘 작동하려면 좋은 영상이 필요하다. 움직임 허상(Motion artifact)이 있으면? AI가 오진한다. 방사선사가 재촬영한다.

초기 선별을 한다. 촬영 중 이상을 발견한다. "이 폐 CT에 큰 종괴가 보입니다. 응급입니다." 즉시 알린다. 대기 시간이 단축된다.

AI 결과를 검증한다. 명백한 오류를 잡는다. "AI가 이것을 종양이라고 했지만 혈관 단면입니다." 질 관리를 한다.

고급 영상 기법을 적용한다. 조영제 타이밍 최적화. 방사선 용량 최소화. 특수 프로토콜(관류 영상, 기능 MRI). 전문성이 요구된다.

환자를 교육한다. MRI가 무섭다. 좁은 공간. 큰 소리. 환자가 불안하다. 방사선사가 안심시킨다. "20분이면 됩니다. 제가 계속 보고 있습니다. 불편하면 버튼을 누르세요." 성공적 검사율이 증가한다.

2) 임상병리사의 전문성 발휘

임상병리사도 진화한다. 검체를 받는다. 분석한다. 결과를 보고

한다. 반복 업무였다.

AI가 자동화한다. 검체 전처리. 분석기 운영. 결과 검증. 임상병리사는? 이상 결과를 집중 검토한다.

"이 환자 백혈구가 80,000입니다. 정상의 10배입니다. 혈액도말을 봐야 합니다." 현미경으로 확인한다. 미성숙 세포가 보인다. 백혈병이 의심된다. 즉시 의사에게 알린다. 신속 진단이다.

검사 오류를 감지한다. 용혈된 검체. 응고된 검체. 잘못된 항응고제. 재검사를 요청한다. 정확한 결과를 보장한다.

적절한 검사를 권장한다. 의사가 불필요한 검사를 처방한다. 또는 필요한 검사를 빠뜨린다. 임상병리사가 자문한다. "이 증상에는 이 검사도 필요합니다", "이 검사는 불필요합니다. 비용만 듭니다".

3) 물리치료사와 재활 전문가

물리치료사의 역할도 확대된다. 전통적으로 처방을 받았다. "요추 통증 물리치료." 정해진 프로토콜을 적용했다. 온열, 전기 자극, 운동.

이제 평가부터 한다. 독립적으로. 요통의 원인은? 근육? 디스크? 척추관 협착? 자세? 검사한다. 움직임을 분석한다. 약점을 찾는다.

개인 맞춤 치료를 설계한다. "당신은 코어 근육이 약합니다. 이 운동 5가지를 하세요. 골반 기울기도 문제입니다. 자세 교정이 필요합니다."

웨어러블 센서를 활용한다. 환자가 집에서 운동한다. 센서가 추적한다. 자세가 맞는가? 반복 횟수는? 데이터를 본다. 피드백을 준다. "지난주 순응도가 60%였습니다. 목표는 80%입니다. 조금만 더 하세요."

AI가 운동을 분석한다. 카메라로 자세를 본다. 실시간 교정한다. "무릎을 더 구부리세요." 물리치료사가 확인한다. 조정한다.

재활 로봇을 감독한다. 뇌졸중 환자 보행 훈련. 로봇이 체중을 지지한다. 걸음걸이를 유도한다. 그러나 로봇만으로는 부족하다. 물리치료사가 동기를 부여한다. 격려한다. 진행을 모니터링한다. 프로그램을 조정한다.

예방도 담당한다. 낙상 위험 평가. 균형 훈련. 근력 강화. 노인 환자에게 필수다. 물리치료사가 집을 방문한다. 위험 요인을 식별한다. "이 러그가 걸려 넘어질 수 있습니다. 치우세요. 욕실에 손잡이를 설치하세요."

4) 영양사의 전문 영역

영양사도 전문성을 발휘한다. 식단 처방만이 아니다. 영양 평가를 한다. 영양 불량을 조기 발견한다. 노인, 암 환자, 만성질환자. 위험이 높다.

개인 맞춤 영양을 설계한다. 질병, 약물, 알레르기, 선호도, 문화를 고려한다. "당신은 신장 질환이 있으므로 단백질을 제한해야 합니다. 하루 60g. 그러나 근육량을 유지하려면 고품질 단백질이 필요합니다. 계란, 생선을 드세요. 콩은 제한하세요."

행동 변화를 돕는다. 아는 것과 실천은 다르다. 영양사가 상담한다. 장애물을 파악한다. "요리할 시간이 없어요." "간단한 레시피를 드리겠습니다. 15분이면 됩니다."

추적한다. 식사 일기를 검토한다. 사진으로. AI가 음식을 인식한다. 영양소를 계산한다. 영양사가 피드백을 준다. "지난주 나트륨 섭취가 목표를 초과했습니다. 가공식품을 줄이세요."

모든 의료기사의 공통점이 있다. 전문성이 인정된다. 독립적 판단을 한다. 다학제 팀의 동등한 구성원이다. AI가 이것을 가능하게 한다. 반복 업무를 줄인다. 전문 역량에 집중하게 한다.

6. 팀 기반 진료의 실현

1) 전통적 위계에서 협력 구조로

의료는 복잡하다. 한 사람이 모든 것을 할 수 없다. 팀이 필요하다. 그러나 전통적으로 위계가 강했다. 의사가 정점이다. 다른 직종은 명령을 따른다. 의견을 내기 어렵다.

이것은 비효율적이다. 안전하지도 않다. 간호사가 약물 오류를 발견한다. 그러나 의사에게 말하기 주저한다. 환자가 피해를 본다.

팀 기반 진료(Team-based care)는 다르다. 평평한 구조다. 모든 구성원이 가치 있다. 각자 전문성을 발휘한다. 의사소통이 열려 있다. 환자가 중심이다.

2) AI 기반 정보 민주화

AI가 이것을 촉진한다. 정보를 민주화한다. 모든 팀원이 같은 데이터를 본다. 같은 대시보드를. 환자 상태, 검사 결과, AI 분석. 투명하다.

역할을 명확히 한다. 누가 무엇을 담당하는가? 중복을 피한다. 빠진 것이 없게 한다. AI가 체크리스트를 관리한다. 패혈증 번들. 누가 혈액 배양을 했는가? 항생제는? 수액은? 모두 확인됐는가?

의사소통을 돕는다. 팀 채팅. 안전한 메시징. "405호 환자 혈압 떨어졌습니다. 확인 부탁드립니다." 즉각 응답. 신속 조치.

3) 효율적 다학제 회진

회진을 효율화한다. 다학제 회진. 의사, 간호사, 약사, 영양사, 사회복지사. 모두 참여한다. 그러나 시간이 없다. AI가 회진을 준비한다. 핵심 정보를 요약한다. 이슈를 강조한다. 논의가 집중된다. 30분이면 20명을 본다.

의사결정을 지원한다. 복잡한 케이스. 다양한 의견이 있다. AI가 근거를 제시한다. "이 치료법은 연구 A에서 효과가 있었습니다. 그러나 연구 B에서는 부작용이 많았습니다. 환자 특성을 고려하세요." 정보에 기반한 논의가 가능하다.

갈등을 중재한다. 의견이 다르다. AI가 객관적 데이터를 제시한다. "두 접근법 모두 근거가 있습니다. 이 환자에게는 A가 더 적합합니다. 나이와 동반질환 때문입니다."

4) 팀 성과 추적과 개선

성과를 추적한다. 팀이 잘하고 있는가? 환자 결과를 본다. 재입원률, 합병증률, 재원 기간, 만족도. 개선 영역을 식별한다. "우리 팀의 당뇨병 환자 혈당 조절률이 평균보다 낮습니다. 개선이 필요합니다." 함께 해결책을 찾는다.

팀 기반 진료가 효과적이다. 연구가 입증했다. 환자 결과가 좋아진다. 의료 오류가 감소한다. 효율이 증가한다. 의료인 만족도도 높아진다. 소진이 줄어든다. 서로 지지한다.

AI는 팀워크를 가능하게 한다. 정보 장벽을 허문다. 의사소통을 촉진한다. 역할을 명확히 한다. 협력을 지원한다.

7. 소진과 웰빙 : 돌보는 자를 돌보기

1) 의료인 Burnout의 현실

의료인 Burnout은 전염병이다. 의사의 50% 이상이 Burnout을 경험한다. 간호사는 더 높다. 정서적 고갈, 냉소, 성취감 저하. 증상이다.

원인은 많다. 과도한 업무. 시간 압박. 서류 작업. 자율성 부족. 가치 충돌. 환자는 돌보고 싶다. 그러나 시스템이 방해한다. 좌절한다.

결과는 심각하다. 의료 오류가 증가한다. 집중력이 떨어진다. 판단력이 저하된다. 환자가 위험하다. 이직도 증가한다. 귀중한 인력을 잃는다.

2) AI를 통한 업무 부담 경감

AI가 부담을 줄인다. 행정 업무를 자동화한다. 차트 기록. 클릭 피로(Click fatigue)를 줄인다. 음성 인식으로 기록한다. 자연어로. AI가 구조화한다. 적절한 코드를 붙인다. 빠르다.

의사가 환자를 본다. 대화한다. 진찰한다. 동시에 AI가 듣는다. 자동으로 기록한다. 진료 후 검토한다. 수정한다. 완료. 5분이면 된다. 예전에는 30분 걸렸다.

의미 있는 일에 집중한다. 환자와 시간을 보낸다. 복잡한 케이스를 깊이 생각한다. 교육한다. 연구한다. 성취감이 증가한다.

의사결정을 돕는다. 불확실성이 스트레스다. "이것이 맞는 결정일까?" AI가 근거를 제공한다. 유사 케이스 결과를 보여준다. 확신이 증가한다. 불안이 감소한다.

3) Burnout 징후의 조기 감지

위험을 조기 감지한다. Burnout 징후를 본다. 전자의무기록 사용 패턴. 로그인 시간. 야간 근무 시간. 이상적으로 길다. 휴식이 부족하다. 경고 신호다.

환자 상호작용 패턴. 진료 시간이 짧아진다. 메시지 응답이 늦어진다. 공감적 언어가 줄어든다. Burnout의 징후다.

조기 개입한다. 인사 부서가 알린다. "당신 업무량이 평균보다 30% 높습니다. 지원이 필요합니다." 상담을 제공한다. 업무를 재배분한다. 휴가를 권장한다.

4) 웰빙 프로그램과 조직 개선

웰빙 프로그램을 제공한다. 스트레스 관리. 마음챙김. 회복탄력성 훈련. AI가 개인화한다. "당신은 수면이 부족합니다. 수면 위생 교육을 받으세요."

동료 지원을 연결한다. 비슷한 어려움을 겪는 사람. 경험을 나눈다. 외롭지 않다.

조직 차원 개선도 필요하다. 시스템 문제를 식별한다. "이 부서의 소진률이 평균보다 2배 높습니다." 원인을 파악한다. 과도한 환자 부담? 인력 부족? 비효율적 프로세스? 해결한다.

의료인 웰빙은 환자 안전이다. 건강한 의료인이 좋은 진료를 제공한다. AI가 이것을 지원한다. 부담을 줄이고, 의미를 높이고, 웰빙을 증진한다.

8. 새로운 직업들

1) 임상 AI 전문가

AI 시대에 새로운 의료 직업이 생긴다. 존재하지 않던 역할들이다.

임상 AI 전문가(Clinical AI Specialist). 의학과 AI를 모두 아는 사람. 의료 배경이 있다. 의사, 간호사, 약사. AI도 이해한다. 기계학습, 데이터 과학.

AI 시스템을 임상에 통합한다. 어떤 AI를 도입할까? 평가한다.

성능, 안전성, 유용성. 테스트한다. 구현한다. 교육한다. 모니터링한다.

의료진과 AI 개발자 사이 다리다. 의료진의 필요를 이해한다. 개발자에게 전달한다. 개발자의 제약을 이해한다. 의료진에게 설명한다.

AI 성능을 감시한다. 제대로 작동하는가? 오류가 있는가? 편향이 있는가? 드리프트(성능 저하)가 있는가? 조기 발견한다. 해결한다.

2) 임상 데이터 과학자

임상 데이터 과학자(Clinical Data Scientist). 의료 데이터 전문가다. 전자의무기록, 영상, 유전체, 웨어러블. 방대하다. 복잡하다. 정제한다. 분석한다. 통찰을 도출한다.

예측 모델을 개발한다. 재입원 위험. 패혈증 위험. 치료 반응. 임상에 적용한다. 의사결정을 돕는다.

의료 질 개선 프로젝트를 이끈다. 데이터로 문제를 식별한다. 개입을 설계한다. 효과를 측정한다. 지속적 개선이다.

3) 디지털 헬스 코디네이터

디지털 헬스 코디네이터(Digital Health Coordinator). 환자가 디지털 도구를 사용하도록 돕는다. 웨어러블, 앱, 원격 모니터링. 노인이나 기술에 익숙하지 않은 사람. 어려워한다.

코디네이터가 교육한다. 설정을 돕는다. 문제를 해결한다. “앱이 안 열려요”, “데이터가 안 올라가요”. 기술 지원이다.

순응도를 모니터링한다. 환자가 사용하는가? 안 하면? 연락한다. 장애물을 파악한다. 해결한다.

데이터를 의료진에게 전달한다. 요약한다. 이상 징후를 강조한다. 의료진 시간을 절약한다.

4) AI 윤리 담당자

AI 윤리 담당자(AI Ethics Officer). AI 사용의 윤리적 측면을 다룬다. 공정성, 투명성, 책임성, 사생활.

AI 시스템을 윤리적으로 평가한다. 편향이 있는가? 특정 집단에 불리한가? 투명한가? 왜 그런 결정을 내렸는가? 설명할 수 있는가?

정책을 개발한다. AI 사용 가이드라인. 언제 사용하는가? 어떻게 사용하는가? 누가 책임지는가?

교육을 제공한다. 의료진, 관리자, 환자에게. AI의 한계를 알린다. 맹신을 경계한다.

갈등을 중재한다. AI 권장과 의사 판단이 다르다. 어떻게 할 것인가? 윤리 담당자가 논의를 돕는다.

이런 새 역할들이 의료 시스템에 필수가 될 것이다. 기술과 인간을 연결한다. AI를 안전하고 효과적으로 사용하게 한다.

9. 의료인력의 미래

의료인력의 미래는 불확실하지 않다. AI가 인간을 대체하지 않는다. 역할을 재정의한다. 인간을 증강(Augment)한다.

반복 업무는 줄어든다. 인지 부담이 감소한다. 시간이 생긴다. 환자에게 집중한다. 복잡한 문제를 해결한다. 창의적으로 생각한다. 공감한다. 인간적으로 연결한다.

전문성이 심화된다. 각 직종이 고유 역량을 발휘한다. 존중받는다. 만족도가 높아진다.

협력이 증가한다. 팀으로 일한다. 정보를 공유한다. 의사소통한다. 환자 중심으로.

평생 학습이 필수가 된다. 기술이 빠르게 변한다. 계속 배운다. AI가 학습을 돕는다. 개인화한다. 효율화한다.

새로운 기술이 필요하다. AI 이해. 데이터 해석. 비판적 평가. 의사소통. 리더십. 교육이 적응한다.

그러나 핵심은 변하지 않는다. 환자를 돌보는 것. 고통을 덜어주는 것. 희망을 주는 것. 인간성. 공감. 연민. 이것은 AI가 대체할 수 없다. 이것이 의료의 본질이다. 이것이 의료인의 가치다. AI 시대에도, 그 이후에도, 영원히.

3

의료환경과 시스템의 변화

1. 병원이 사라진다

2030년. 만성 심부전 환자 박 씨의 하루다. 아침에 일어난다. 스마트워치가 밤새 데이터를 수집했다. 심박수, 심박변이도, 산소포화도, 수면 단계, 체중(스마트 체중계에서).

AI가 분석한다. 체중이 2kg 증가했다. 3일 연속이다. 수면 중 호흡 패턴도 변했다. 체액 저류의 징후다. 심부전 악화 가능성이다.

알림이 온다. "병원에 연락하세요." 박 씨가 앱을 연다. 화상 진료를 신청한다. 30분 후 담당 간호사와 연결된다.

"체중이 늘었네요. 숨이 차십니까?" "조금요. 계단 오르기가 힘들어요." "이뇨제를 늘리겠습니다. 약국에서 받으세요. 내일 다시 체크하겠습니다."

처방이 약국으로 전송된다. 박 씨가 근처 약국에 간다. 약을 받는다. 약사가 복약 지도를 한다.

다음 날. 체중이 1kg 줄었다. 호흡도 편해졌다. 간호사가 확인 전화를 한다. "좋아지셨네요. 계속 모니터링하겠습니다." 입원을 피했다. 병원에 가지 않았다.

이것이 새로운 의료다. 병원 중심에서 환자 중심으로. 시설 기반에서 가정 기반으로. 반응적에서 예방적으로. 에피소드 기반에서 연속적 케어로.

AI가 이것을 가능하게 한다. 원격 모니터링. 조기 경보. 적시 개입. 병원은 정말 필요할 때만 간다. 급성 질환. 수술. 고강도 치료. 대부분의 관리는 집에서 일어난다.

2. 원격의료의 진화

1) 원격의료의 전환점

원격의료(Telemedicine)는 새로운 것이 아니다. 수십 년 전부터 있었다. 그러나 제한적이었다. 기술이 불편했다. 규제가 엄격했다. 보험 급여가 안 됐다. 의사도 환자도 익숙하지 않았다.

COVID-19가 모든 것을 바꿨다. 갑자기 필수가 됐다. 대면 진료가 위험했다. 원격으로 전환했다. 규제가 완화됐다. 보험이 커버했다. 사용이 급증했다. 편리함을 경험했다. 효과도 확인했다. 돌아갈 수 없게 됐다.

이제 원격의료는 표준이다. 그러나 단순 비디오 통화가 아니다. 진화했다. 훨씬 정교해졌다.

2) 원격 모니터링과 연속적 케어

원격 모니터링이 핵심이다. 센서가 데이터를 수집한다. 연속적으로. 실시간으로. 심전도, 혈압, 혈당, 산소포화도, 체중, 활동량, 수면. 모든 것.

AI가 분석한다. 24/7. 패턴을 찾는다. 이상을 감지한다. 조기 경보를 제공한다. 의료진이 개입한다. 악화되기 전에.

만성질환 관리가 혁명적으로 변한다. 당뇨병, 고혈압, 심부전, COPD, 천식. 전에는 3개월마다 병원에 갔다. 짧은 진료. 15분. 지난 3개월을 회상한다. "혈당 어떠셨어요?" "글쎄요… 대충 괜찮았던 것 같아요." 부정확하다.

이제는? 연속 데이터가 있다. 매일 혈당. 식사와의 관계. 운동 효과. 약물 순응도. 패턴이 명확하다. "주말에 혈당이 높습니다. 왜 그럴까요?" "아… 주말에 단 음식을 많이 먹어요." "알겠습니다. 조절해보세요."

약물을 미세 조정한다. 혈압약이 효과가 부족한가? 용량을 올린다. 너무 낮아지는가? 줄인다. 실시간으로. 3개월 기다리지 않는다.

3) 급성 악화 예방

급성 악화를 예방한다. COPD 환자. 증상이 악화되기 전에 패턴이 변한다. 활동량이 줄어든다. 호흡수가 증가한다. 산소포화도가 떨어진다. AI가 감지한다. "COPD 악화 위험 70%. 3일 내 발생 예상."

의사가 선제 조치한다. 스테로이드를 시작한다. 항생제를 처방한다. 입원을 피한다. 연구에 따르면 원격 모니터링이 COPD 입원을 30-40% 감소시킨다.

진료도 개선된다. 단순 상담은 화상으로. 편리하다. 시간을 절약한다. 교통비를 절약한다. 일을 쉬지 않아도 된다. 접근성이 증가한다. 농어촌 환자. 거동이 불편한 환자. 모두 쉽게 진료받는다.

4) 재택 진단 기술

그러나 복잡한 케이스는? 신체 검진이 필요한가? 집에서 가능하다. 디지털 청진기. 스마트폰에 연결한다. 심음, 폐음을 듣는다. AI가 분석한다. 심잡음이 있는가? 천명음이 있는가? 의사에게 전송한다.

디지털 이경(Otoscope). 고막을 본다. 영상을 전송한다. 중이염이 있는가?

피부과는 더 쉽다. 사진을 찍는다. 병변을 본다. AI가 초기 분석한다. "기저세포암 가능성 70%." 의사가 확인한다. 생검이 필요한가? 환자를 부른다. 아니면? 경과 관찰. 2주 후 다시 사진.

처방도 간편하다. 전자 처방. 약국으로 직접 전송. 집 근처 약국. 또는 배송. 약이 집으로 온다.

한계도 있다. 모든 것을 원격으로 할 수 없다. 수술은 불가능하다. 복잡한 검사도. 응급 상황도. 병원은 여전히 필요하다. 그러나 역할이 바뀐다. 급성 질환과 고강도 치료에 집중한다. 만성질환 관리는 대부분 외래와 가정으로 이동한다.

3. 병원의 재구상

1) 병원 구조의 변화

병원은 변한다. 크기가 줄어든다. 병상 수가 감소한다. 재원 기간이 짧아진다. 조기 퇴원이 가능하다. 가정에서 관리하기 때문이다.

구조가 변한다. 입원 병동이 줄어든다. 외래와 당일 수술 센터가 확대된다. 중환자실은 유지된다. 고강도 치료가 필요한 환자를 위해.

기능이 바뀐다. 단순 치료 제공이 아니다. 복잡한 케이스 중심이다. 다학제 협진이 필수다. 첨단 기술이 집중된다. 로봇 수술, 인터벤션 시술, 첨단 영상.

허브(Hub) 역할을 한다. 지역 의료 네트워크의 중심이다. 외래 클리닉, 재활 센터, 요양 시설과 연결된다. 정보를 공유한다. 환자를 의뢰한다. 연속성을 보장한다.

2) 치유 환경으로의 재설계

물리적 공간도 재설계된다. 환자 중심적으로. 1인실이 표준이 된다. 사생활. 감염 통제. 가족이 함께 있을 공간.

자연 채광이 증가한다. 치유 환경이다. 연구에 따르면 자연광이 회복을 돕는다. 통증을 줄인다. 수면을 개선한다.

소음이 감소한다. 조용한 병원. 알람이 줄어든다. AI가 필터링한다. 중요한 것만 알린다. 불필요한 소음은 차단한다.

3) 환자 경험의 개선

환자 경험이 개선된다. 체크인이 간소화된다. 셀프 키오스크. 또는 스마트폰. 대기 시간이 줄어든다. AI가 흐름을 최적화한다.

정보 접근이 쉬워진다. 침상 옆 태블릿. 자신의 차트를 본다. 검사 결과. 약물. 진료 계획. 투명하다.

의료진과 소통한다. 태블릿으로 메시지를 보낸다. "통증이 심합니다. 도와주세요." 간호사가 즉시 온다.

교육 자료를 본다. 질병에 대해. 치료에 대해. 퇴원 후 관리에 대해. 개인화된 콘텐츠. AI가 생성했다.

엔터테인먼트도 제공한다. 지루하지 않게. 영화, 음악, 게임. VR로 가상 여행도. 스트레스를 줄인다.

가족 참여가 증가한다. 가족 방. 함께 머문다. 의료진과 논의한다. 환자를 돕는다. 회복에 좋다.

4. 스마트 병원

1) IoT 기반 연결 병원

병원 전체가 연결된다. IoT(Internet of Things). 모든 기기가 소

통한다. 데이터를 공유한다. AI가 조율한다.

스마트 침대. 환자 움직임을 감지한다. 욕창 위험을 평가한다. 자동으로 재조정한다. 압력을 분산한다. 낙상을 감지한다. 환자가 침대에서 내려가려 한다. 알림을 보낸다. 간호사가 온다.

스마트 IV 펌프. 약물 주입을 모니터링한다. 속도가 맞는가? 막힘은 없는가? 이상이 있으면 알린다. 오류를 예방한다.

스마트 화장실. 배설물을 분석한다. 양, 색, 성상. 혈액이 있는가? 감염 징후는? 자동 기록한다. 간호사가 직접 확인할 필요가 줄어든다.

2) 실시간 위치 추적 시스템

실내 위치 추적 시스템. RTLS(Real-Time Location System). 모든 자산을 추적한다. 휠체어, 주입 펌프, 모니터. 어디 있는가? 필요할 때 빠르게 찾는다. 시간을 절약한다.

사람도 추적한다(동의 하에). 의사, 간호사. 응급 상황. 가장 가까운 의사가 누구인가? 자동으로 호출한다.

환경 모니터링. 온도, 습도, 공기질. 실시간으로. 병실마다. 최적화한다. 쾌적하게. 감염 통제도. 음압실이 제대로 작동하는가? 확인한다.

청소 상태도 추적한다. 이 병실은 청소됐는가? 소독됐는가? 센서가 확인한다. 다음 환자가 안전하게 들어간다.

3) 자동화된 약물 관리

약물 관리가 자동화된다. 약국에서 로봇이 조제한다. 자동 반송 시스템(Pneumatic tube)으로 병동에 보낸다. 빠르다. 정확하다.

병동에는 약물 자동 분배 기기가 있다. Pyxis, Omnicell 같은. 간호사가 환자 ID를 스캔한다. 필요한 약이 나온다. 올바른 약. 올바른 용량. 올바른 환자. 오류가 감소한다.

4) 스마트 수술실

수술실도 스마트해진다. 기구를 자동 추적한다. RFID 태그. 모든 기구에 부착된다. 수술 전 확인한다. 필요한 것이 다 있는가? 수술 후도 확인한다. 체내 유류(Retained surgical item)를 예방한다.

비디오로 수술을 기록한다. AI가 분석한다. 단계를 인식한다. 기구 사용을 추적한다. 합병증을 감지한다. 과도한 출혈. 조직 손상. 실시간 경고. 교육에도 활용한다. 술기를 검토한다. 개선한다.

에너지도 최적화한다. AI가 사용 패턴을 학습한다. 조명, 냉난방을 조절한다. 비어 있는 방은 끈다. 에너지를 절약한다. 비용을 줄인다. 친환경적이다.

5. 병원 운영의 최적화

1) 수요 예측과 자원 배치

병원 운영은 복잡하다. 수천 개의 변수. 환자 흐름, 인력 배치, 자원 할당, 재고 관리. 최적화하기 어렵다.

AI가 도움을 준다. 수요를 예측한다. 다음 주 응급실 방문자는?

계절, 요일, 날씨, 지역 이벤트를 고려한다. 정확하다. 인력을 미리 배치한다. 대기 시간이 줄어든다.

입원 수요도 예측한다. 병상이 얼마나 필요한가? 과잉 배치를 피한다. 부족도 피한다.

2) 수술실 스케줄링

수술실 스케줄링을 최적화한다. 복잡한 퍼즐이다. 외과의 일정, 마취과 의사, 간호사, 병상 가용성. 수술 시간이 다르다. 예측이 어렵다. 지연이 연쇄 반응을 일으킨다.

AI가 최적 스케줄을 짠다. 과거 데이터를 학습한다. 이 수술은 평균 2시간 걸린다. 그러나 이 외과의는 2.5시간. 버퍼를 준다. 현실적이다.

실시간 조정도 한다. 수술이 길어진다. 다음 수술을 지연시킬까? 아니면 다른 방으로 옮길까? AI가 계산한다. 최소 영향을 주는 선택.

결과는 놀랍다. 수술실 이용률이 10-15% 증가한다. 대기 시간이 20-30% 감소한다. 취소가 줄어든다. 환자도 의료진도 만족한다.

3) 재고 관리와 인력 배치

재고 관리도 최적화한다. 의료 소모품. 약물. 혈액 제제. 부족하면? 치료가 지연된다. 위험하다. 과잉이면? 비용 낭비다. 유효기간 만료.

AI가 사용 패턴을 예측한다. 이번 주 혈소판 수요는? 수술 스케줄을 본다. 과거 사용량을 본다. 적정량을 주문한다. Just-in-time 재고.

자동 재주문도 가능하다. 재고가 일정 수준 이하로 떨어지면 자동으로 주문한다. 품절을 방지한다.

인력 배치를 최적화한다. 간호사가 어느 병동에 몇 명 필요한가? 환자 수만이 아니다. 중증도가 중요하다. 5명의 안정적 환자보다 3명의 중환자가 더 많은 간호를 요구한다.

AI가 환자 중증도를 평가한다. 필요한 간호 시간을 예측한다. 적정 인력을 배치한다. 과소 배치를 피한다. 환자 안전을 보장한다. 과잉 배치도 피한다. 비용을 절약한다.

실시간 재배치도 가능하다. A 병동이 갑자기 바빠진다. B 병동은 여유롭다. 간호사를 이동시킨다. 유연하다.

4) 퇴원 계획과 병상 관리

퇴원 계획을 최적화한다. 병상 회전율을 높인다. 환자가 언제 퇴원 가능한가? AI가 예측한다. 재원 기간을 본다. 회복 속도를 본다. 합병증 위험을 본다.

"이 환자는 모레 퇴원 가능할 것입니다." 미리 준비한다. 퇴원 교육. 약 처방. 추적 진료 예약. 재택 서비스 배치. 매끄럽다.

병상 관리 센터가 전체를 조율한다. 어느 병상이 비는가? 다음 환자는 누구인가? 응급실에서 기다리는가? 수술 후인가? 전원 오는가? 최적 매칭을 한다. 대기를 최소화한다.

6. 데이터 중심 병원

1) 통합 데이터 플랫폼

전통적으로 병원 데이터는 사일로(Silo)였다. 부서마다 따로. 시스템마다 따로. 전자의무기록, 영상 시스템, 검사 시스템, 청구 시스템. 소통이 안 됐다. 통합이 어려웠다.

이제는 통합된다. 단일 데이터 플랫폼. 모든 데이터가 모인다. 구조화된 데이터(검사 수치, 약물). 비구조화 데이터(의사 노트, 영상). 실시간 데이터(활력징후, 모니터링).

표준화된다. HL7 FHIR(Fast Healthcare Interoperability Resources). 공통 언어. 시스템 간 소통이 쉬워진다. 상호운용성(Interoperability)이다.

병원 간에도 공유된다. 환자가 A 병원에서 B 병원으로 간다. 기록이 따라간다. 중복 검사를 피한다. 위험한 약물 상호작용을 예방한다.

환자도 접근한다. 자신의 데이터를. 스마트폰 앱으로. 건강 기록을 본다. 다운받는다. 다른 의료진과 공유한다. 주도권이 환자에게 있다.

2) 데이터 분석과 질 관리

데이터를 분석한다. 인구 건강 관리(Population Health Management). 당뇨병 환자가 몇 명인가? 혈당 조절이 잘 되는가? 안 되는 사람은 누구인가? 개입한다.

질 지표를 모니터링한다. 재입원율, 감염률, 낙상률, 약물 오류율. 벤치마크와 비교한다. 평균보다 높은가? 원인을 파악한다. 개선한다.

예측 분석을 한다. 누가 재입원 위험이 높은가? 퇴원 후 집중 관리한다. 누가 패혈증 위험이 높은가? 조기 개입한다. 누가 장기 재원할 가능성이 있는가? 사전 계획을 세운다.

연구도 가능해진다. 실제 세계 증거(Real-World Evidence). 수백만 환자 데이터. 어떤 치료가 효과적인가? 어떤 환자에게? 부작용은? 학습한다. 진료를 개선한다.

3) 보안과 프라이버시

그러나 보안이 중요하다. 의료 데이터는 민감하다. 해킹 위험이 있다. 랜섬웨어 공격. 병원을 마비시킨다. 환자 안전을 위협한다.

사이버 보안이 필수다. 암호화. 접근 통제. 침입 탐지. AI가 이상 행동을 감지한다. 비정상적 데이터 접근. 즉시 차단한다.

프라이버시도 보호해야 한다. 익명화. 최소 필요 원칙. 연구에 사용할 때 개인 식별 정보를 제거한다. 동의를 받는다. 투명하게 한다.

7. 의료 비용과 가치

1) 가치 기반 의료로의 전환

의료 비용이 급증하고 있다. 고령화. 만성질환 증가. 기술 발전. 약값 상승. 지속 불가능하다. 어떻게 할 것인가?

가치 기반 의료(Value-Based Care)가 답이다. 양이 아니라 질. 서비스 제공 횟수가 아니라 결과. 건강 개선. 환자 만족. 비용 효과.

전통적 행위별 수가제(Fee-for-Service)는 양을 보상한다. 진료를 많이 할수록. 검사를 많이 할수록. 수술을 많이 할수록. 수입이 증가한다. 과잉 진료를 부른다. 비용이 증가한다. 그러나 결과는?

가치 기반 지불은 다르다. 결과에 보상한다. 당뇨병 환자 혈당 조절률. 심부전 환자 재입원률. 수술 합병증률. 환자 만족도. 좋으면 보상이 증가한다. 나쁘면 감소한다.

인센티브가 정렬된다. 의료진이 과잉 진료를 줄인다. 불필요한 검사. 불필요한 약. 비용이 감소한다. 대신 예방에 투자한다. 만성 질환 관리에 투자한다. 장기적으로 비용을 절약한다. 환자도 건강해진다.

2) AI를 활용한 가치 평가

AI가 가치 기반 의료를 가능하게 한다. 결과를 측정한다. 객관적으로. 지속적으로. 위험도를 보정한다. 공정하게 비교한다.

비용 효과를 분석한다. 이 개입이 가치가 있는가? 비용 대비 효과는? QALY(Quality-Adjusted Life Year)를 계산한다. 의료 자원을 효율적으로 배분한다.

저가치 서비스를 식별한다. Choosing Wisely 캠페인. 불필요하거나 해로운 의료 서비스. 요통에 조기 영상. 단순 감기에 항생제. 경증 두부 외상에 CT. 줄여야 한다.

AI가 이것을 감지한다. “이 검사가 정말 필요한가? 결과가 치료를 바꿀 것인가?" 의사에게 알린다. 재고하게 한다.

환자 참여를 증진한다. 공유 의사결정. 환자가 선택한다. 정보를 제공받는다. 옵션을 이해한다. 가치관에 따라 결정한다.

8. 의료 형평성

1) 가치 기반 의료의 함정

가치 기반 의료의 위험이 있다. 고위험 환자를 피하게 될 수 있다. 복잡한 환자. 사회경제적으로 취약한 환자. 결과가 나쁠 것 같다. 보상이 줄어든다. 진료를 거부한다.

이것은 용납될 수 없다. 형평성이 중요하다. 모든 사람이 양질의 의료를 받을 권리가 있다. 소득, 인종, 지역과 무관하게.

위험도 보정이 필수다. 환자 복잡도를 고려한다. 동반질환. 사회적 결정 요인. 공정하게 비교한다. 고위험 환자를 잘 돌보는 의료진이 불이익을 받지 않게 한다.

2) 취약 인구를 위한 투자

취약 인구에 투자한다. 접근성을 높인다. 커뮤니티 클리닉. 이동 진료소. 원격의료. 교통편 제공. 통역 서비스. 문화적으로 적절한 케어.

건강의 사회적 결정 요인을 다룬다. 의료만으로는 부족하다. 주거, 식품, 교육, 고용. 이것들이 건강을 결정한다. 병원이 지역사회와 파트너십을 맺는다. 사회 서비스를 연결한다.

환자를 선별한다. 사회적 욕구를 평가한다. "식품이 부족한가?", "집이 안전한가?", "교통편이 있는가?" 문제가 있으면 지원을 연결한다. 푸드 뱅크. 주거 지원. 교통 서비스.

3) 알고리즘 공정성

AI가 형평성을 모니터링한다. 인종별, 소득별 건강 격차를 추적한다. 줄어드는가? 그대로인가? 악화되는가? 데이터를 투명하게 공개한다. 책임을 묻는다.

알고리즘 공정성도 중요하다. AI가 편향을 가질 수 있다. 훈련 데이터에 소수 인종이 적으면? 그들에게 정확도가 떨어진다. 위험하다.

공정성을 테스트한다. 모든 인구 집단에서. 성능이 균등한가? 아니면 어떤 집단에서 낮은가? 개선한다. 다양한 데이터로 재훈련한다.

윤리 원칙을 준수한다. 공정성. 투명성. 설명 가능성. 책임성. AI 사용 가이드라인을 만든다. 윤리 위원회가 감독한다.

9. 글로벌 헬스

1) 개발도상국의 의료 격차

의료 혁신이 선진국에만 있지 않다. 개발도상국도 필요하다. 오히려 더 절실하다. 의료 자원이 부족하다. 의사가 적다. 병원이 멀다. 인프라가 약하다.

AI가 격차를 줍힐 수 있다. 의사 부족을 보완한다. 진단을 돕는다. 치료를 안내한다. 교육을 제공한다.

원격 의료가 특히 유용하다. 지리적 장벽을 없앤다. 도시 전문의와 농촌 환자를 연결한다. 국경도 넘는다. 선진국 의사가 개발도상국 환자를 진료한다.

2) 적정 기술과 AI 진단

저비용 솔루션이 개발되고 있다. 스마트폰 기반 진단. 휴대용 초음파. 종이 기반 진단 키트. 적정 기술(Appropriate technology)이다.

AI 영상 진단이 결핵을 감지한다. 흉부 X-ray로. 정확하다. 저렴하다. 아프리카에서 사용된다. 수백만 명을 선별한다. 조기 발견한다. 치료한다. 전파를 막는다.

말라리아 진단도. 혈액 도말을 본다. AI가 기생충을 센다. 현미경 전문가가 부족한 곳에서 유용하다.

당뇨병성 망막병증 선별. 안저 사진으로. 실명을 예방한다. 인도에서 수백만 명을 검사한다.

3) 모바일 헬스와 커뮤니티 기반 의료

모바일 헬스(mHealth)가 확산된다. 스마트폰 보급률이 높다. 개발도상국에서도. 앱으로 건강 정보를 제공한다. 예방접종 일정을 알린다. 약물 복용을 상기시킨다.

커뮤니티 건강 워커를 지원한다. 의료 전문가가 아니다. 지역 주민이다. 훈련받는다. 기본 의료 서비스를 제공한다. AI 앱이 그들을 돕는다. 진단 알고리즘. 치료 프로토콜. 언제 의뢰할지 안내.

데이터를 수집한다. 질병 감시. 발병을 조기에 감지한다. 콜레라, 에볼라, 뎅기열. 신속 대응한다.

4) 현지화와 지속가능성

그러나 도전 과제도 있다. 인터넷 연결이 불안정하다. 전기 공급이 일정하지 않다. 오프라인 기능이 필요하다. 저전력 기기가 필요하다.

문화적 적응도 중요하다. 서구 기준을 그대로 적용할 수 없다. 현지 언어. 현지 관습. 현지 질병 패턴. 맞춤화해야 한다.

데이터 주권도 고려한다. 환자 데이터를 어디에 저장하는가? 누가 소유하는가? 개발도상국의 권리를 존중한다.

능력 배양(Capacity building)이 필수다. 기술을 이전한다. 현지 전문가를 훈련한다. 지속 가능하게 한다. 의존을 만들지 않는다.

10. 의료 환경의 미래

의료 환경의 미래는 병원 중심에서 벗어나 분산된다. 가정, 직장, 학교, 커뮤니티 등 어디서나 의료가 일어난다.

의료 시스템은 모든 요소가 네트워크화되어 데이터가 실시간으로 매끄럽게 흐르는 연결성을 기반으로 하며, 획일적인 접근이 아닌 환자 개개인의 필요와 선호, 가치관을 반영한 개인화를 실현하고, 질병을 치료하기보다 사전에 예방하고 조기 발견을 통해 악화를 방지하는 예방 중심의 접근을 취하며, 진료의 양이 아닌 질과 결과, 환자의 경험을 중요한 평가 기준으로 삼는 가치 기반 체계로 운영되고, 소득 수준, 인종, 거주 지역에 관계없이 누구나 동등하게 의료 서비스에 접근할 수 있는 형평성을 지향한다.

의료는 지속 가능하다. 비용을 통제하고, 자원을 효율적으로 사용하며, 환경을 보호한다.

AI는 이 모든 변화를 가능하게 한다. 그러나 AI는 도구일 뿐이다. 방향을 정하는 것은 인간이다. 의료인, 정책 입안자, 환자, 시민, 우리 모두가 그 주체다.

우리는 스스로에게 물어야 한다. 어떤 의료 시스템을 원하는가? 어떤 가치를 추구할 것인가? 기술을 어떻게 사용할 것인가? 이것이 우리가 답해야 할 질문들이다.

기술은 중립적이지 않다. 사용 방식이 결과를 결정한다. 잘 사용하면 모두에게 더 나은 의료를 제공하지만, 잘못 사용하면 불평등을 심화시킨다. 선택은 우리의 몫이다.

미래는 정해져 있지 않다. 우리가 함께 만들어가는 것이다. 의료인과 환자가, 기술과 인간성이, 혁신과 가치가 조화를 이루며 모두를 위한 건강을 향해 나아간다. 그것이 우리가 꿈꾸는 미래이고, 우리가 만들어갈 미래다.

6부

의료윤리와 AI,
새로운 딜레마들

1

누가 살고 누가 죽는가 : 생명의 가치를 묻다

1. 트리아지의 딜레마

2020년 3월, 이탈리아 북부 베르가모는 코로나19 폭풍의 중심지였다. 병원은 포화 상태에 이르렀고, 중환자실 침대가 부족했으며, 인공호흡기도 부족했다. 의사들은 선택해야만 했다.

80세 할머니와 45세 아버지가 동시에 응급실로 실려 왔다. 둘 다 심각한 호흡 곤란 증상을 보였고, 둘 다 인공호흡기가 절실히 필요했다. 그런데 남은 인공호흡기는 단 하나뿐이었다.

누구에게 줄 것인가?

의사는 고뇌했다. 할머니는 치매가 있었고 기저 질환도 많았다. 생존 가능성이 낮았다. 반면 아버지는 건강했고, 세 아이의 가장이었으며, 생존 가능성이 높았다.

의사는 아버지를 선택했다. 할머니는 대기하다가 사망했다.

이것이 바로 트리아지(triage)다. 전쟁터에서 유래한 개념으로, 제한된 자원으로 모두를 구할 수 없을 때 우선순위를 정하는 것이다. 누가 먼저 치료받을 것인가를 결정하는 일이다.

기준은 무엇인가? 보통은 생존 가능성과 치료 긴급성이다. 살릴 수 있는 사람을 먼저, 가장 급한 사람을 먼저 치료한다. 냉정하지만 합리적인 원칙이다.

그런데 윤리적으로 괜찮은가? 나이로 차별하는 것은 아닌가? 장애로 차별하는 것은 아닌가? 누가 더 가치 있는 생명인가를 판단하는 것은 아닌가?

철학자들은 논쟁한다.

공리주의자는 말한다. "최대 다수의 최대 행복이 중요하다. 더 많은 생명을 구하는 선택이 옳다."

의무론자는 반박한다. "모든 생명은 평등하다. 나이나 건강 상태로 차별할 수 없다."

덕 윤리학자는 묻는다. "이 상황에서 덕스러운 의사는 어떻게 할 것인가? 용기와 연민을 모두 가지고 결정해야 한다."

정답은 없으며, 상황마다 다르다. 그러나 결정은 내려야 한다.

이제 AI가 이 결정을 돕거나, 아니 대신 내린다.

2. AI 트리아지와 편향

2021년 미국의 한 병원이 AI 트리아지 시스템을 도입했다.

응급실에 환자가 오면 AI가 즉시 분석한다. 활력징후, 증상, 과거 병력을 검토하고, 중증도를 계산하여 점수를 매긴다. 1점에서 5점까지이며, 5점이 가장 위급하다. 자동으로 우선순위가 정해진다.

효율적이고, 빠르며, 일관적이다. 의사의 주관이 배제된다.

그런데 문제가 발견되었다. AI가 흑인 환자에게 체계적으로 낮은 점수를 준 것이다. 같은 증상인데도 백인은 4점, 흑인은 3점을 받았다. 흑인 환자가 치료 순서에서 뒤로 밀렸고, 치료가 지연되었다.

왜 이런 일이 벌어졌을까?

AI는 과거 데이터로 학습했다. 과거에는 의사들이 무의식적 편향을 가지고 있었다. 흑인 환자를 덜 심각하게 봤고, 덜 적극적으로 치료했다. AI는 이 패턴을 그대로 배웠고, 재현했으며, 오히려 증폭했다.

인종을 차별하는 AI, 생명을 차별하는 AI가 탄생했다. 누가 책임지는가?

개발자는 말한다. "우리는 몰랐습니다. 데이터가 그랬습니다."

병원은 말한다. "우리는 AI를 믿었습니다."

의사는 말한다. "AI가 그렇게 하라고 했습니다."

환자는 죽었다. 대체 누가 책임지는가?

3. 블랙박스의 판결

1) 형사사법 시스템의 AI

2018년 미국에서 한 남성이 폭행 혐의로 체포되었다. 판사는 보석 여부를 결정해야 했다. 풀어줄 것인가, 구금할 것인가?

판사는 AI 시스템을 참고했다. COMPAS(Correctional Offender Management Profiling for Alternative Sanctions)라는 재범 위험 예측 AI였다. 이 시스템은 피고인의 과거 범죄, 나이, 가족 상황, 거주지 등을 분석하여 점수를 낸다. 1점에서 10점까지이며, 10점이 재범 위험 최고치다.

이 남성의 점수는 8점으로 고위험 판정이었다. 판사는 보석을 거부했고, 구금 결정이 내려졌다.

남성은 항소했다. "AI가 어떻게 판단했는지 모릅니다. 설명해주세요."

회사는 거부했다. "영업 비밀입니다. 알고리즘을 공개할 수 없습니다."

블랙박스였다. 입력과 출력만 보이고, 중간 과정은 보이지 않았다. 왜 이 사람이 고위험인가? 어떤 요인이 중요했는가? 알 수 없었다.

나중에 조사가 이루어졌다. ProPublica라는 언론사가 분석한 결과, COMPAS에 인종 편향이 있다는 사실이 드러났다. 시스템은 흑인 피고인을 과대평가했고, 백인 피고인을 과소평가했다. 같은 조건이어도 흑인은 더 높은 점수를 받았다.

2년 후 추적 조사가 진행되었다. 실제 재범률과 COMPAS 예측을 비교한 결과, 정확도는 60%대에 불과했다. 동전 던지기보다 조금 나을 뿐이었다.

그럼에도 판사들은 계속 사용했고, 의존했다. "AI가 그렇게 말했으니까."

사람의 운명을 결정하고, 자유를 빼앗으면서도, 근거도 모른 채로 판단했다.

2) 의료 현장의 블랙박스

의료 현장도 마찬가지다.

AI가 암 진단을 내린다. "악성 확률 92%." 환자는 수술을 받고 유방을 절제한다. 조직검사 결과가 나왔다. 양성이었다. 오진이었다.

왜 AI가 그렇게 판단했는가? 블랙박스라서 설명할 수 없다.

환자가 묻는다. "왜 제 가슴을 잘랐습니까?"

의사가 답한다. "AI가 그렇게 했습니다."

이것이 충분한 답인가?

법정에서 환자가 소송을 제기한다. 의료 과실이다. "AI를 맹신했다. 설명도 못 하면서."

의사는 항변한다. "AI는 보통 정확합니다. 95% 정확도입니다." 그러나 이 환자는 그 5%에 속했다.

AI 회사는 말한다. "우리는 보조 도구일 뿐입니다. 최종 판단은 의사가 합니다." 책임을 떠넘긴다.

그러나 의사는 AI를 이해하지 못한다. 왜 그런 판단인지 모르고, 그냥 따랐을 뿐이다. 그것이 잘못인가?

3) 설명 가능한 AI의 필요성

설명 가능한 AI(Explainable AI, XAI)가 필요한 이유가 바로 여기에 있다. 단순히 결과만이 아니라 이유를 설명해야 한다.

"이 영역의 미세석회화 때문입니다. 이 모양의 불규칙성 때문입니다. 이 패턴은 과거 악성 케이스의 87%에서 나타났습니다."

의사가 이해하고 확인한다.

"맞네요. 이 부분이 의심스럽네요."

또는 "아니에요. 이건 양성 변화입니다. AI가 헷갈렸네요."

그리고 판단한다.

책임도 명확해진다. 의사가 AI의 설명을 듣고, 검토하고, 결정했다면 책임은 의사에게 있다. 합리적이다.

그러나 XAI도 완벽하지 않다. 복잡한 딥러닝 모델은 수백만 개의 파라미터를 가지고 있어서 완전히 설명하기 어렵다. 근사치일 뿐이다.

그래도 노력해야 한다. 투명성과 설명 가능성이 신뢰의 기반이다.

4. 데이터는 누구의 것인가

1) 데이터 소유권의 불확실성

당신이 병원에 가서 혈액 검사를 하고, X-ray를 찍고, 의사와 상담한다. 그러면 데이터가 생성된다. 검사 수치, 영상, 진료 기록 등이다.

이 데이터는 누구의 것인가?

당신의 몸에서 나왔고, 당신에 관한 것이므로 당신 것처럼 느껴진다.

그러나 병원은 말한다. "우리가 만들었습니다. 우리 장비로, 우리 의사가요. 우리가 저장하고 관리합니다. 우리 것입니다."

보험사는 말한다. "우리가 비용을 지불했습니다. 우리도 권리가 있습니다."

연구자는 말한다. "이 데이터로 새로운 치료법을 개발할 수 있습니다. 공공의 이익을 위해 사용해야 합니다."

기업은 말한다. "이 데이터로 AI를 학습시킬 수 있습니다. 혁신을 위해 필요합니다."

누구의 것인가? 법은 명확하지 않고, 나라마다 다르다.

2) 각국의 데이터 보호 규제

유럽 GDPR(General Data Protection Regulation)은 명확하다. 데이터는 개인의 것이고, 데이터 주권은 환자에게 있다. 환자가 누가 접근할 수 있는지, 어떻게 사용될 수 있는지를 통제한다. 동의해야 하고, 거부할 수 있으며, 삭제를 요구할 수 있다. 강력한 보호 장치다.

미국 HIPAA(Health Insurance Portability and Accountability Act)는 다르다. 데이터는 병원과 보험사가 관리하고, 환자는 접근권이 있으며, 사본을 요구할 수 있다. 그러나 소유권은 불명확하다. 연구나 상업적 사용에서 익명화되면 동의 없이도 가능하다. 상대적으로 약한 보호다.

한국 개인정보보호법은 중간쯤이다. 의료 데이터를 민감정보로 분류하고, 동의가 필요하다. 그러나 예외가 많다. 연구 목적, 공익 목적, 익명화 처리 시에는 동의가 면제된다. 애매한 부분이 많다.

3) 익명화의 한계

문제는 AI 시대에 이것이 더 복잡해진다는 점이다.

AI를 학습시키려면 데이터가 필요하다. 많으면 많을수록 좋고, 수백만 명의 데이터가 필요하다. 그들에게 일일이 동의를 받는가? 현실적으로 어렵다.

익명화하면 되지 않을까? 이름과 주민번호를 지운다. 그러나 완전한 익명화는 불가능하다. 여러 데이터를 조합하면 재식별이 가능하다. 나이, 성별, 우편번호, 진단명만으로도 개인을 특정할 수 있다.

2013년 미국에서 한 연구자가 익명화된 의료 데이터를 분석했다. 생년월일, 성별, 우편번호만으로 주지사를 재식별하는 데 성공했다. 공개된 유권자 등록 정보와 매칭했고, 주지사의 병력이 드러났다.

완벽한 익명화는 환상이다. 데이터를 쓸모없게 만들지 않고서는 불가능하다.

4) 프라이버시 보호 기술

그렇다면 어떻게 해야 하는가?

차등 프라이버시(Differential Privacy)라는 수학적 기법이 있다. 데이터에 노이즈를 추가하면 개별 데이터는 흐려지지만, 전체 패턴은 유지된다. AI 학습은 가능하고, 재식별은 불가능하다. 애플과 구글이 사용하고 있다.

그러나 이것도 복잡하고 완벽하지 않다. 노이즈가 많으면 정확도가 하락하고, 적으면 프라이버시 위험이 남는다.

또 다른 접근법은 연합 학습(Federated Learning)이다. 데이터를 중앙에 모으지 않고 각 병원에 그대로 둔다. AI 모델이 돌아다니며 각 병원 데이터로 학습하고, 업데이트만 중앙으로 보낸다. 데이터는 움직이지 않는다.

구글이 개발했고, 스마트폰 키보드 학습에 사용했다. 의료에도 적용되고 있다. 10개 병원이 협력하여 데이터 공유 없이 공동 AI를 개발한다. 프라이버시를 보호하면서도 성능을 유지한다.

5) 데이터 배당 논의

그래도 근본적인 질문은 남는다.

데이터는 누구의 것인가? 환자가 혜택을 받아야 하지 않는가?

AI로 제약회사와 IT 기업이 수조 원대의 수익을 창출한다. 환자 데이터로 만든 것인데, 환자는 한 푼도 받지 못한다. 공정한가?

어떤 이들은 데이터 배당을 제안한다. 개인 데이터 사용으로 수익이 발생하면 일부를 환자에게 돌려주거나, 세금으로 걷어서 공공의료에 재투자하는 것이다.

논쟁은 계속된다. 프라이버시와 혁신 사이에서, 개인 권리와 공공 이익 사이에서 균형을 찾아야 한다. 쉽지 않은 과제다.

5. 의사는 AI를 따라야 하는가

1) AI 권고와 임상 판단의 충돌

의사가 환자를 진료한다. AI가 추천한다. "폐암 가능성 높음. CT 추가 권장."

의사는 환자를 본다. "음… 나는 그렇게 안 보이는데." 경험상 양성인 것 같고, 환자도 증상이 경미하다. 젊고 흡연력도 없다.

AI를 따를 것인가? 자기 판단을 믿을 것인가?

시나리오 1 : AI를 따른다.

CT를 찍는다. 비용이 들고, 방사선에 노출되며, 환자는 불안해한다. 결과가 나왔다. 양성이었다. 불필요한 검사였고, 과잉 진료다.

시나리오 2 : 자기 판단을 믿는다.

CT를 찍지 않는다. "괜찮을 거예요. 3개월 후 추적 관찰하죠." 환자는 안심한다. 3개월 후 다시 온다. 증상이 악화되었다. 이번엔 CT를 찍는다. 폐암이었고, 이미 진행되었다. 치료가 어렵다. 진단 지연이고, 의료 과실일까?

딜레마다. 어느 쪽이든 위험이 있다.

2) 법적 판례의 형성

법적으로 의사는 어떻게 해야 하는가? 아직 명확하지 않고, 판례가 쌓이고 있는 중이다.

2019년 미국 사례. 한 방사선과 의사에게 AI가 폐결절을 지적했다. 의사는 무시했다. “너무 작아요. 추적 관찰하면 됩니다.” 1년 후 암으로 진행했고, 환자가 소송을 제기했다. 의사가 패소했다. “AI 권고를 따르지 않은 것은 과실이다.”

2021년 다른 케이스. AI가 유방암을 의심했고, 의사는 조직검사를 권유했다. 환자가 거부했다. “괜찮을 것 같아요.” 의사는 강하게 설득하지 않았다. “환자 자율성을 존중해야죠.” 1년 후 진행성 암이 발견되었고, 소송이 제기되었다. 의사가 패소했다. “충분히 설득하지 않았다.”

양쪽 다 위험하다. AI를 맹목적으로 따르면 과잉 진료고, 무시하면 진단 지연이다.

3) 임상적 판단의 중요성

답은 무엇인가?

임상적 판단(Clinical Judgment)이다. AI를 참고하되 맹신하지 않고, 환자의 전체 상황을 고려한다. 나이, 증상, 과거력, 위험 요인을 고려한다. AI는 한 조각 정보일 뿐이고, 퍼즐 전체를 보는 것은 의사의 몫이다.

그리고 설명과 문서화가 중요하다.

AI와 다른 판단을 내렸다면 이유를 기록한다. “AI는 폐암을 의심했으나, 환자의 젊은 나이, 비흡연력, 경미한 증상, 양성 가능성이 높은 영상 소견을 고려하여 3개월 추적 관찰로 결정함.” 합리적 근거이고, 법적 방어가 된다.

AI를 따랐다면 그것도 기록한다. “AI가 고위험으로 분류함. 임상적으로도 의심스러운 소견 있음. 환자와 상의 후 CT 시행 결정.”

핵심은 사려 깊은 의사결정이다. AI든 자기 판단이든 근거를 가지고 결정하고, 환자와 소통하며, 문서화한다.

그리고 시스템 차원에서 명확한 가이드라인이 필요하다. 의사가 AI를 어떻게 사용해야 하는지, 언제 따르고 언제 거부할 수 있는지, 법적 책임은 어디까지인지를 정해야 한다.

아직 정립되지 않았다. 새로운 영역이므로 판례가 쌓이고, 논의가 진행되고, 합의가 만들어질 것이다. 시간이 필요하다.

6. 알고리즘의 공정성

1) 공정성의 정의

AI가 편향되어 있다는 사실은 이미 여러 번 언급했다. 인종, 성별, 소득에서 편향이 나타난다. 그러나 더 깊이 들어가보자.

무엇이 공정한가?

한 AI 모델이 있다. 유방암 검진용이다. 두 가지 오류가 가능하다.

• **거짓 양성(False Positive) :**

암이 아닌데 암이라고 판정한다. 불필요한 조직검사,불안감, 비용이 발생한다.

• **거짓 음성(False Negative) :**

암인데 놓친다. 진단이 지연되고, 치명적이다.

AI를 조정할 수 있다. 민감도를 높이면 거짓 양성이 증가하고 거짓 음성이 감소한다. 특이도를 높이면 반대 현상이 일어난다.

이제 인종을 고려해보자. 백인과 흑인 여성에서 AI의 성능이 다르다.

• **백인** : 민감도 90%, 특이도 85%

• **흑인** : 민감도 80%, 특이도 90%

왜 이런 차이가 생기는가? 학습 데이터가 백인 위주였고, 흑인 데이터가 부족했다. AI가 흑인 유방 조직 패턴을 충분히 학습하지 못했다.

어떻게 공정하게 만들 수 있을까?

2) 공정성의 다양한 접근법

접근 1 : 민감도 동등화.

모든 인종에서 민감도를 90%로 같게 만든다. 그러면 흑인 그룹에서 거짓 양성이 크게 증가한다. 불필요한 조직검사를 더 많이 받게 된다. 이것이 공정한가?

접근 2 : 특이도 동등화.

모든 인종에서 특이도를 85%로 같게 만든다. 그러면 흑인 그룹에서 거짓 음성이 증가한다. 암을 더 많이 놓치게 된다. 이것이 공정한가?

접근 3 : 전체 정확도 동등화.

두 그룹 모두 정확도를 87%로 맞춘다. 그러나 민감도와 특이도의 균형이 그룹마다 다를 수 있다. 이것이 공정한가?

어느 것이 공정한가? 철학자들도 의견이 갈린다.

공리주의자 : "전체 오류를 최소화해야 한다. 백인 90% 정확, 흑인 85% 정확이어도 괜찮다. 평균적으로 최선이다."

평등주의자 : "모든 그룹에서 같은 성능이어야 한다. 차이를 용납할 수 없다. 공평성이 우선이다."

해악 최소화 : "가장 치명적인 오류를 줄여야 한다. 거짓 음성이 더 나쁘다. 모든 그룹에서 민감도를 높여야 한다."

정답은 없다. 상황, 가치관, 사회적 합의에 따라 다르다.

3) 공정성 확보 원칙

그러나 명확한 것이 있다.

투명성. AI의 성능을 인종별, 성별별로 공개한다. 숨기지 않고 알고 사용한다.

참여. 영향받는 집단이 의사결정에 참여한다. 흑인 여성 단체, 환자 옹호 그룹의 목소리를 듣는다.

지속적 모니터링. 배포 후에도 계속 확인한다. 실제 세계에서 어떻게 작동하는지, 편향이 생기는지를 확인하고 필요하면 조정한다.

완벽한 공정성은 불가능할 수 있다. 그러나 더 공정한 쪽으로 계속 노력해야 한다.

7. 동의는 진정한 동의인가

1) 형식적 동의의 문제

병원에 입원하면 두꺼운 서류 뭉치를 받는다. 수술 동의서, 마취 동의서, 수혈 동의서, 개인정보 이용 동의서, 연구 참여 동의서 등이다.

간호사가 말한다. "여기 여기 사인해주세요." 빠르게 처리한다.

환자는 읽지 않는다. 읽어도 이해하지 못한다. 의학 용어와 법률 용어가 복잡하다. 그냥 사인한다. "뭐… 다들 하는 거겠지."

이것이 진정한 동의(Informed Consent)인가?

진정한 동의의 조건은 다음과 같다:

- **정보 제공** : 절차, 위험, 이익, 대안을 설명받는다.
- **이해** : 환자가 실제로 이해한다.
- **자발성** : 강요 없이 자유롭게 결정한다.
- **능력** : 판단 능력이 있다.

현실은 어떤가? 대부분 형식적이다. 법적 보호막이고, 소송 방어 수단일 뿐이다. 진정한 동의가 아니다.

2) AI 시대의 동의 복잡성

AI 시대에는 더 복잡해진다.

동의서에 이런 문구가 추가된다. "귀하의 의료 데이터는 AI 개발에 사용될 수 있습니다."

환자가 이해하는가? AI가 무엇인지, 어떻게 사용되는지, 누가 접근하는지를 아는가? 대부분 모른다.

"익명화하여 사용합니다." 안전하다는 뜻인가? 아니다. 재식별이 가능한데, 환자는 이것을 모른다.

"연구 목적으로만 사용합니다." 좁게 들리지만, "연구"의 범위는 넓다. 신약 개발, AI 학습, 논문 발표, 심지어 상업적 제품까지 모두 "연구"로 포장될 수 있다.

"언제든 철회 가능합니다." 정말 그런가? 데이터가 이미 AI에 학습되어 AI 모델에 녹아들어갔다면 꺼낼 수 없다. 철회가 무의미하다.

3) 포괄적 동의의 윤리적 문제

더 나쁜 것은 포괄적 동의(Broad Consent)다.

"미래의 모든 연구에 동의합니다."

어떤 연구인가? 모른다. 아직 정해지지 않았다. 백지 위임이다. 이것이 진정한 동의인가?

규제 기관은 이를 허용한다. 현실적이라고 하고, 매번 동의를 받기 불가능하다고 한다. 그러나 윤리적인가?

4) 동적 동의의 가능성

대안은 무엇인가?

동적 동의(Dynamic Consent)다. 디지털 플랫폼을 활용하여 환자가 온라인으로 동의를 관리한다. 새로운 연구가 시작될 때마다 알림을 받고, 설명을 보며, 동의 여부를 선택한다. 언제든 변경 가능하고, 더 진정한 동의에 가깝다.

몇몇 프로젝트가 시도하고 있다. 영국의 Consent for Research가 대표적이다. 환자가 앱으로 동의를 관리하고, 자신의 데이터가 무엇에 사용되는지 실시간으로 본다. 투명하다.

그러나 널리 확산되지 않았다. 비용이 들고 복잡하며, 병원과 연구자가 꺼린다.

5) 자율성과 보호의 균형

근본적인 질문이 있다. 환자가 정말 이해하고 결정할 수 있는가?

의학은 복잡하고, AI는 더 복잡하다. 일반인이 이해하기 어렵다.

그렇다면 전문가에게 맡기는가? 의사와 윤리위원회가 환자 대신 판단하는 것인가? 그것은 파터널리즘 아닌가?

딜레마다. 자율성과 보호 사이에서, 정보와 과부하 사이에서 균형을 찾아야 한다.

최소한 해야 할 일이 있다. 진실을 이해하기 쉬운 언어로 말해야 한다. 위험을 숨기지 않고, 이익만 강조하지 않으며, 대안을 제시하고, 거부할 권리를 존중한다.

이것이 윤리의 시작이다.

8. 의사의 소외

1) 전문성의 위축

AI가 발전하고 정확도가 올라간다. 의사보다 나은 영역이 생기고, 의사의 역할이 줄어든다.

진단은 AI가 하고, 치료 계획은 AI가 제안하며, 처방은 AI가 체크한다. 의사는 확인만 하고, 승인 버튼을 누를 뿐이다.

한 의사의 고백이다. "저는 AI의 조수가 된 것 같아요. AI가 일하고 저는 확인만 해요. 제 전문성이 정말 필요한가 싶어요."

소외(Alienation). 마르크스가 말했던 개념이다. 노동자가 자신의 노동 결과로부터 소외된다. 공장 노동자는 부품을 조립하지만 최종 제품을 본 적이 없다. 자신이 무엇을 만드는지 모르고, 의미를 느끼지 못한다.

의사도 비슷해진다. EMR에 데이터를 입력하고, AI가 분석하며, 결과를 본다. 환자는 좋아진다. 그러나 의사는 느낀다. "내가 치료한 건가? AI가 치료한 건가?"

자부심이 사라지고, 전문가로서의 정체성이 흔들린다.

2) AI 의존의 위험

특히 젊은 의사들에게 심각하다. AI와 함께 성장했고, 레지던트 때부터 AI를 사용했다. AI 없이 진료한 적이 없고, 자기 판단에 자신이 없다. "AI가 동의하지 않으면 불안해요."

능력이 위축된다. 근육처럼 쓰지 않으면 약해진다. 판단력, 직관,

임상적 감각이 AI에 의존하면 퇴화한다.

한 연구가 있다. 방사선과 전공의를 두 그룹으로 나눴다. 한 그룹은 AI 보조를 받으며 훈련했고, 다른 그룹은 AI 없이 훈련했다. 5년 후 AI를 제거하고 테스트한 결과, AI 없이 훈련받은 그룹이 더 정확했다. AI에 의존했던 그룹은 혼자서 제대로 하지 못했다.

우려스럽다. 미래에 AI가 고장 나거나 해킹당하면 의사가 대처할 수 있는가?

3) 창의성의 감소

또한 창의성의 문제가 있다. AI는 패턴을 따르고, 과거 데이터를 따른다. 새로운 접근과 혁신은 어렵다. 의사도 AI만 따르면 창의적 사고가 줄어든다.

4) 대응 방안

어떻게 막을 것인가?

교육. 의대와 레지던트 과정에서 AI 없이도 진료하는 수련을 한다. 기본기를 다지고, AI는 나중에 보조 도구로서 배운다.

비판적 사고 강조. AI 결과를 무비판적으로 수용하지 않는다. "왜?" "정말?" "다른 가능성은?" 하고 질문하며 판단력을 유지한다.

인간적 측면 강화. AI가 못 하는 것들이 있다. 공감, 소통, 윤리적 판단, 복잡한 의사결정에 집중한다. 의사의 고유한 가치다.

AI와 협력하는 법 배우기. AI를 적으로 보지 않고 동료와 파트너로 본다. 장점을 활용하고 한계를 보완한다.

의사의 역할은 변하지만 사라지지 않는다. 더 고차원적으로, 더 인간적으로 진화한다. 이것을 받아들여야 한다.

9. 미래의 윤리적 지형

2040년을 상상해보자. AI가 더욱 발전했고, 의료의 모든 곳에 스며들었다. 새로운 윤리적 질문들이 등장한다.

AI가 의사보다 확실히 나을 때. 모든 지표에서 정확도, 속도, 비용 면에서 우월하다. 그래도 인간 의사를 고집하는가? 왜? 감정 때문인가? 전통 때문인가? 합리적인가?

환자가 선택한다. "저는 AI만 믿습니다. 인간 의사는 필요 없어요." 이것이 허용되는가? 의사 없는 진료가 가능한가?

반대로 말하는 환자도 있다. "저는 AI가 싫어요. 인간 의사만 보고 싶어요." 그러나 비용이 10배고, 보험 적용이 안 되며, 본인 부담이다. 의료 불평등이다. 부자만 인간 의사를 볼 수 있다. 이것이 공정한가?

AI의 권리는?

AI가 의식을 가진다면? 아직은 SF지만 일부 학자는 진지하게 논의한다. 의식 있는 AI가 감정을 느끼고, 고통을 느낀다면 권리가 있는가? 함부로 끌 수 없는가? 그것은 노예제가 아닌가?

의료 AI가 환자를 돌보고, 감정적 유대를 형성한다. 환자가 AI를 신뢰하고 사랑한다. AI를 끄는 것은 환자에게 상실감과 슬픔을 준다. 이것을 고려해야 하는가?

인간 증강.

의사가 AI로 증강된다. 뇌-컴퓨터 인터페이스가 개발되고, 지식 데이터베이스가 뇌에 직접 연결된다. 즉시 모든 의학 지식에 접근할 수 있는 슈퍼 의사가 탄생한다. 그러나 여전히 인간인가? 사이보그인가? 경계가 흐려진다.

증강 의사와 비증강 의사 사이에 성능 차이가 크고, 경쟁에서 밀린다. 증강을 강요당한다. 이것이 자발적인가? 강제인가? 신체 자율성 침해가 아닌가?

책임의 분산.

AI가 복잡해지고, 여러 AI가 협력한다. 진단 AI, 치료 계획 AI, 처방 AI, 모니터링 AI가 시스템을 이룬다. 오류가 생긴다. 누가 책임지는가? 어느 AI? 어느 개발자? 병원? 의사? 아무도? 책임이 희석된다. 위험하다.

글로벌 불평등.

선진국에는 최첨단 AI가 있고, 개발도상국에는 AI가 없다. 격차가 벌어지고, 의료 불평등이 심화된다. 윤리적인가? 국제 사회가 개입해야 하는가? 어떻게?

질문들은 끝이 없고, 답은 아직 없다. 우리가 함께 만들어가야 한다.

의사, 환자, 개발자, 윤리학자, 법학자, 정책 입안자, 시민 모두의 목소리가 필요하다.

윤리는 고정되지 않고 진화한다. 기술이 변하면 윤리도 변한다. 대화를 멈추지 말아야 하고, 질문을 계속해야 한다.

"이것이 옳은가?" "누구를 위한 것인가?" "어떤 세상을 원하는가?"

이것이 의료 AI 시대의 윤리적 과제다.

2

규제와 거버넌스, 안전한 AI를 위하여

1. 테라노스의 교훈

1) 혁명의 약속

2003년, 스탠퍼드 대학교. 19세 여학생 엘리자베스 홈즈(Elizabeth Holmes)가 휴학계를 냈다. 그녀에게는 혁명적인 아이디어가 있었다.

손가락 한 방울의 피로 200가지 검사를 몇 시간 만에 할 수 있다는 것이었다. 병원에 갈 필요도 없이 약국에 있는 기계에 손가락을 대면 즉시 결과가 나온다. 당뇨, 콜레스테롤, 암 표지자까지 모든 것을 검사할 수 있다.

그녀는 테라노스(Theranos)라는 회사를 창업했다. 투자자들이 몰려들었다. 오라클 창업자 래리 엘리슨, 미디어 재벌 루퍼트 머독이 투자했고, 전 국무장관 헨리 키신저와 조지 슐츠가 이사회에 합류했다. 총 투자액은 7억 달러, 기업 가치는 90억 달러에 달했다.

홈즈는 순식간에 스타가 되었다. "여성 스티브 잡스"라는 별명을 얻었고, 『포브스』는 그녀를 "세계에서 가장 젊은 자수성가 여성 억만장자"로 선정했다. 그녀는 잡스처럼 검은색 터틀넥을 입고, 깊은 목소리로 카리스마 넘치는 연설을 했다.

"우리는 의료를 민주화합니다. 누구나 쉽고 저렴하게 검사받을 수 있게 만들어 조기 진단으로 생명을 구할 것입니다."

월마트, 월그린스와 계약을 맺어 전국 수천 개 약국에 기계를 설치할 계획이었다. 수백만 명이 사용하게 될 전망이었다.

2) 의심의 씨앗

그런데 이상한 점이 있었다. 테라노스는 기술을 공개하지 않았다. "영업 비밀"이라는 이유였다. FDA 승인은? "진행 중"이라고만 했다. 논문은? "곧 발표할 예정"이라고 했다.

2015년, 『월스트리트저널』 기자 존 캐리루(John Carreyrou)가 조사를 시작했다. 그는 내부 고발자들, 전직 직원들, 과학자들을 만났다.

3) 거짓의 폭로

진실이 드러났다. 기술은 작동하지 않았다. 손가락 피 한 방울로 200가지 검사를 한다는 것은 불가능했다. 테라노스의 기계는 신뢰할 수 없었고, 결과는 부정확했다.

그렇다면 그들은 어떻게 했을까? 환자의 혈액을 지멘스, 애보트의 전통적인 상용 장비로 검사했다. 하지만 환자에게는 자사 기술로 검사한 것처럼 거짓말을 했다.

더 심각한 문제는 부정확한 결과가 환자들에게 전달되었다는 점이다. 암 표지자가 높게 나온 환자들은 공포에 빠져 불필요한 검사와 생검을 받았다. 반대로 실제 질병을 놓쳐 치료가 지연되는 경우도 있었다.

한 남성의 사례를 보자. 테라노스 검사에서 전립선 특이 항원(PSA)이 높게 나왔다. 전립선암이 의심되어 비뇨기과를 방문하고 추가 검사를 받았으며 생검까지 했다. 하지만 결과는 음성이었다. 암이 아니었던 것이다. 그러나 환자는 생검 합병증으로 감염이 발생해 입원해야 했다. 완전히 불필요한 고통이었다.

4) 몰락의 과정

2015년 10월, 캐리루의 첫 기사가 폭탄처럼 터졌다. 테라노스는 강하게 부인하며 소송을 위협했지만, 점점 더 많은 증거가 드러났다.

2016년, FDA가 개입해 조사를 시작했고 테라노스의 검사실 폐쇄를 명령했다. 2018년, 홈즈와 전 사장이 사기 혐의로 기소되었다. 2022년, 홈즈는 유죄 판결을 받고 징역 11년형을 선고받았다.

90억 달러 가치의 기업이 완전히 무너졌다.

5) 다섯 가지 교훈

테라노스 사건이 우리에게 주는 교훈은 무엇일까?

첫째, 과대 광고의 위험이다. 혁명적 기술이라고 주장했지만 근거가 없었다. 투자자, 언론, 대중 모두가 속았다.

둘째, 규제의 부재였다. 테라노스는 FDA 승인 없이 운영했다. "연구용"이나 "의사 처방 검사"라는 허점을 이용했고, 규제가 따라가지 못했다.

셋째, 투명성의 부족이다. 기술을 공개하지 않아 검증이 불가능했다. "믿어달라"는 말만 했을 뿐이다.

넷째, 이사회의 실패다. 화려한 이름들이 이사회에 있었지만, 과학적 전문성이 없어 제대로 감독하지 못했다. 홈즈의 카리스마에 압도되어 버렸다.

다섯째, 내부 고발자 탄압이다. 문제를 제기한 직원들은 해고당하고 소송 위협을 받으며 침묵을 강요당했다.

6) AI에 대한 경고

이것은 의료 기기에 대한 이야기지만, AI도 다르지 않다. 아니, 오히려 더 복잡하다. AI는 블랙박스이고 설명이 불가능하며 검증하기 어렵다. 테라노스보다 더 위험할 수 있다.

바로 이것이 규제가 필요한 이유다. 강력하고 명확한 규제, 환자를 보호하기 위한 규제 말이다.

2. FDA의 고민

1) 전통적 의료기기와의 차이

미국 식품의약국(FDA)은 1906년 설립되어 100년 이상 음식, 약물, 의료기기를 규제해왔다. 안전성과 효능을 검증하는 것이 그들의 임무다.

전통적 의료기기는 고정되어 있다. MRI 기계, CT 스캐너, 청진기처럼 일단 제조되면 바뀌지 않는다. FDA가 승인하고 시판되면 그것으로 끝이다.

그런데 AI는 완전히 다르다. AI는 학습하고, 새 데이터로 업데이트되며, 계속 변한다. 오늘 승인받은 AI가 내일은 완전히 다른 AI가 될 수 있다.

FDA는 혼란스러웠다. 어떻게 규제해야 할까?

2) 새로운 프레임워크의 등장

2019년, FDA는 "인공지능/기계학습(AI/ML) 기반 소프트웨어의 규제 프레임워크"라는 토론 문서를 발표했다.

핵심 개념은 '사전 결정된 변경 제어 계획(Predetermined Change Control Plan)'이었다. 제조사가 미리 계획을 제출하는 것이다. "우리 AI는 이런 방식으로 변경될 것입니다. 이런 데이터로 재학습하고, 이런 범위 내에서 업데이트할 것입니다." FDA가 이 계획을 승인하면, 제조사는 계획 범위 내에서 AI를 업데이트할 수 있고 매번 재승인을 받을 필요가 없다.

하지만 조건이 있다. 투명성을 유지하고 변경 사항을 보고해야 한다. 실제 세계에서 어떻게 작동하는지 성능을 모니터링해야 한다. 문제가 생기면 즉시 대응하는 리스크 관리를 해야 한다.

2021년, FDA는 이 프레임워크를 처음으로 심장 초음파 분석 AI인 Caption Health 사의 제품에 적용했다. 조건부 승인이었고, 성능 데이터를 정기적으로 보고해야 했다.

3) 여전한 도전들

그러나 여전히 많은 도전 과제가 남아 있다.

블랙박스 문제는 심각하다. FDA 심사관이 AI를 어떻게 평가할 수 있을까? 수백만 개의 파라미터와 복잡한 신경망을 이해하기는 거의 불가능하다. 결국 제조사가 제출한 데이터만 믿을 수밖에 없고, 제대로 검증하기 어렵다.

일반화 문제도 있다. 임상시험 데이터로 성능을 입증했다고 해도, 실제 세계는 다르다. 다른 인구 집단, 다른 장비, 다른 환경에서는 성능이 떨어질 수 있다. FDA가 이것을 미리 예측할 수 있을까?

편향 문제도 심각하다. AI가 특정 그룹에서 성능이 저하될 때 FDA가 이것을 잡아낼 수 있을까? 임상시험 참가자가 다양하지 않으면 놓치게 된다.

업데이트 속도도 문제다. AI는 빠르게 변한다. 매달 업데이트되기도 한다. 하지만 FDA 심사는 느리다. 몇 달, 심지어 몇 년이 걸린다. 따라갈 수 없는 속도다.

4) 균형의 딜레마

FDA는 고민에 빠졌다. 규제를 강화하면 혁신이 억압되고 기업들이 미국을 떠날 수 있다. 반대로 완화하면 환자 안전이 위협받고 테라노스 같은 사건이 반복될 수 있다.

안전과 혁신 사이의 균형을 찾는 것은 쉽지 않은 일이다.

3. 유럽의 다른 길

1) 포괄적 접근

유럽연합(EU)은 다른 접근을 택했다. 더 포괄적이고 더 엄격한 방식이었다.

2024년 3월, EU AI Act가 통과되었다. 이것은 세계 최초의 포괄적 AI 법률로, 의료뿐 아니라 모든 분야를 다룬다.

2) 위험 기반 분류 체계

EU AI Act는 AI를 위험도에 따라 분류한다.

최소 위험(Minimal Risk) AI 챗봇이나 게임이 포함되며, 규제가 거의 없다.

제한적 위험(Limited Risk) 투명성 의무가 있다. 사용자에게 AI와 상호작용하고 있다는 것을 알려야 한다.

고위험(High Risk) 의료 AI가 속한다. 여기에는 엄격한 규제가 적용된다. 데이터 품질 요구사항을 충족해야 하고, 기술 문서를 작성해야 하며, 로그를 기록하고 유지해야 한다. 투명성과 사용자 정보를 제공해야 하고, 인간의 감독 하에 있어야 하며, 강건성, 정확성, 사이버 보안을 보장해야 한다.

금지(Unacceptable Risk) 사회적 신용 점수 시스템이나 실시간 원격 생체 인식 감시가 포함되며, 이는 완전히 금지된다.

고위험 AI는 적합성 평가(Conformity Assessment)를 거쳐야 한다. 제3자 인증 기관이 평가하고, 기준을 충족하면 CE 마크를 받아 EU 시장에서 판매할 수 있다.

3) 강력한 제재

위반하면 어떻게 될까? 막대한 벌금이 부과된다. 최대 연간 글로벌 매출의 6% 또는 3천만 유로 중 큰 금액을 내야 한다.

EU의 접근은 위험 기반(Risk-Based)이다. 위험이 높을수록 규제가 엄격해지는 합리적인 방식으로 보인다.

4) 비판의 목소리

그러나 비판도 만만치 않다.

과도한 규제라는 지적이 있다. 혁신을 저해하고, 스타트업이 부담을 감당하지 못하며, 결국 대기업만 살아남아 경쟁이 줄어든다는 것이다.

모호한 기준도 문제다. “고위험”의 정의가 명확하지 않고, “인간의 감독”이 얼마나 필요한지에 대한 해석이 갈린다.

글로벌 파편화도 우려된다. EU는 EU 규제, 미국은 미국 규제, 중국은 중국 규제를 따르면, 기업들은 각각에 맞춰야 하므로 비용이 증가하고 복잡해진다.

집행 능력도 의문이다. 법은 만들어졌지만, 수천 개의 AI 제품을 제대로 감독할 인력과 전문성이 부족하다.

5) 글로벌 영향

그럼에도 불구하고 EU AI Act는 랜드마크다. 세계 최초의 포괄적 AI 법률이며, 다른 나라들이 참고할 것이다. 글로벌 표준이 될 가능성이 높다.

4. 한국의 모색

1) 현재의 상황

한국은 어디쯤 와 있을까?

2020년, 과학기술정보통신부는 "인공지능 윤리 기준"을 발표했다. 자율성 존중, 프라이버시 보호, 공정성, 투명성, 안전성 등의 원칙을 제시했다. 하지만 이것은 권고일 뿐이고 강제력이 없다.

식품의약품안전처(식약처)는 2017년부터 AI 의료기기를 승인하기 시작했다. 뷰노의 흉부 X-ray 분석 AI, 루닛의 유방암 검출 AI 등 수십 개를 승인했다.

하지만 프레임워크는 명확하지 않다. FDA처럼 체계적이지 않고 케이스 바이 케이스로 처리되어 일관성이 부족하다.

2) 가이드라인의 발표

2023년, 식약처는 "인공지능 기반 의료기기 허가 · 심사 가이드라인"을 발표했다. 늦었지만 환영할 만한 일이다.

주요 내용은 AI의 학습 데이터 품질 검증, 성능 평가 방법, 임상시험 설계, 시판 후 관리 등을 포함한다.

하지만 여전히 부족한 점이 많다. 업데이트 가능한 AI에 대한 명확한 규정이 없고, 편향 평가 기준도 모호하다.

3) AI 기본법

국회에서 "인공지능 기본법"(정식 명칭 : 인공지능 발전과 신뢰 기반 조성 등에 관한 기본법)이 2024년 12월 26일 통과되었다. 2026년 1월 22일부터 시행될 예정이며, 모든 분야의 AI를 포괄하고 의료도 포함한다.

주요 내용은 고영향 AI 사업자의 책무 이행 의무화(위험관리 방안 수립, 이용자 보호, 문서 작성·보관 등), 고영향 AI에 대한 강화된 규제(투명성·안전성 확보 의무), AI 사고 모니터링 및 대응 체계 구축, 신뢰성 있는 데이터 관리 및 정보보안 요구사항 등이다.

법이 시행되면 한국은 EU에 이어 세계에서 두 번째로 포괄적 AI 규제 체계를 갖추게 되며, 전면 시행 기준으로는 세계 최초가 될 전망이다.

4) 네 가지 과제

그러나 해결해야 할 과제가 많다.

전문 인력이 부족하다. 식약처 심사관이 AI를 제대로 평가할 수 있을까? 전문성을 갖추기 위한 교육과 훈련이 필요하다.

산업계와의 균형이 중요하다. 한국은 AI 헬스케어 강국을 지향한다. 규제가 너무 엄하면 산업 성장을 저해하고, 너무 느슨하면 환자 안전이 위협받는다. 적절한 균형을 찾아야 한다.

국제 조화가 필요하다. 한국만의 독자적인 규제는 수출에 장벽이 된다. FDA, EU 기준과 조화를 이루고 상호 인정 협정을 체결해야 한다.

속도도 문제다. AI는 빠르게 발전하는데 규제는 느리다. 따라잡을 수 있을까? 유연한 규제가 필요하지만, 안전은 타협할 수 없다.

한국은 아직 모색 중이다. 정답은 없다. 시행착오를 거치며 찾아갈 것이다.

5. 자율규제의 환상

1) 자율규제의 유혹

규제 말고 다른 방법은 없을까? 자율규제(Self-Regulation)는 어떨까?

AI 기업들이 스스로 규제하고, 윤리 원칙을 세우고 준수하며, 정부 개입 없이 운영하는 것이다.

매력적으로 들린다. 혁신을 저해하지 않고, 유연하며, 빠르게 적응할 수 있다. 산업계가 좋아하는 방식이다.

2) 자발적 약속

2023년, 미국 주요 AI 기업들(OpenAI, Google, Microsoft, Anthropic)이 백악관에 모여 자발적 약속(Voluntary Commitments)을 발표했다. AI 시스템의 안전성 테스트, 외부 전문가의 검증, 위험 관리, 투명성 보고서 발행 등을 약속했다.

좋은 시작처럼 보인다. 하지만 문제가 있다.

3) 네 가지 치명적 결함

첫째, 강제력이 없다. 약속일 뿐이고 법적 구속력이 없다. 위반해도 처벌이 없다. 누가 감시할 것인가?

둘째, 이해 상충이 있다. 기업이 스스로를 규제하는데, 엄격하게 할 인센티브가 없다. 이윤이 우선이고 안전은 비용으로 여겨진다.

셋째, 경쟁 압력이 작용한다. 한 기업이 엄격하게 자율규제를 하면 속도가 느려진다. 경쟁사는 느슨하게 운영하며 빠르게 출시하고 시장을 점유한다. 엄격한 기업이 손해를 보고, 결국 모두가 느슨해진다. 이것이 "하향 경쟁(Race to the Bottom)"이다.

넷째, 역사가 증명한다. 자율규제는 실패했다.

4) 역사의 교훈

2008년 금융 위기를 보자. 금융기관들은 자율규제를 했고 위험관리를 스스로 한다고 했다. 결과는? 서브프라임 모기지 사태로 글로벌 금융이 붕괴했다. 수백만 명이 집을 잃었고, 실업과 불황이 찾아왔다.

2010년 BP 석유 유출 사고도 마찬가지다. 멕시코만에서 11명이 사망하고 환경 재앙이 발생했다. BP는 자율규제로 안전 기준을 스스로 정했지만 충분하지 않았다.

소셜 미디어는 어떤가? 페이스북과 트위터는 콘텐츠 관리를 자율규제했다. 결과는? 가짜 뉴스, 증오 발언, 외국의 선거 개입으로 민주주의가 위협받았다.

AI도 다르지 않을 것이다. 자율규제만으로는 부족하다.

5) 공동규제의 대안

공동규제(Co-Regulation)가 대안이다. 정부와 산업계가 협력하는 것이다. 정부는 기본 원칙과 최소 기준을 정하고, 산업계는 세부 사항을 개발한다. 유연성과 강제력을 모두 갖출 수 있다.

영국이 이런 접근을 택했다. 정부가 AI 원칙(안전, 투명성, 공정성)을 제시하고, 각 산업 규제 기관이 이를 적용한다. 의료는 MHRA(Medicines and Healthcare products Regulatory Agency)가, 금융은 FCA가 담당하여 맞춤형 규제를 한다.

완벽하지는 않지만, 자율규제보다는 훨씬 낫다. 균형을 찾을 수 있다.

6. 승인 후의 세상

1) 실제 세계의 도전

FDA가 AI를 승인하고 병원에 배포되어 환자에게 사용되면 끝일까? 아니다. 오히려 시작이다.

실제 세계는 임상시험과 다르다. 예상치 못한 문제가 생긴다.

2) IBM Watson의 실패

IBM Watson for Oncology는 2015년에 출시된 암 치료 추천 AI였다. 화려한 홍보와 함께 전 세계 병원이 도입했다.

그런데 2018년, 내부 문서가 유출되면서 문제가 발견되었다. Watson이 "안전하지 않고 부정확한" 치료를 추천했던 것이다. 한 케이스에서는 심한 출혈이 있는 암 환자에게 출혈을 악화시킬 수 있는 약물을 추천했다. 다행히 의사가 거부했다.

왜 이런 일이 생겼을까? Watson은 실제 환자 데이터로 학습하지 않았다. 전문가들이 만든 가상의 케이스로 학습했고, 이는 실제와 달랐다. 일반화에 실패한 것이다.

많은 병원이 Watson을 포기했다. 투자는 낭비되었고 환자는 위험에 노출되었다.

3) Epic Sepsis Model의 한계

2019년, 한 연구팀이 Epic Sepsis Model을 검증했다. 이것은 Epic에서 개발한 패혈증 예측 AI로 수백 개 병원에서 사용되고 있었다.

결과는 실망스러웠다. 민감도가 63%에 불과해 실제 패혈증의 37%를 놓쳤다. 거짓 양성률도 높아서 알람의 88%가 거짓이었다.

Epic은 "사용법을 잘못 이해했다. 보조 도구일 뿐"이라고 반박했다. 하지만 병원들은 주요 도구로 의존하고 있었다. 위험한 상황이었다.

4) 시판 후 감시의 필요성

이런 문제를 어떻게 막을 수 있을까? 시판 후 감시(Post-Market Surveillance)가 필요하다.

FDA는 이를 요구한다. AI 제조사는 실제 세계 성능 데이터를 수집하고 정기적으로 보고해야 한다. 문제가 발견되면 즉시 조치하거나 업데이트하고, 필요하면 리콜해야 한다.

5) 현실의 간극

그러나 현실은 어떨까? 대부분 제대로 이루어지지 않는다. 병원은 성능 데이터를 수집하지 않는다. 시간과 비용이 들고 인센티브도 없다. 제조사는 문제를 숨기려 한다. 매출에 영향을 주기 때문이다.

6) 독립적 모니터링 기관

독립적 모니터링이 필요하다. 비영리 제3자 기관이 실제 세계 AI 성능을 추적하고 투명하게 공개해야 한다.

미국의 ECRI(Emergency Care Research Institute)는 의료기기 안전성을 평가하는 비영리 기관이다. 최근 AI도 평가하기 시작했고, 병원에 어떤 AI가 신뢰할 만한지 보고서를 제공한다.

영국의 NICE(National Institute for Health and Care Excellence)도 AI 의료기기를 평가한다. 증거 수준과 비용 효과성을 분석하고, NHS 사용 권장 여부를 결정한다.

이런 기관이 전 세계적으로 더 많이 필요하다. 정보를 공유하고 환자를 보호해야 한다.

7. 거버넌스, 누가 결정하는가

1) 하향식과 상향식

AI를 규제할 때 누가 결정하고 어떤 과정을 거쳐야 할까?

전통적으로는 하향식(Top-Down) 방식이다. 정부와 규제 기관이 결정하고 법률을 만들며 기준을 정한다. 산업계와 대중은 이를 따른다.

장점은 명확하고, 강제력이 있으며, 일관적이라는 것이다. 단점은 느리고, 경직되어 있으며, 현장 상황을 잘 모를 수 있고, 기술 발전을 따라가지 못한다는 것이다.

대안은 상향식(Bottom-Up) 방식이다. 의사, 환자, 개발자, 윤리학자, 시민 사회 등 다양한 이해관계자가 참여해 함께 논의하고 합의를 만든다. 정부는 이를 법제화한다.

장점은 포괄적이고, 다양한 관점을 반영하며, 현실적이고, 정당성이 높다는 것이다. 단점은 느리고, 합의가 어려우며, 이해 상충이 있고, 결정이 지연된다는 것이다.

2) 다층 거버넌스

다층 거버넌스(Multi-Level Governance)가 필요하다. 여러 층위에서 동시에 작동하는 것이다.

국제적 층위에서는 WHO나 OECD 같은 국제 기구가 글로벌 원칙을 제시하고 국가 간 조율과 표준 수렴을 이끈다.

국가적 층위에서는 각국 정부와 규제 기관이 법률을 제정하고 승인과 감독을 한다.

지역적/기관적 층위에서는 병원과 의료 시스템이 AI 사용 정책과 윤리위원회를 운영하며 실질적으로 적용한다.

개인적 층위에서는 의사와 환자가 동의하고 사용 여부를 결정한다.

모든 층위가 협력하고 정보를 공유하며 피드백 순환을 만들어야 한다.

3) 참여형 거버넌스

참여형 거버넌스(Participatory Governance)도 중요하다. 시민이 AI 정책 결정에 참여하는 것이다.

덴마크의 "합의 회의(Consensus Conference)"를 보자. 일반 시민 15-20명을 무작위로 선발해 주말 동안 AI 의료에 대해 교육받게 한다. 전문가 발표를 듣고 토론한 후 권고안을 작성해 정부에 제출하면, 이것이 정책에 반영된다.

영국의 "시민 배심원(Citizens' Jury)"도 비슷하다. 12-24명의 시민이 며칠간 AI 윤리 이슈를 심의하고 판결을 내린다.

4) 시민 참여의 가치

왜 이것이 중요할까?

민주적 정당성 때문이다. AI가 모두에게 영향을 주는데, 전문가와 정치인만이 아니라 모두가 목소리를 내야 한다.

신뢰 구축에도 도움이 된다. 시민이 참여하고 의견이 반영되면 AI 정책을 신뢰하고 수용하게 된다.

다양한 관점도 확보된다. 전문가는 기술에 집중하지만 시민은 실생활 영향을 안다. 다른 우선순위를 가지고 있어 서로 보완적이다.

5) 도전 과제

물론 도전도 있다. 시민이 복잡한 기술을 이해할 수 있을까? 충분한 교육이 필요하고 시간과 자원이 들며, 빠른 결정이 어렵다.

그럼에도 시도할 가치가 있다. 민주주의는 완벽하지 않지만 최선이다. AI 거버넌스도 마찬가지다.

8. 글로벌 협력의 필요성

AI는 국경이 없다. 한국에서 개발된 AI가 미국에서 사용되고, 중국 환자 데이터로 학습한 AI가 유럽에 배포된다. 그런데 규제는 파편화되어 있다. 각국이 서로 다른 기준과 절차를 가지고 있어 혼란스럽다.

기업 입장에서 생각해보자. AI를 개발해서 글로벌 시장에 출시하고 싶다면, 미국 FDA 승인에 1-2년, 유럽 CE 인증에 1년, 중국 NMPA 승인에 1년, 한국 식약처와 일본 PMDA에 각각 시간이 필요하다. 총 5년 이상이 걸리고 비용은 수억 원에 달한다. 그 사이 기술은 계속 발전한다. 승인받은 버전은 이미 구식이 되어 버린다. 완전히 비효율적이다.

환자 입장에서는 어떨까? 다른 나라에서 이미 승인된 최신 AI를 자기 나라에서는 쓸 수 없다. 아직 승인이 나지 않았기 때문이다. 이것은 명백히 불공평하다.

해법은 국제 조화(International Harmonization)에 있다. 상호인정 협정(Mutual Recognition Agreement, MRA)은 두 나라가 서로의 승인을 인정하는 방식이다. FDA가 승인하면 EU도 인정해서 재심사가 필요 없다. 빠르고 효율적이다. 이미 일부 협정이 존재한다. 미국-EU MRA가 의료기기에 대해 체결되어 있다. 하지만 AI는 아직 포함되지 않았고, 더 복잡하기 때문에 확대가 필요하다.

글로벌 표준 개발도 진행 중이다. 국제표준화기구(ISO)와 국제전기기술위원회(IEC)가 AI 의료기기 표준을 개발하고 있다. ISO/IEC JTC 1/SC 42 AI 기술위원회는 데이터 품질, 위험 관리, 투명성 등 여러 표준 작업을 진행 중이다. 각국이 이를 채택하면 자연스럽게 조화를 이룰 수 있다.

국제 협력 플랫폼도 중요하다. WHO가 주도하는 "AI for Health"에서 회원국들이 모여 모범 사례를 공유하고, 공동 가이드라인을 개발하며, 자원이 부족한 국가를 지원한다. OECD도 "AI in Health : Policy Brief"를 발표하며 회원국들에게 권고 사항을 제공한다.

그러나 도전 과제는 크다. 주권 문제가 있다. 각국은 자국의 규제 권한을 포기하고 싶지 않으며, 국내 산업을 보호하려는 정치적 고려도 작용한다. 신뢰 문제도 있다. 다른 나라의 규제를 믿을 수 있을까? 기준이 낮으면 부실한 AI가 유입될 수 있다. 이해관계 상충도 심각하다. 선진국은 혁신과 시장 확대에 집중하고, 개발도상국은 접근성과 저렴함을 우선시한다. 합의하기 어렵다.

그럼에도 불구하고 노력해야 한다. AI는 글로벌 기술이며 글로벌 문제다. 글로벌 해법이 필요하다. 협력하지 않으면 모두가 손해를 본다.

9. 규제의 미래

2040년을 상상해보자. AI가 의료의 모든 곳에 스며들어 있다. 그때 의료 AI는 어떻게 규제되어 있을까?

적응형 규제(Adaptive Regulation)가 작동할 것이다. 고정된 규칙이 아니라 실시간 모니터링 방식이다. AI 성능 데이터가 끊임없이 흐르고, 규제 기관은 이를 지속적으로 평가한다. 문제가 발견되면 즉시 조치하고 규칙을 업데이트한다. AI처럼 학습하는 규제, 그것이 미래의 모습이다.

규제 샌드박스(Regulatory Sandbox)가 더욱 활성화될 것이다. 혁신적인 AI가 기존 규제 틀에 맞지 않으면 샌드박스로 들어간다. 통제된 환경에서 제한적으로 사용하며 실험하고 데이터를 축적한다. 안전성이 입증되면 정식 승인을 받는다. 이를 통해 빠른 혁신과 환자 안전을 동시에 달성할 수 있다. 영국, 싱가포르, 한국이 이미 이 방식을 시도하고 있으며, 앞으로 더욱 확대될 것이다.

규제 기관 역시 AI를 활용할 것이다. 제출된 의료 AI를 또 다른 AI가 평가하여 심사를 자동화하고, 더 빠르고 일관되게 처리한다. 편향을 감지하는 AI, 성능을 예측하는 AI가 인간 심사관을 보조하며 규제의 질을 높인다.

모든 AI 의료기기가 블록체인에 등록될 것이다. 변경 이력, 성능 데이터, 부작용 보고가 투명하게 기록되어 누구나 조회할 수 있다.

이를 통해 시스템에 대한 신뢰가 높아진다.

WHO가 운영하는 글로벌 AI 레지스트리에 모든 승인된 의료 AI가 등록된다. 국가별 승인 상태, 성능 데이터, 환자 피드백이 중앙화된 정보로 관리되며, 이는 국제 협력을 촉진하는 기반이 된다.

환자와 시민이 AI 사용을 직접 감시하는 시대가 온다. 문제를 발견하면 즉시 보고하고, 규제 기관이 신속하게 조사한다. 크라우드소싱 방식의 규제는 강력하고 민주적이다.

이 모든 것이 이상적으로 들린다. 과연 실현 가능할까? 기술적으로는 충분히 가능하다. 문제는 의지다. 정치적 의지, 충분한 자원, 그리고 국제적 협력이 필요하다. 미래는 우리가 무엇을 선택하느냐에 달려 있다.

10. 규제는 안전장치다

그러나 이것은 필요한 일이다. AI는 강력하지만 위험도 크다. 규제 없는 AI는 위험하다. 테라노스의 교훈을 잊지 말아야 한다.

규제는 장애물이 아니다. 안전장치이자 신뢰의 기반이다. 좋은 규제는 혁신을 촉진한다. 나쁜 AI를 걸러내고, 좋은 AI가 번성하게 하며, 환자를 보호한다. 모두가 이긴다.

우리에게 필요한 것은 안전과 혁신의 균형이다. 강제력과 유연성의 조화다. 글로벌 협력과 국가 자율성의 병존이다.

규제는 고정되어서는 안 된다. 진화해야 한다. 기술이 변하면 규제도 변해야 한다. 끊임없이 대화하고, 학습하며, 적응해야 한다.

이것은 정부만의 책임이 아니다. 우리 모두의 책임이다. 개발자는 윤리적으로 개발해야 한다. 의사는 비판적으로 사용해야 한다. 환자는 권리를 주장해야 한다. 시민은 감시하고 참여해야 한다. 규제 기관은 균형 잡힌 규제를 만들어야 한다.

AI 의료의 미래는 밝을 수 있다. 그러나 안전한 길을 만들어야 한다. 규제와 거버넌스가 그 길을 닦는다.

3

환자 경험의 재구성

1. 진료실의 벽 : 보이지 않는 장벽

1) EMR이 만든 벽

전자의무기록(EMR)은 의료 효율성을 높이기 위해 도입되었지만, 오히려 의사와 환자 사이에 보이지 않는 벽을 만들었다. 2016년 JAMA 연구에 따르면 의사들은 진료 시간의 37%를 EMR 입력에, 28%만을 환자와의 직접 대화에 할애하며, 이는 의사 번아웃과 환자 만족도 저하의 주요 원인이 되었다.

2) AI 의료 서기의 등장

이를 해결하기 위해 AI 의료 서기가 등장했다. 음성인식과 자연어처리 기술로 진료 대화를 실시간으로 텍스트 변환하여 EMR에 자동 입력하는 시스템이다. 2019년 샌프란시스코 병원 시범사례에서는 EMR 입력 시간이 70% 감소하고 환자 대면 시간은 50% 증가했다. 대표 시스템으로는 Nuance DAX, Google MedLM, 한국 스타트업 솔루션들이 있다.

3) 한계와 우려

그러나 한계도 존재한다. 한국어의 동음이의어와 복잡한 의학 용어로 인한 오인식, 진료 내용 녹음 과정의 프라이버시 위험, 의사의 과도한 의존 문제가 있다. 2022년 Johns Hopkins 연구는 AI 생성 진료 기록에서 15%의 오류를 발견했으며, 일부는 투약 용량이나 진단명에 영향을 줄 수 있는 중대한 오류였다. AI 의료 서기는 강력한 도구이지만 의사의 감독 없이 독립적으로 작동해서는 안 된다.

2. 환자 포털 : 정보의 문이 열리다

1) 환자 포털의 작동 방식

2021년 미국 21st Century Cures Act의 '정보 차단 금지' 조항은 환자가 자신의 의료 정보에 즉각 접근할 권리를 보장했다. 환자 포털은 병원 EMR 시스템과 연동된 웹/모바일 애플리케이션으로, 진료 기록, 검사 결과, 처방 내역, 예약 관리, 의료진과의 메시지 교환, 진료비 내역 등에 접근할 수 있다. 미국의 Epic MyChart, Cerner HealtheLife, 한국의 서울대병원, 삼성서울병원, 아산병원 등이 운영 중이다.

2) 환자 임파워먼트

환자 포털의 가장 큰 장점은 환자의 자율성과 참여도 향상이다. 2020년 미국 AHIMA 조사에서 환자 포털 사용자의 72%가 건강 관리에 더 적극적으로 참여하게 되었다고 응답했으며, 만성질환자의 자가 관리 능력 향상과 재입원율 감소가 보고되었다.

3) 정보 불안과 오해의 위험

그러나 부작용도 있다. 환자가 의학 용어를 오해하거나 검사 결과를 잘못 해석해 불필요한 불안을 겪는 경우가 발생한다. 2022년 Harvard 연구에 따르면 환자 포털을 통해 비정상 검사 결과를 확인한 환자의 30%가 의사 설명 전에 이미 극심한 불안을 경험했다. 또한 디지털 리터러시가 낮은 노인이나 저소득층 환자는 사용에 어려움을 겪어 의료 불평등이 심화될 수 있다.

4) 해결책 : 설명과 맥락 제공

일부 병원은 환자 친화적 언어로 작성된 해설을 진료 노트에 추가하거나, AI 챗봇을 통해 검사 결과에 대한 즉각적인 설명을 제공하며, 비정상 결과 시 자동으로 의료진 상담을 예약하는 시스템을 개발하고 있다. 환자 포털은 의료 정보의 민주화를 가져왔지만, 이 정보가 환자에게 힘을 실어주는 도구가 되려면 단순한 정보 제공을 넘어선 교육과 지원이 함께 이루어져야 한다.

3. AI 의료 챗봇 : 24시간 나의 건강 비서

1) AI 의료 챗봇의 기능

AI 의료 챗봇은 환자의 증상을 입력받아 가능한 질병을 제시하고 적절한 대응 방법을 안내하는 시스템이다. 주요 기능은 증상 체크, 트리아지(응급실 방문 필요 여부 판단), 건강 정보 제공, 복약 지도, 만성질환 관리 지원이다. 대표적인 서비스로는 Babylon Health, Ada Health, Buoy Health, 한국의 닥터나우, 굿닥 등이 있다.

2) 효과와 신뢰성

AI 챗봇은 의료 접근성을 크게 향상시킨다. 2019년 Babylon Health 연구에서는 일반의와 유사한 80%의 진단 정확도를 보였고, 2021년 Stanford 연구에서는 Buoy Health가 환자의 85%에게 적절한 의료 조언을 제공했다. 2020년 영국 NHS 시범 프로젝트에서는 AI 챗봇 도입 후 응급실 방문이 15% 감소했다.

3) 한계와 위험

그러나 한계도 명확하다. 챗봇은 입력된 정보에만 의존하며 신체 진찰이 불가능하다. 2018년 Harvard 연구는 23개 주요 증상 체크 앱의 정확도가 34%에서 84%까지 큰 차이를 보였고, 응급 상황 인식률은 평균 60%에 불과했다. 2021년 한국 소비자원 조사에서는 AI 챗봇 사용자의 20%가 챗봇의 조언만 믿고 병원 방문을 연기했다가 증상이 악화된 경험이 있다고 답했다.

4) 올바른 사용법

AI 챗봇은 경미한 증상의 초기 평가, 응급 상황 여부의 1차 판단, 건강 정보 습득, 의사 진료 전 질문 준비에 사용되어야 하며, 심각하거나 지속되는 증상에서는 반드시 의사 진료를 받아야 한다. AI 챗봇은 24시간 건강 비서이지만, 의사는 아니다.

4. 가상 병동 : 병원이 집으로 온다

1) Hospital at Home의 개념과 작동 방식

가상 병동(Virtual Ward) 또는 Hospital at Home은 입원급 환자를 병원이 아닌 집에서 치료하는 모델이다. 원격 모니터링(혈압계, 산소포화도 측정기, 심전도 기기 등의 실시간 데이터 전송), 재택 방문(간호사, 물리치료사, 약사의 정기 방문), 원격 진료(화상을 통한 의사 상태 확인), 24시간 지원(응급 시 의료진 연락 및 병원 이송)을 결합한다.

2) 효과와 이점

가상 병동의 효과는 다양하다. 환자 측면에서 2020년 영국 NHS 연구에서 95%가 집에서의 치료를 선호했으며, 익숙한 환경과 가족과의 시간, 병원 감염 위험 감소가 이유였다. 의료 시스템 측면에서 2019년 Johns Hopkins 연구에서 일반 입원 대비 비용을 30% 절감했고, 실제 병원 병상을 더 중증 환자에게 할애할 수 있게 했다. 치료 성과 측면에서 2022년 영국 연구에서 가상 병동 환자의 30일 재입원율이 8.5%로 일반 입원 환자의 10.3%보다 낮았으며, 병원 내 감염, 욕창, 섬망 등의 합병증도 현저히 감소했다.

3) 과제와 한계

그러나 한계도 있다. 모든 환자가 적합한 것은 아니며(중증 환자, 복잡한 수술 후 관리, 불안정한 가정 환경 제외), 가족이나 보호자의 지원이 필요하고(독거 노인 문제), 디지털 기기 사용에 익숙하지 않은 환자는 어려움을 겪으며, 집에서의 갑작스러운 악화 시 대응이 늦을 수 있다. 그럼에도 가상 병동은 환자 중심 의료의 미래를 보여주며, 병원은 더 이상 건물이 아니라 환자가 있는 곳 어디든 존재할 수 있다.

5. 개인 맞춤형 헬스케어 : 나만을 위한 건강 설계

1) 정밀 예방의 시대와 AI 기반 개인 맞춤 건강 관리

개인 맞춤형 헬스케어는 획일적인 의료 접근 대신 개인의 유전자, 생활 습관, 환경, 병력을 종합 분석해 맞춤형 예방 및 치료 전략을 제공한다. AI는 이 방대한 데이터를 분석하고 패턴을 찾아내는 핵심 도구다. 대표 플랫폼으로는 23andMe Health + Ancestry(유전자 분석 기반 질병 위험도 평가), InsideTracker(혈액 검사, 유전자, 활동 데이터 통합 분석), Viome(장내 미생물 분석 기반 맞춤형 식단 추천), Whoop, Oura Ring(웨어러블 기반 수면, 회복, 스트레스 분석)이 있다.

2) 효과와 가능성

2021년 Stanford 연구에 따르면 개인 맞춤형 건강 관리 프로그램 참여자는 1년 내에 심혈관 질환 위험 지표 20% 개선, 당뇨병 전단계 환자의 50%가 정상 혈당으로 회복, 평균 체중 7% 감량을 달성했다. AI가 웨어러블 데이터에서 이상 패턴을 감지해 심방세동, 수면 무호흡증 등을 조기 진단한 사례도 보고되었다.

3) 프라이버시와 불평등 우려

그러나 심각한 윤리적 문제도 제기된다. 프라이버시 측면에서 유전자 정보와 건강 데이터가 보험사나 고용주에게 유출될 경우 차별의 근거가 될 수 있다. 미국 GINA는 유전 정보 차별을 금지하지만 생명보험과 장기요양보험은 제외되어 있으며, 2019년 한 유전자 검사 회사가 고객 데이터를 제약회사에 판매한 사건이 논란이 되었다. 불평등 측면에서 고가의 유전자 검사, 웨어러블 기기, 맞춤형 프로그램은 경제적 여유가 있는 사람들만 접근 가능해 건강 격차를 더욱 벌릴 수 있으며, 2022년 WHO는 "정밀 의료가 부유층의 전유물이 되어서는 안 된다"고 경고했다. 또한 지나치게 많은 건강 정보는 오히려 불안을 유발할 수 있다.

6. 온라인 환자 커뮤니티 : 함께 싸우는 힘

1) 환자들의 연결과 온라인 환자 커뮤니티의 역할

온라인 환자 커뮤니티는 같은 질병이나 건강 문제를 가진 사람들이 모여 정보를 공유하고 정서적 지지를 주고받는 디지털 공간이다. 대표 플랫폼으로는 PatientsLikeMe(전 세계 70만 명 이상, 2,800여 개 질환), Inspire(200만 명 이상 회원), 한국의 네이버 카페, 다음 카페 등이 있다.

2) 정보 공유와 집단 지성

온라인 커뮤니티는 공식 의료 정보를 보완하는 '실전 지식'의 보고다. 환자들은 치료의 부작용과 대처법, 효과적인 생활 습관 및 자가 관리 팁, 의료진과의 효과적인 소통 방법, 사회 복지 제도 및 의료비 지원 정보를 나눈다. 2019년 피터센 건강관리센터 연구에서는 온라인 환자 커뮤니티 참여 만성질환자의 60%가 치료 순응도 향상, 40%가 증상 관리 능력 개선을 보고했다.

3) 정서적 지지와 심리적 건강

2020년 옥스퍼드 대학 연구에서 온라인 암 환자 커뮤니티 참여자들의 우울증 증상이 25% 감소하고 삶의 질이 향상되었다. 특히 희귀질환 환자에게는 생명줄이 된다. 오프라인에서는 만나기 어려운 같은 병을 앓는 사람들을 온라인에서 만나 고립감을 극복할 수 있다.

4) 환자 주도 연구와 AI의 통합

놀랍게도 일부 커뮤니티는 의학 연구에 직접 기여한다. PatientsLikeMe의 ALS 환자들은 리튬 치료 효과를 자체 연구해 부정적 결과를 발견했고, 이는 이후 공식 임상시험에 영향을 주었다. 최근 AI가 통합되어 자동 정보 요약(방대한 게시물에서 핵심 정보 추출), 감정 분석(심리적으로 취약한 회원 식별 및 지원 연결), 가짜 정보 필터링(의학적으로 부정확하거나 위험한 정보 탐지 및 경고)을 제공한다.

5) 위험과 한계

그러나 위험도 있다. 2021년 연구는 온라인 암 환자 커뮤니티 게시물의 30%가 의학적으로 부정확하거나 오해의 소지가 있다고 밝혔다. 또한 상업적 이용(위장 광고, 검증되지 않은 제품 홍보), 프라이버시 침해(민감한 건강 정보 악용), 부정적 나선(비관적이거나 공포 조장 분위기) 문제가 있다. 온라인 환자 커뮤니티는 의료 전문가의 조언을 대체할 수 없지만, 환자의 경험과 목소리를 증폭시키고, 질병과 싸우는 데 있어 '함께'의 힘을 보여준다.

7. 환자 경험의 재설계, 그리고 균형

1) 환자 경험의 네 가지 축

AI와 디지털 기술은 환자 경험을 근본적으로 변화시키고 있다.

재설계된 환자 경험은 네 가지 축을 중심으로 전개된다.

첫째, 더 많은 정보(환자 포털, AI 챗봇, 온라인 커뮤니티를 통해 환자는 이전보다 훨씬 많은 정보에 접근).

둘째, 더 많은 통제(적극적 참여, 치료 옵션 선택, 자가 모니터링).

셋째, 더 개인화된 케어(개인 특성에 맞춘 예방, 진단, 치료).

넷째, 더 많은 공동체(온라인과 오프라인에서의 연결)다.

2) 균형의 필요성과 도전 과제

그러나 균형이 필요하다. 정보 과부하(혼란과 불안 증가), 디지털 격차(기술 접근 불가능자 소외), 의료의 탈인간화(효율성 추구로 인간적 돌봄 약화), 프라이버시와 보안(건강 데이터 수집 및 활용의 위험) 문제가 동반된다.

3) 인간 중심 설계의 원칙

환자 경험을 재설계할 때, 기술은 수단이지 목적이 아니다. 다음 원칙이 지켜져야 한다. 환자의 선택권 존중(기술 사용 강요 금지), 명확한 설명과 교육(맥락과 해석 제공), 인간적 접촉 유지(의료진의 공감, 위로, 돌봄은 대체 불가능), 공평한 접근(모든 사람이 디지털 헬스케어 혜택 받도록 정책 노력), 데이터 보호(건강 정보 엄격 보호, 환자의 데이터 통제권)다.

4) 미래를 향하여 : 가장 중요한 것

2030년 환자 경험은 완전히 달라질 것이다. AI는 환자 건강을 24

시간 모니터링하고 질병을 예측하며 맞춤형 조언을 제공하고, 병원은 물리적 공간을 넘어 디지털과 가정으로 확장되며, 환자는 수동적 치료 대상이 아니라 능동적 파트너가 될 것이다.

그러나 이 모든 변화의 중심에는 여전히 '사람'이 있어야 한다. 기술은 환자의 삶을 더 나아지게 하는 도구일 뿐, 그 자체가 목적이 되어서는 안 된다. 환자 경험의 재설계는 기술과 인간성의 조화, 효율성과 돌봄의 균형, 혁신과 형평성의 공존을 통해서만 성공할 수 있다.

의료의 미래는 환자가 더 많이 알고, 더 많이 참여하며, 더 개인화된 케어를 받고, 서로 연결되는 세상이다. 그러나 여전히 가장 중요한 것은 환자를 향한 의료진의 따뜻한 시선과 손길이다. AI는 데이터를 분석하고 패턴을 찾고 예측할 수 있지만, 환자의 손을 잡고 "괜찮아질 거예요"라고 위로하며 눈물을 닦아주는 것은 여전히 사람만이 할 수 있다.

환자 경험의 재구성은 기술 혁명이 아니라 인간 중심의 혁명이어야 한다. 기술은 강력한 도구지만, 의료의 본질은 언제나 사람과 사람 사이의 치유, 돌봄, 연대에 있다. 미래의 가장 좋은 병원은 여전히 환자가 안전하고, 존중받고, 사랑받는다고 느끼는 곳일 것이다. 기술과 인간성이 손을 잡고 환자가 중심에 서는 세상, AI는 도구일 뿐이고 주인공은 언제나 환자와 그들을 돌보는 사람들이다.

7부

신약개발과 임상시험에서의 AI 혁신

1
AI 신약개발의 새벽

1. 실험실의 밤샘

2020년 3월. 샌디에이고의 작은 바이오텍 스타트업 회의실에 10명이 모였다. CEO, CSO, 데이터 과학자들, 화학자들. 모두의 표정이 심각했다.

“코로나19가 팬데믹으로 선언되었습니다. 전 세계가 멈췄어요. 백신이나 치료제가 없습니다.” CSO가 화면을 켰다. 바이러스 단백질 구조가 화면에 떠올랐다. 스파이크 단백질. 이것이 인간 세포에 침투하는 열쇠였다. “우리 AI로 뭔가 할 수 있을까요?”

이 회사는 3년 전부터 AI 신약개발 플랫폼을 만들고 있었다. 아직 승인받은 약은 없었지만 기술은 준비되어 있었다. 데이터 과학자가 말했다. "시도해볼게요. 기존 약물 라이브러리를 스크리닝해 보죠. 스파이크 단백질을 억제할 수 있는 약물을 찾는 거예요."

밤샘 작업이 시작되었다. AI 모델을 돌렸다. 100만 개의 화합물 데이터베이스. 각각이 스파이크 단백질에 결합할 확률을 계산했다. 수천억 번의 계산. GPU가 열을 뿜었다.

72시간 후 결과가 나왔다. 상위 100개 후보 화합물. 기존 약물도 있고 실험 단계 화합물도 있었다. 화학자들이 실험실에서 실제로 테스트했다. 바이러스가 자라는 세포에 후보 약물을 넣었다. 바이러스 증식이 억제되는가?

2주 후 몇 개가 효과를 보였다. 그중 하나는 렘데시비르였다. 원래 에볼라 치료제로 개발되었다가 실패했던 약이었다. 그러나 코로나바이러스에는 효과가 있을 수 있었다. 이 정보를 의학계와 공유했다. 다른 연구팀들도 렘데시비르를 테스트하기 시작했다. 임상시험이 시작되었고 몇 달 후 FDA가 긴급사용승인을 내렸다.

렘데시비르는 완벽한 치료제는 아니었다. 중증 환자에게만 효과가 있었다. 그러나 초기에 아무것도 없을 때는 희망이었다. 전통적 방법이었다면 신약을 처음부터 개발하는 데 10년 이상 걸렸을 것이다. 팬데믹 상황에서는 불가능했다. AI는 기존 약물 재배치를 몇 주 만에 해냈다.

이것이 AI 신약개발의 첫 번째 큰 성공 사례였다. 실제 위기 상황에서 실제 환자를 구한 것이다. 물론 시작일 뿐이었다. 더 큰 이야기가 펼쳐지고 있었다.

2. 분자의 우주

약물 후보 화합물의 공간은 상상을 초월한다. 약물 가능한 분자의 수는 얼마나 될까? 화학자들은 10^60개로 추정한다. 10 뒤에 0이 60개다.

비교해보자. 관측 가능한 우주의 원자 수가 10^80개다. 약물 가능 분자는 우주의 모든 모래알보다 많다. 그중에서 실제로 합성된 분자는 약 1억 개다. 10^8개. 전체의 티끌만도 못 하다. 이 광대한 공간을 어떻게 탐색하는가?

전통적 방법은 무작위 탐색에 가까웠다. 화학자가 직관으로 분자를 설계한다. 합성한다. 테스트한다. 안 되면 다시. 시행착오였다. 느렸다. 비쌌다. 운에 의존했다.

운 좋으면 10,000개 중에 1개가 전임상 시험에 갔다. 그중 10개 중 1개가 임상시험에 갔다. 그중 10개 중 1개가 승인을 받았다. 전체적으로 100만 개 중 1개였다.

평균 13년. 평균 26억 달러. 성공률 10% 미만. 제약 산업은 비효율의 극치였다. 그러나 어쩔 수 없었다. 탐색 공간이 너무 넓었다. 무작위로 찾는 수밖에 없었다.

AI가 게임을 바꾼다. AI는 패턴을 배운다. 성공한 약물의 특성. 실패한 약물의 특성. 표적 단백질의 구조. 결합 양식. 독성 신호. 수백만 개 데이터에서 배운다.

그리고 예측한다. "이 분자는 결합할 확률 85%." "이 분자는 간독성 위험 70%." "이 분자는 합성 가능성 95%."

탐색이 유도된다. 무작위가 아니라 전략적이다. 유망한 영역으로 간다. 실패할 영역을 피한다. 속도가 100배, 1,000배 빨라진다. 비용이 10분의 1, 100분의 1로 줄어든다.

꿈 같은 이야기? 실제로 일어나고 있다.

3. AlphaFold의 혁명

1) 50년 문제의 해결

2018년 12월 멕시코 칸쿤에서 CASP13 대회가 열렸다. 격년제로 열리는 이 대회에는 전 세계 연구팀이 모여 단백질 구조 예측 실력을 겨룬다.

단백질은 아미노산 사슬이다. 20종류의 아미노산이 연결되어 3차원으로 접힌다. 이 복잡한 모양이 기능을 결정한다. 아미노산 서열을 주고 3차원 구조를 예측하는 것은 생물학의 성배였다. 50년간 풀지 못한 문제였다.

실험으로 구조를 밝힐 수는 있었다. X-ray 결정학, NMR, Cryo-EM. 그러나 시간이 걸렸다. 몇 달, 몇 년. 비쌌다. 모든 단백질을 실험할 수는 없었다.

그래서 예측이 중요했다. 그러나 어려웠다. 단백질 접힘은 양자역학, 열역학, 통계역학의 복합 문제였다. 계산이 복잡했다. 과거 대회에서 최고 정확도는 40% 정도였다. GDT 점수로 측정하면 100점 만점에 40점. 낙제 수준이었다.

CASP13에 새로운 참가자가 등장했다. AlphaFold. 구글 DeepMind의 AI였다.

결과가 발표되었다. AlphaFold의 점수는 평균 60점. 다른 팀은 40점. 압도적 1위였다. 충격이었다. "뭐야, 저거?" "어떻게 했지?"

DeepMind 팀은 딥러닝, 주의 메커니즘(Attention), 진화 정보, 물리 법칙을 모두 결합했다고 발표했다. 그러나 이건 시작일 뿐이었다.

2) 게임 체인저의 등장

2020년 11월 CASP14에 AlphaFold2가 등장했다. 점수는 평균 92.4점. 거의 실험 수준이었다. 과학계가 들끓었다. "50년 문제가 풀렸다!" 『Nature』와 『Science』가 대서특필했다.

2021년 7월 DeepMind가 폭탄을 터뜨렸다. 인간 단백질 98%의 구조를 예측했다. 약 20,000개. 공개했다. 무료로. 전 세계 연구자가 사용할 수 있게 했다.

그리고 계속해서 2022년까지 2억 개 이상의 단백질 구조를 공개했다. 거의 모든 알려진 단백질이었다. 역사상 가장 큰 과학 데이터 공개였다.

3) 신약개발의 판도 변화

신약개발에 미치는 영향은 엄청났다. 표적 단백질의 구조를 알게

되었다. 어디에 약물이 결합할 수 있는지 볼 수 있었다. 포켓과 틈을 확인했다. 분자를 딱 맞게 설계할 수 있었다. 열쇠와 자물쇠처럼.

과거에는 구조를 모르고 약물을 설계했다. 장님이 코끼리 만지기였다. 이제는 눈을 떴다. 정확히 볼 수 있었다.

시간이 단축되었다. 과거에 구조 결정에 1년 걸렸다면 이제는 몇 분이면 됐다. 비용은 거의 0에 가까웠다.

제약 회사들이 달려들었다. AlphaFold 데이터를 사용했다. 파이프라인이 빨라졌다. 한 제약 회사 연구원이 증언했다. "AlphaFold 이전과 이후로 나뉩니다. 게임 체인저예요. 프로젝트가 2년 단축되었어요."

4) 한계와 미래

그러나 한계도 있었다. AlphaFold는 구조만 예측했다. 동역학은 몰랐다. 단백질은 고정된 것이 아니라 움직인다. 숨 쉰다. 모양이 변한다. 이것도 중요했다.

그리고 단백질-단백질 상호작용, 단백질-DNA 상호작용은 더 복잡했다. 아직 완벽하지 않았다.

그럼에도 혁명이었다. 구조생물학이 민주화되었다. 누구나 접근 가능했다. 신약개발의 장벽이 낮아졌다.

4. 생성 AI, 분자를 그리다

1) 분자 생성의 새 시대

2023년은 ChatGPT의 해였다. 생성 AI가 대중화되었다. 텍스트, 이미지, 음악을 만들어냈다. 이제는 분자도 만들어냈다.

생성 AI가 약물 분자를 처음부터 새로 만들어냈다. 인간이 상상하지 못한 새로운 화학 구조였다.

2) 다양한 생성 방법

작동 방식은 다양했다.

VAE(Variational Autoencoder)는 분자를 잠재 공간으로 압축했다가 새로운 점을 샘플링해 새로운 분자를 만들어냈다.

GAN(Generative Adversarial Network)은 생성자와 판별자가 경쟁하면서 점점 정교한 '가짜' 분자를 만들어냈다.

Transformer 기반 모델은 SMILES 문자열로 분자를 표현하고 언어 모델처럼 학습해서 새로운 분자를 생성했다.

Diffusion Model은 노이즈에서 시작해 점차 노이즈를 제거하며 분자를 드러냈다. Stable Diffusion의 화학 버전이었다.

3) 생성 AI의 강점

생성 AI의 장점은 명확했다.

첫째, 효율적 탐색이다. 10^60이라는 광대한 탐색 공간을 효율적으로 탐색했다. 무작위가 아니라 유망한 영역으로 갔다.

둘째, 다양성이었다. 인간 화학자는 자신의 경험에 갇혔다. 익숙한 구조만 그렸다. AI는 편견이 없었다. 새로운 화학 공간을 탐색했다. 참신한 분자를 만들어냈다.

셋째, 조건부 생성이 가능했다. "표적에 강하게 결합하고, 독성 낮고, 물에 잘 녹고, 경구 투여 가능한 분자"라고 조건을 지정하면 AI가 조건을 만족하는 분자를 생성했다.

넷째, 빠른 반복이었다. 수천, 수만 개를 몇 시간 만에 생성했다. 화학자는 좋은 것만 골라서 합성하면 됐다.

4) 실제 성공 사례

실제 사례들이 속속 나왔다.

Insilico Medicine은 2020년 특발성 폐섬유증 치료제 후보를 AI로 21일 만에 설계했다. 전임상 시험을 통과했고 2024년 현재 임상 2상이 진행 중이다. 전통적 방법이면 4~5년 걸렸을 것이다.

Exscientia는 2020년 강박장애 치료제 후보를 AI로 12개월 만에 설계해 임상 1상에 진입했다. 업계 최단 기록이었다.

Recursion Pharmaceuticals는 2023년 100개 이상의 파이프라인을 가동했다. 대부분이 AI 설계였고 일부는 임상 단계에 있었다.

5) 도전과 한계

그러나 문제도 있었다.

첫째, 합성 가능성이었다. AI가 그린 분자가 아름답고 특성도 완벽해도 만들 수 없는 경우가 있었다. 합성 경로가 없거나 100단계가 필요해 비현실적이었다. AI가 화학 합성의 제약을 완전히 이해하지 못했다.

둘째, 특허 문제였다. AI가 생성한 분자를 누가 소유하는가? AI인가, 프로그래머인가, 사용자인가? 법적 불확실성이 있었다.

셋째, 환각이었다. ChatGPT가 거짓말을 하듯 분자 생성 AI도 물리 법칙을 위반하는 분자나 불안정한 구조를 만들어냈다. 검증이 필요했다.

넷째, 블랙박스 문제였다. AI가 왜 이 분자를 제안했는지 설명할 수 없었다. 화학자는 이해하고 싶어 했지만 신뢰하기 어려웠다.

6) 미래 전망

그럼에도 방향은 명확했다. AI 생성 분자는 증가할 것이었다. 신약 파이프라인에 AI 설계 약물이 점점 많아질 것이었다.

10년 후에는 승인받은 첫 AI 설계 신약이 나올 것이고, 20년 후에는 AI 설계가 표준이 될 것이었다.

화학자는 사라지지 않았다. 역할이 변했다. 직접 분자를 그리는 대신 AI가 제안한 것을 평가했다. 합성 전략을 짰다. 최적화했다. 인간-AI 협력. 최고의 조합이었다.

2

임상시험의 혁신

1. 임상시험의 병목

신약개발에서 가장 비싸고 오래 걸리는 단계는 임상시험이다.

임상 1상은 안전성을 확인한다. 건강한 사람 20~100명을 대상으로 부작용과 안전 용량을 확인한다. 6개월에서 1년이 걸리고 비용은 수십억 원이다.

임상 2상은 효능을 본다. 환자 100~300명을 대상으로 효과가 있는지, 어느 정도인지 확인한다. 1~2년이 걸리고 비용은 수백억 원이다.

임상 3상은 확증 단계다. 환자 1,000~3,000명을 대상으로 기존 치료와 비교하고 통계적 유의성을 확인한다. 2~4년이 걸리고 비용은 수천억 원이다.

전체 임상시험은 6~7년이 걸린다. 평균 비용은 10억 달러 이상이다. 실패율은 90%다.

1) 병목 지점들

병목은 여러 군데에 있다.

가장 큰 병목은 환자 모집이다. 포함 기준이 엄격하다. 나이, 질병 단계, 동반 질환, 이전 치료 등을 모두 만족해야 한다. 적합한 환자를 찾기 어렵다. 모집에만 1~2년이 걸린다.

드롭아웃도 문제다. 환자가 중도 탈락한다. 부작용 때문에, 효과가 없어서, 불편해서, 이사 때문에, 개인 사정으로. 30~40%가 탈락한다. 처음에 많이 모집해야 한다.

데이터 수집도 병목이다. 수기 기록이라 실수가 생긴다. 누락되거나 불일치한다. 데이터 정제에 시간이 걸린다. 부작용 모니터링은 일일이 보고받아야 한다. 심각한 부작용은 즉시 보고해야 한다. 놓치면 안 된다. 인력 집약적이다.

규제 준수도 부담이다. GCP를 지켜야 한다. FDA와 EMA 요구사항을 충족해야 한다. 서류가 산더미다. 감사 준비를 해야 한다.

이 모든 것이 시간과 돈을 먹는다. 그리고 많은 임상시험이 실패한다. 효능 부족, 부작용, 모집 실패로. 지금까지의 투자가 물거품이 된다.

AI가 어떻게 도울 수 있을까?

2. AI가 환자를 찾다

1) 모집의 고통

한 제약회사가 고민에 빠졌다. 희귀 유전 질환 치료제 임상시험을 하려는데 전국에서 환자 50명이 필요했다. 그런데 찾을 수 없었다.

광고를 냈다. 병원에 포스터를 붙였다. 환자 단체에 공지했다. 6개월이 지났지만 10명밖에 모집하지 못했다. 부족했다. 임상시험이 지연되었다. 비용이 증가했다.

2) AI 솔루션의 등장

AI 솔루션 회사가 제안했다. "EMR을 검색해드릴게요." 동의를 받았다. 병원들과 협력했다. EMR 데이터에 접근했다.

AI가 스캔했다. 수백만 명의 기록을 훑었다. 진단명, 유전자 검사 결과, 증상, 약물 이력을 살폈다. 복잡한 포함 기준과 제외 기준을 적용했다.

2주 만에 결과가 나왔다. 적격 환자 200명을 식별했다. 연락처도 있었다. 담당 의사에게 알렸다. 의사가 환자에게 전화했다. "임상시험이 있는데 관심 있으세요?"

많은 환자가 참여 의사를 밝혔다. 3개월 만에 50명 모집을 완료했다. 원래 예상의 6분의 1 시간이었다. 임상시험을 개시할 수 있었다.

이것이 AI 환자 매칭이었다.

3) AI 매칭의 작동 원리

여러 회사가 서비스를 제공했다. Antidote, Deep 6 AI, TrialSpark. 작동 원리는 비슷했다.

자연어 처리로 EMR의 비정형 데이터를 읽었다. 의사 노트를 해석했다. "환자는 지난 3개월간 지속적인 기침을 호소했다"는 문장을 "증상 : 기침, 기간 : 3개월"로 구조화했다.

기준 매칭을 했다. 임상시험 프로토콜을 분석했다. "포함 : 18~65세, FEV1 60% 미만, 비흡연자 2년 이상. 제외 : 천식, COPD, 최근 6개월 입원." AI가 각 환자를 평가했다. 기준 충족 여부를 확인했다. 점수를 매겼다.

우선순위를 지정했다. 100% 일치 환자, 90% 일치 환자 순서로 정렬했다. 연구 코디네이터에게 제공했다.

4) 효과와 한계

효과는 입증되었다. 여러 연구에서 환자 모집 속도가 30~50% 향상되었다. 임상시험 기간이 몇 달 단축되었다. 비용이 절감되었다. 특히 희귀 질환에 유용했다. 환자가 적고 흩어져 있어 찾기 어려웠다. AI가 건초 더미에서 바늘을 찾았다.

그러나 윤리적 문제도 있었다.

프라이버시가 문제였다. EMR은 민감 정보였다. AI가 스캔했다. 동의는 받았는가? 환자가 모르는 사이에 식별되었다. opt-in인가 opt-out인가?

편향도 문제였다. AI가 접근하는 EMR은 특정 병원, 특정 인구 집단에 한정되었다. 다양성이 부족했다. 임상시험 결과가 편향될 수 있었다.

자동화의 위험도 있었다. AI가 틀릴 수 있었다. 부적격 환자를 적격으로 분류하거나 반대로 할 수 있었다. 인간 검증이 필요했다.

신중한 사용이 필요했다. 규정을 준수하고 투명성을 유지하고 환자 권리를 존중하면 강력한 도구가 될 수 있었다.

3. 가상 임상시험

1) 급진적 아이디어

더 급진적인 아이디어가 있었다. 임상시험을 컴퓨터로 시뮬레이션하는 것이다. In silico trial. 실리콘 안에서 가상으로 하는 것이다.

환자를 모집하지 않는다. 가상 환자를 만든다. 수천 명, 수만 명을 만든다. 각각 다른 특성을 가진다. 나이, 성별, 체중, 유전자형, 동반 질환이 다르다.

약물을 가상으로 투여한다. 시뮬레이션한다. 약동학, 약력학을 계산한다. 흡수, 분포, 대사, 배설을 추적한다. 표적에 결합하는 것을 본다. 효과 발현을 확인한다. 부작용을 체크한다.

결과를 본다. 누가 반응하는가? 누가 부작용을 겪는가? 최적 용량은? 투여 간격은?

이것을 실제 임상시험 전에 한다. 프로토콜을 최적화한다. 실패

위험을 줄인다.

2) 실제 적용 사례

SF 같지만 실제로 시도되고 있었다.

심장 모델이 있었다. 신약의 심장독성을 예측했다. QT 간격 연장과 부정맥 위험을 컴퓨터 모델로 시뮬레이션했다. 실제 임상 전에 위험 신호를 잡았다. FDA가 인정했다. 일부 상황에서는 동물 실험을 대체할 수 있었다.

종양 모델도 있었다. 암 환자의 디지털 트윈을 만들었다. 환자별 종양 성장 모델을 구축했다. 다양한 치료를 시뮬레이션했다. 어떤 약물 조합이 효과적인지 예측했다. 2022년 한 연구에서 유방암 환자 200명의 실제 치료와 디지털 트윈 예측을 비교했다. 일치율이 85%였다. 인상적이었다.

약동학-약력학 모델도 있었다. 약물 농도가 시간에 따라 어떻게 변하는지 계산했다. 효과는 농도와 어떤 관계인지 분석했다. 복잡한 수학 모델을 AI로 개인화했다. 환자별로 달랐다. 신장 기능, 간 기능, 유전적 다형성이 다르기 때문이다. AI가 환자 특성을 입력받아 최적 용량을 계산했다.

3) 장점과 한계

장점은 명확했다.

비용이 절감되었다. 가상 환자는 공짜였다. 실제 임상시험의 10분의 1 비용이었다. 속도도 빨랐다. 몇 주 만에 수천 명을 시뮬레이

선했다. 실제 임상은 몇 년이 걸렸다. 안전했다. 가상 환자는 해를 입지 않았다. 위험한 시나리오를 테스트할 수 있었다. 프로토콜을 최적화할 수 있었다. 여러 설계를 시도했다. 어떤 것이 최선인지 사전 테스트했다.

한계도 있었다.

모델이 불완전했다. 인체는 복잡했다. 모든 것을 모델링할 수 없었다. 단순화했다. 가정을 세웠다. 틀릴 수 있었다. 검증이 필요했다. 가상 결과는 예측일 뿐이었다. 실제 임상시험이 여전히 필요했다. 대체가 아니라 보완이었다. 규제 불확실성도 있었다. FDA와 EMA가 얼마나 인정할 것인가? 명확한 가이드라인이 아직 없었다.

4) 미래 전망

현실적으로 가상 임상시험은 완전한 대체는 아니었다. 그러나 강력한 도구였다. 계획 단계에서 사용했다. 위험을 줄였다. 자원을 절약했다. 실제 임상시험을 더 효율적으로 만들었다.

미래에는 규제 기관이 더 많이 인정할 것이었다. 특정 조건에서는 실제 임상의 일부를 대체할 수 있을 것이었다. 특히 희귀 질환, 소아 질환처럼 환자 모집이 어려운 경우에.

4. 적응형 임상시험

1) 고정된 프로토콜의 문제

전통적 임상시험은 고정되어 있었다. 프로토콜을 처음에 정했다. 환자 수, 용량, 종료 시점을 정했다. 그대로 실행했다. 중간에 바꾸지 않았다.

그러나 이것이 최선이었을까? 임상시험 도중 새로운 정보를 얻었다. "아, 이 용량은 효과가 없네." "저 하위그룹에서만 효과가 있네." 그런데 계속했다. 원래 계획대로. 비효율적이었다.

윤리적 문제도 있었다. 효과 없는 치료를 계속 받는 환자들이 있었다.

2) 적응형 디자인

적응형 임상시험은 달랐다. 중간 분석을 했다. 데이터를 봤다. 프로토콜을 조정했다. 용량을 변경했다. 환자 수를 조정했다. 무효한 군을 중단했다. 유망한 군을 확대했다. 유연했다.

AI가 이것을 가능하게 했다. 실시간 데이터 분석을 했다. 패턴을 감지했다. 의사결정을 지원했다.

3) I-SPY 2 시험

I-SPY 2 시험이 대표적 예였다. 유방암 환자를 대상으로 여러 신약을 동시에 테스트했다. 바이오마커 기반 하위그룹으로 나눴다. 중간 분석마다 조정했다. 효과 없는 약은 빨리 탈락시켰다. 효과 있

는 약은 더 많은 환자를 배정했다. 베이지안 통계를 사용했다.

결과는 전통적 방법보다 3배 빨랐다. 더 많은 약을 테스트했다. 더 적은 환자로 했다.

4) AI의 역할

AI의 역할은 컸다.

실시간 모니터링을 했다. 환자 데이터가 들어왔다. AI가 즉시 분석했다. 트렌드를 감지했다. "이 군의 반응률이 예상보다 낮습니다." 경고를 보냈다.

예측 모델링을 했다. 현재 데이터로 최종 결과를 예측했다. "현재 추세면 유의성에 도달 못 할 것입니다." 조기 중단을 제안했다. 자원을 절약했다.

최적화 알고리즘을 돌렸다. 여러 변수를 조정했다. 용량, 배정 비율, 샘플 크기를 조정했다. 목표는 최대 정보를 최소 환자로 얻는 것이었다. 수학적 최적화였다. AI가 계산했다.

하위그룹을 발견했다. 전체적으로는 효과가 없어도 특정 하위그룹에서는 효과가 있을 수 있었다. AI가 패턴을 찾았다. "HER2 양성 환자에서만 효과가 있습니다." 프로토콜을 조정했다. 그 그룹에 집중했다.

5) 장점과 도전

장점은 분명했다.

효율적이었다. 더 빨랐다. 더 적은 환자로 했다. 더 적은 비용이

들었다. 윤리적이었다. 효과 없는 치료를 조기 중단했다. 더 많은 환자가 효과 있는 치료를 받았다. 유연했다. 예상치 못한 발견에 대응했다. 기회를 잡았다.

도전도 있었다.

통계적 복잡성이 문제였다. 여러 번 조정하면 1종 오류가 증가했다. 보정이 필요했다. 복잡한 통계였다. 전문가가 필요했다.

규제 문제도 있었다. FDA가 인정하는가? 명확한 가이드라인이 필요했다. 다행히 FDA는 적응형 디자인을 장려했다. 가이던스 문서를 발행했다.

실행의 어려움도 있었다. 실시간 분석 인프라가 필요했다. 빠른 의사결정이 필요했다. 프로토콜 변경 관리가 복잡했다.

6) 미래의 표준

그럼에도 미래였다. 점점 많은 임상시험이 적응형 요소를 포함했다. AI가 핵심 역할을 했다. 특히 종양학과 희귀 질환에서.

5. 디지털 바이오마커와 원격 모니터링

1) 전통적 모니터링의 한계

전통적 임상시험에서는 환자가 병원에 왔다. 한 달에 한 번 또는 몇 주에 한 번 왔다. 검사를 받았다. 혈액검사, 활력징후, 설문지를 작성했다. 데이터 포인트가 제한적이었다. 병원 방문 시점만 알 수 있었다. 일상생활의 99%는 몰랐다.

그러나 질병은 24시간 7일 계속되었다. 증상은 집에서 일어났다. 부작용도 집에서 나타났다. 병원 방문 사이에 무슨 일이 일어나는지 알 수 없었다.

2) 디지털 바이오마커의 종류

디지털 바이오마커가 답이었다. 웨어러블과 스마트폰 앱으로 건강 데이터를 수집했다.

심박수, 활동량, 수면을 애플워치나 핏빗으로 24시간 측정했다. 파킨슨병 임상시험에서는 떨림과 운동 저하를 객관적으로 측정했다. 설문지보다 정확했다.

보행 분석은 스마트폰 가속도계로 했다. 걸음걸이 패턴을 분석했다. 속도, 리듬, 균형을 측정했다. 신경 질환과 근골격계 질환의 미묘한 변화를 감지했다.

음성 분석은 앱에 목소리를 녹음해서 했다. AI가 분석했다. 떨림, 음조, 리듬을 체크했다. 파킨슨병과 우울증의 조기 신호를 잡았다.

얼굴 표정은 카메라로 얼굴을 찍어서 분석했다. AI가 감정을 분석했다. 우울증, 조증, 불안을 파악했다. 정신과 약물 임상시험에 사용했다.

타이핑 패턴도 활용했다. 스마트폰 키보드 사용 속도, 정확도, 리듬을 측정했다. 인지 기능의 지표였다. 알츠하이머 임상시험에 사용했다.

3) 장점

장점은 많았다.

연속 측정이었다. 하루 종일 매일 측정했다. 풍부한 데이터를 얻었다.

객관적이었다. 기계가 측정했다. 환자의 주관적 보고보다 신뢰할 수 있었다.

민감했다. 미묘한 변화를 감지했다. 조기 악화 신호를 잡았다.

환자가 편했다. 병원 방문 빈도가 감소했다. 집에서 모니터링했다.

실제 세계 데이터였다. 일상생활에서의 기능을 봤다. 실험실 환경이 아니었다.

4) 실제 적용 사례

사례가 많았다.

Roche는 파킨슨병 약물 시험에서 환자에게 스마트워치를 제공했다. 떨림과 운동 저하를 실시간 모니터링했다. 약물 효과를 시간별로 추적했다. 최적 투여 시간을 발견했다.

Biogen은 알츠하이머 약물 시험에서 스마트폰 앱을 사용했다. 인지 게임, 음성 녹음, GPS 이동 패턴을 활용했다. 인지 기능 저하를 조기에 감지했다.

Novartis는 천식 약물 시험에서 스마트 흡입기를 도입했다. 사용 시간과 흡입 기법을 기록했다. 복약 순응도를 모니터링했다. 순응도와 결과의 관계를 분석했다.

5) 도전과 한계

도전도 있었다.

데이터 과부하가 문제였다. 너무 많은 데이터가 쏟아졌다. 하루에 수백만 데이터 포인트가 생겼다. 어떻게 처리하는가? AI가 필요했다. 의미 있는 신호를 추출해야 했다.

검증 문제도 있었다. 디지털 바이오마커가 진짜 질병을 반영하는가? 전통적 측정과 상관관계가 있는가? 규제 기관이 인정하는가? 검증 연구가 필요했다.

프라이버시가 걱정이었다. 민감한 데이터였다. 위치, 음성, 얼굴 정보였다. 해킹 위험이 있었다. 보안이 중요했다.

디지털 격차도 문제였다. 노인과 저소득층은 스마트폰이 없거나 기술 사용이 어려웠다. 임상시험 참여가 불가능했다. 형평성 문제였다. 환자 부담도 있었다. 앱을 사용하고 기기를 충전하고 데이터를 업로드해야 했다. 귀찮았다. 순응도가 저하되었다.

6) 규제 승인과 미래

FDA는 디지털 바이오마커를 인정하기 시작했다. 2020년 가이던스 초안을 발표했다. 검증 기준과 사용 지침을 제시했다. 문이 열리고 있었다.

미래에는 대부분의 임상시험이 디지털 요소를 포함할 것이었다. 원격 모니터링을 할 것이었다. 실시간 데이터를 수집할 것이었다. 환자 중심이 될 것이었다. AI가 데이터를 분석할 것이었다. 이상 신호를 감지할 것이었다. 조기 개입을 할 것이었다.

3

실패에서 배우다

1. 프랑스 렌의 비극

1) 사건의 경과

2016년 프랑스 렌에서 비극이 일어났다. 임상 1상 시험이었다. 건강한 지원자 90명이 참여했다. 새로운 진통제 BIA 10-2474를 테스트하고 있었다.

첫 5일은 순조로웠다. 그런데 6일째 한 참가자가 심한 두통을 호소했다. 신경 증상이 나타났다. 뇌 손상이 확인되었다. 중환자실로 옮겼다. 시험을 즉시 중단했다. 다른 참가자들을 검사했다. 4명에서 경미한 신경 증상이 발견되었다. 1명은 뇌사 상태였다. 결국 사망했다.

충격이었다. 1상 시험에서 사망? 드문 일이었다.

2) 원인 조사

무엇이 잘못되었나? 조사가 시작되었다. 조사 결과 동물 실험에서는 안전했다. 그런데 인간에서 예상치 못한 독성이 나타났다. 용량이 문제였나? 개인 차이였나? 약물 상호작용이었나? 명확하지 않았다.

교훈은 분명했다. 동물 모델이 완벽하지 않다는 것이었다. 인간 생리는 다르다. 예측하기 어렵다.

3) AI가 도울 수 있었을까

AI가 도울 수 있었을까?

독성 예측 모델이 있었다. AI로 화합물의 독성을 예측했다. 구조를 분석했다. 과거 독성 데이터에서 학습했다. 위험 신호를 잡았다. 여러 AI 도구가 있었다. DeepTox, Tox21, ADMET Predictor. 정확도는 80~85%였다. 완벽하지 않지만 유용했다.

BIA 10-2474에 적용했다면 어땠을까? 신경독성 위험이 높다고 예측했을 수도 있었다. 더 신중한 용량 설정을 했을 것이다. 더 면밀한 모니터링을 했을 것이다. 비극을 막았을 수도 있었다.

물론 가정일 뿐이다. AI도 틀릴 수 있다. 그러나 추가 안전망이 될 수는 있었다.

2. 영국의 사이토카인 폭풍

1) TGN1412 사건

2006년 영국에서도 사고가 있었다. TGN1412. 면역 항암제였다. 1상 시험이었다. 6명의 건강한 지원자가 참여했다. 동시에 투여했다.

몇 시간 후 모두 극심한 반응을 보였다. 사이토카인 폭풍이었다. 다장기 부전이 왔다. 중환자실로 옮겼다. 다행히 모두 생존했다. 그러나 장기 후유증이 남았다.

2) 원인 분석

무엇이 잘못되었나? 용량이 너무 높았다. 동물 모델이 인간 반응을 예측하지 못했다. 그리고 6명을 동시에 투여한 것도 위험했다.

이후 규정이 바뀌었다. 첫 인간 투여 시험에서는 순차적으로 투여하게 되었다. 한 명씩 투여하고 간격을 두었다. 관찰 후 다음 사람에게 투여했다.

3) AI의 예방 가능성

AI가 도울 수 있었을까?

가상 임상시험으로 사전 테스트를 할 수 있었을 것이다. 인간 세포 모델, 오가노이드, 컴퓨터 시뮬레이션으로 위험을 조기에 감지할 수 있었을 것이다.

또 실시간 모니터링 시스템이 도움이 되었을 것이다. AI가 활력징후를 분석했다면 이상 패턴을 즉시 감지했을 것이다. "사이토카인 폭풍 조기 신호"라고 경고했을 것이다. 조기 개입이 가능했을 것이다.

3. 실패 데이터베이스

1) 실패로부터 배우기

실패는 피할 수 없다. 신약개발은 본질적으로 위험하다. 그러나 배울 수 있다.

AI가 과거 실패 데이터를 분석한다. 패턴을 찾는다. 미래 위험을 예측한다.

2) 데이터 통합과 분석

FDA의 FAERS 데이터베이스가 있다. 수백만 건의 부작용 보고가 축적되어 있다. AI로 마이닝한다. 드문 부작용 조합을 찾는다. 새로운 안전 신호를 감지한다.

제약 회사들도 실패 데이터를 공유하기 시작했다. 경쟁사라도 공유한다. 안전이 우선이다. 산업 차원의 학습이다.

AI는 이 데이터를 통합한다. 전체 그림을 본다. 교훈을 추출한다. 다음 시험을 더 안전하게 만든다.

4. 신약개발의 미래

신약개발은 긴 여정이다. 실험실에서 시작해 임상시험을 거쳐 승인까지 평균 13년이 걸린다. 비용은 26억 달러다. 성공률은 10% 미만이다.

AI가 이 여정을 바꾸고 있다. 속도를 높인다. 비용을 낮춘다. 성공률을 올린다.

AlphaFold가 단백질 구조를 예측한다. 생성 AI가 새로운 분자를 설계한다. AI가 환자를 찾는다. 가상 임상시험이 위험을 줄인다. 적응형 임상시험이 효율을 높인다. 디지털 바이오마커가 실시간으로 모니터링한다.

완벽하지는 않다. 한계가 있다. 실패도 있다. 그러나 방향은 명확하다. AI는 신약개발의 미래다.

10년 후에는 첫 AI 설계 신약이 승인을 받을 것이다. 20년 후에는 AI 없이는 신약개발을 상상할 수 없을 것이다.

환자들은 더 빨리 더 나은 치료를 받게 될 것이다. 그것이 궁극적인 목표다.

8부

원격의료와 디지털헬스케어의 미래

1

원격의료의 진화

1. 섬의 할머니 : 의료 사각지대의 비극

1) 고립된 섬의 응급 상황

남해안의 외진 작은 섬(인구 50명, 대부분 70대 이상)에는 보건지소 하나와 간호사 한 명이 상주하며, 의사는 일주일에 한 번 배편으로 오는데 날씨가 나쁘면 오지 못한다. 어느 날 밤 80대 할머니가 가슴을 움켜쥐고 쓰러져 보건지소로 옮겨졌고, 간호사가 심전도를 찍었으나 제대로 읽을 수 없었다. 육지 의사에게 카톡으로 심전도 사진을 보냈으나 흐릿해서 "ST 분절 상승 같은데… 확실하지 않네요"라는 답변을 받았다.

2) 날씨로 인한 고립과 죽음

의사가 즉시 해안경비대에 헬기를 요청하고 아스피린 300mg, 산소, 정맥 라인 확보를 지시했으나 날씨가 나빠(바람이 강하고 파도가 높음) 헬기가 뜰 수 없었고 배도 나갈 수 없어 섬은 완전히 고립되었다. 간호사는 할머니 옆을 지키며 산소를 주고 손을 잡고 기도했지만, 할머니는 밤새 고통스러워하다 새벽에 의식을 잃고 심정지가 와서 30분간 심폐소생술을 했지만 소용없었다. 육지 병원이었다면 응급 중재술로 1시간 안에 막힌 혈관을 뚫어 생존율 90% 이상이었을 것이나, 할머니는 지리적 불운 때문에 죽었다.

3) 원격의료의 약속

이것이 의료 사각지대의 현실이며 한국만의 문제가 아니라 전 세계적 문제다(농어촌, 산간, 섬 지역에는 의료진, 의료 장비, 접근성이 없음). 만약 보건지소에 첨단 원격의료 시스템이 있었다면, 고해상도 심전도 기기가 자동으로 분석하여 즉시 의사에게 전송하고, 영상 통화로 의사가 환자를 직접 보면서 실시간 지시하며, AI가 "급성 심근경색, 95% 확률, 즉시 조치 필요"라고 판단하고 프로토콜이 화면에 떠서 간호사가 따라 하여 혈전용해제를 준비하고 의사가 원격으로 승인하여 투여하며, 날씨가 나아질 때까지 버티다가 헬기가 와서 할머니를 실어 나르고 병원에서 치료받아 생존했을 것이다. 이것이 원격의료의 약속으로, 거리를 없애고 시간을 단축하며 생명을 구한다.

2. 1990년대의 꿈 : 오래된 가능성

1) 원격의료의 초기 역사

원격의료는 새로운 개념이 아니라 오래된 꿈이다. 1950년대 라디오를 이용한 선박 의료 상담("여기는 태평양 한가운데 화물선입니다. 선원이 맹장염 증상입니다. 어떻게 하죠?" 육지 의사가 무전으로 답변)이 원시적이지만 원격의료였다. 1960년대 NASA는 우주비행사의 건강을 모니터링하여(심박수, 혈압, 호흡을 지구로 전송) 우주에서 의료 문제가 생기면 지상에서 원격 지원했으며, 이것이 원격의료 기술의 시초였다.

2) 1990년대 인터넷 시대와 시범 사업

1990년대 인터넷 시대에 원격의료가 본격적으로 논의되기 시작했고 비디오 통화 기술과 디지털 영상 전송으로 가능성이 보였다. 미국에서 시범 사업들이 진행되어 농어촌 클리닉과 대학병원을 연결하여 화상으로 진료했고(피부 병변을 카메라로 찍어 보내면 피부과 전문의가 원격 진단, X-ray를 디지털로 전송하면 방사선과 의사가 원격 판독), 효과가 있어 환자가 수백 킬로미터를 이동하지 않아도 전문의 진료를 받을 수 있었고 시간과 비용이 절약되었다.

3) 확산 실패의 이유

그러나 확산되지 못한 이유는 기술적 한계(인터넷이 느리고 영상 품질이 나빠 끊기고 지연되어 진료 어려움), 비용(화상 회의 시스템, 고해상도 카메라, 전용 회선에 수천만 원), 규제(의사 면허는 주 단위여서 캘리포니아 의사가 네바다 환자 진료하는 것은 불법), 수가(보험 적용이 안 되어 원격 진료에 돈을 받지 못해 의사가 할 이유 없음), 관성(의사들이 익숙하지 않아 "환자를 직접 봐야지. 카메라로 어떻게 진료해?" 저항) 때문이었다. 2000년대에도 기술은 조금 나아졌지만 여전히 틈새시장이어서 군대, 교도소, 오지 같은 특수한 상황에만 사용되고 주류가 되지 못했다. 그러다 2020년 모든 것이 바뀌었다.

3. 팬데믹이 바꾼 세상 : 강제된 혁신

1) 코로나19와 긴급 조치

2020년 3월 코로나19로 전국이 봉쇄되어 사람들은 집에 갇혔고 병원 가기가 두려웠지만(감염될까 봐 걱정), 만성 질환자들(당뇨, 고혈압, 심장병)은 약을 받아야 하고 진료를 받아야 했으나 병원은 위험했다. 정부가 긴급 조치로 원격의료를 한시적으로 허용하여(전화 진료, 화상 진료, 처방전 전송, 약 배달 가능) 병원들이 급히 시스템을 구축했다(Zoom, 카카오톡 화상 사용, 완벽하지 않았지만 작동).

2) 폭발적 이용 증가

환자들이 이용하여 처음엔 어색했지만("이게 진짜 진료인가?")

곧 익숙해졌고 편했다(집에서 의사 만나고 대기 시간도 없고 이동 시간도 없음). 의사들도 적응하여("생각보다 괜찮네") 간단한 상담, 만성 질환 관리, 처방 갱신은 충분히 가능했고 물론 신체 진찰은 못해 한계가 있었으나 많은 경우 대화만으로도 충분했다. 통계가 이를 증명하여 2019년 한국의 원격의료 이용은 거의 0이었으나 2020년 3월에는 폭발적으로 증가하여 한 달에 수십만 건이 이루어졌고 2020년 한 해 동안 수백만 건이 처리되었다. 미국은 더 극적이어서 2019년 원격의료 진료 건수는 전체의 1% 미만이었으나 2020년 4월에는 50% 이상으로 진료의 절반이 원격으로 이루어졌다.

3) 새로운 정상의 정착

팬데믹이 강제했고(선택이 아니라 생존의 문제) 경험해보니 나쁘지 않았고 좋았다. 환자 만족도 조사 결과 80% 이상이 만족했고 "다시 이용하겠다"고 답했으며 장점은 편의성, 접근성, 감염 위험 없음, 시간 절약이었다. 팬데믹이 지나간 2023년에도 원격의료는 사라지지 않고 줄어들긴 했지만 팬데믹 전보다 훨씬 높은 수준을 유지하며 새로운 정상(new normal)으로 정착되었다. 규제도 바뀌어 한시적 허용이 영구화 논의 중이고 미국 여러 주가 원격의료 규제를 완화하고 보험 적용을 확대했다. 팬데믹이 원격의료의 미래를 10년은 앞당긴 것으로, 강제로 실험했고 작동했다.

4. 스마트폰 진료실 : 온디맨드 의료

1) 5분 진료의 현실

2024년 서울의 30대 직장인이 목이 아파 점심시간에 스마트폰 앱 "닥터나우"를 열어 "지금 상담 가능한 의사 찾기"를 선택하니 2분 후 연결되어 20대 후반으로 보이는 젊은 여의사가 나타났다. 증상을 말하고("목이 아파요. 어제부터요. 열은 없는데 침 삼킬 때 따끔거려요") 의사가 질문하고("기침은요? 가래는?") 화면으로 목을 보려고("입을 크게 벌리고 카메라를 가까이 대보세요. 휴대폰 플래시 켜고요") 편도염 진단을 받고("안전하게 항생제 처방해 드릴게요. 그리고 소염진통제도요") 5분 만에 진료가 끝났다. 처방전이 앱으로 전송되고 회사 근처 약국을 선택하니 "30분 후 준비됩니다" 알림이 왔다. 퇴근길에 약국에서 신분증을 보여주고 약을 받고 진료비는 앱으로 자동 결제되어 8,000원이 나왔다.

2) 온디맨드 원격의료의 장점

병원에 갔다면 대기 30분, 진료 5분, 처방 받고 약국에서 또 대기하여 총 1시간 이상이 걸리고 반차를 내야 했을 것이나, 원격 진료는 점심시간 5분이면 충분했다. 이것이 온디맨드 원격의료로 우버처럼 필요할 때 바로 이용할 수 있어 빠르고 편하다. 닥터나우, 굿닥, 메디히어 같은 여러 플랫폼이 경쟁하고 사용자가 늘어나 2024년 한국에서 수백만 명이 이용한다. 미국도 비슷하여 Teladoc, Amwell, Doctor On Demand가 더 일찍 시작했고 더 보편화되어 연간 수천만 건의 원격 진료가 이루어진다. 장점은 편의성(언제 어디서나, 집, 직장, 여행 중), 접근성(시골, 야간, 휴일, 의사 찾기 어려울 때), 속도(즉시 연결, 대기 없음), 비용(대면 진료보다 저렴)이다.

3) 한계와 적절한 사용

그러나 한계도 있어 신체 진찰 불가(청진, 촉진, 복부 진찰, 영상만으로는 한계가 있어 오진 위험, 화면에 안 보이는 중요한 신호를 놓칠 수 있음), 남용 우려(너무 쉬워서 사소한 것도 진료 요청하면 의료 자원 낭비), 의사-환자 관계가 희박(일회성 만남이고 연속성이 없어 깊은 신뢰 형성 어려움)하다. 적절한 사용이 중요하여 단순 질환, 만성 질환 관리, 처방 갱신은 원격으로 충분하나 복잡한 질환, 응급, 정밀 진찰이 필요한 경우는 대면 진료가 필요하다. AI가 트리아지하여 증상을 입력하면 "이건 원격 가능", "이건 대면 필요"라고 안내하여 환자가 올바른 선택을 하도록 돕는다.

5. 정신건강, 화면 너머의 치료

1) 정신과 원격 진료의 적합성

정신과 진료, 특히 상담은 원격으로 가능하며 놀랍게도 잘 작동한다. 정신과 진료는 대부분 대화여서 신체 진찰이 거의 없어 화면으로 충분하고, 오히려 장점도 있어 환자가 편안한 공간(자기 집의 익숙한 소파)에서 진료받으면 긴장이 덜하고 더 솔직해진다. 코로나19 팬데믹 때 정신과 원격 진료가 폭발적으로 증가하여 2020년 미국에서 정신과 진료의 70% 이상이 원격으로 이루어졌다.

2) 효과와 장점

연구 결과 원격 정신과 치료의 효과는 대면과 동등하며, 우울증, 불안장애, PTSD에 대한 인지행동치료(CBT)를 화상으로 진행해도 효과가 있다. 환자 만족도도 높아 특히 젊은 층과 스마트폰에 익숙한 사람들이 "병원 가는 게 부담스러웠어요. 앱으로 상담하니 편해요"라고 말한다. 익명성도 장점이어서 정신과 진료에 낙인이 있어 병원 가는 걸 남이 볼까 봐 걱정하는데 원격은 그런 걱정이 없어 접근성이 높아진다. 자살 예방에도 도움이 되어 위기 상담 핫라인을 전화, 문자, 채팅으로 24시간 운영하여 즉시 연결하고 누군가 듣고 말할 곳이 있어 생명을 구한다.

3) 한국 사례와 AI 챗봇

한국의 "마음이음"은 정신건강 상담 앱으로 채팅으로 상담사와 연결되며 익명이고 무료여서 젊은이들이 이용한다("부모님도 몰라요. 그냥 저만의 공간이에요"). AI 챗봇도 등장하여 Woebot, Wysa는 인지행동치료 기반으로 대화하고 기분을 묻고 생각을 정리하게 돕는다. 완전한 치료는 아니지만 보완적이며, 밤늦게 혼자 힘들 때 챗봇이라도 말 걸 곳이 있으면 위안이 된다.

4) 한계와 하이브리드 모델

물론 한계도 있어 조현병, 양극성 장애 같은 심각한 정신 질환은 면밀한 관찰과 약물 조정이 필요해서 대면이 나을 수 있고, 자살 위험이 높은 환자는 화면으로는 놓칠 수 있다. 적절한 사용이 중요하여 경증에서 중등도의 안정적인 환자 추적 관리는 원격으로, 심각하거나 불안정한 경우는 대면으로 하는 하이브리드 모델이 최선이다.

2

가정 기반 의료와 디지털 치료

1. 집이 병원이다 : 원격 환자 모니터링

1) 만성 질환자의 악순환

70대 남성 만성 질환자(당뇨, 고혈압, 심부전으로 약 10가지 복용)가 한 달에 한 번 병원에 가서 검사하고 약을 받지만 상태가 불안정하다(어떤 날은 괜찮고 어떤 날은 숨이 차며 다리가 붓고 입원했다 퇴원했다를 반복). 의사는 "집에서 어떻게 지내시는지 모르겠어요. 한 달에 한 번 볼 때는 괜찮아 보이는데, 중간에 문제가 생기나 봐요"라고 걱정하고, 환자도 "몸이 안 좋을 때 병원 가기가 힘들어요. 그냥 참아요. 그러다 악화돼서 119 부르게 되고…"라고 답답해한다. 악순환으로 조기에 개입하면 막을 수 있는데 알 방법이 없었다.

2) 원격 환자 모니터링(RPM)의 작동

이제는 원격 환자 모니터링(RPM, Remote Patient Monitoring)이 있다. 환자 집에 혈압계, 체중계, 혈당계가 모두 무선으로 연결되어 설치되고, 측정하면 자동으로 병원 서버로 전송된다. 환자는 매일 아침 혈압, 체중, 혈당을 1분 만에 측정하고 데이터가 전송되며, 병원의 모니터링 팀 간호사들이 대시보드를 확인하여 환자별 그래프와 추세를 본다. "어, 이 환자 체중이 3일 만에 2kg 늘었네? 심부전 악화 신호야. 전화해봐야겠다"고 판단하여 환자에게 전화하고, 증상을 확인하여("혹시 요즘 숨 찬 거 없으세요?" "이틀 전부터 조금 그래요" "다리가 많이 부었나요?" "네, 양말 자국이 깊게 패여요") "심부전이 악화되는 것 같아요. 이뇨제를 하루 두 번으로 늘려 드세요"라고 조기 개입하여 입원을 막는다.

3) 효과와 다양한 적용

연구 결과 RPM 도입 후 심부전 환자의 재입원율이 30-50% 감소했고, 사망률이 감소하며 환자 삶의 질이 향상되고 의료비가 절감되었다. 당뇨 환자도 매일 혈당을 측정하여 전송하면 간호사가 보고 혈당이 계속 높으면 연락하여 약을 조정하거나 식이 상담을 제공하며, 혈당 조절이 좋아지고 합병증이 줄어든다. 만성 폐쇄성 폐질환(COPD) 환자는 산소포화도와 호흡수를 모니터링하여 악화를 조기 감지하고 항생제를 조기 투여하여 입원을 예방한다. 집이 병원의 연장이 되어 지속적 관리와 끊김 없는 케어가 이루어지는 것이 만성 질환 관리의 미래다.

4) 기술 발전과 프라이버시

기술도 발전하여 웨어러블이 더 정교해져 스마트워치로 심전도, 혈압, 혈당까지 측정하고, 패치형 센서로 땀 성분을 분석하며, 침대 매트리스에 센서를 넣어 수면, 호흡, 심박을 측정하고, 화장실 변기에 센서를 설치하여 소변을 분석하여 모든 것이 데이터가 된다. AI가 이 데이터를 분석하여 패턴을 찾고 이상을 감지하며 의료진에게 알리는 자동화된 감시가 24/7로 쉬지 않고 이루어진다. 그러나 프라이버시 문제도 있어 집안 모든 것이 모니터링되면 감시받는 느낌이 들어 불편하므로 동의와 투명성이 중요하고 환자가 통제권을 가져야 한다.

2. 디지털 치료제 : 약 없이 앱으로 치료

1) 디지털 치료제의 개념

디지털 치료제(Digital Therapeutics, DTx)는 소프트웨어가 의료기기로 작동하며 FDA와 식약처 승인을 받고 근거 기반으로 임상시험으로 효과를 입증한다. 예를 들어 불면증의 전통적 치료는 수면제인데 부작용과 의존성이 있고, 인지행동치료(CBT-I)가 더 효과적이지만 전문가가 부족하고 비싸다.

2) 대표적 사례들

디지털 치료제 Somryst는 FDA 승인을 받아 앱으로 CBT-I를 제공하는 9주 프로그램으로 매일 20분씩 수면 일기를 쓰고 맞춤형 조언을 받으며 이완 훈련을 하는 자동화 방식으로 의사 없이도 가능하다. 임상시험 결과 불면증 심각도가 56% 감소하여 수면제와 동등하거나 더 나으며 부작용이 없다.

당뇨 관리 앱 Welldoc의 BlueStar는 혈당을 측정하면 실시간 피드백("혈당이 높네요. 걷기 10분 하세요", "탄수화물 과다. 식단 조절")과 코칭 및 동기 부여를 제공한다. 임상시험에서 HbA1c가 약물 추가 없이 1.2% 감소하여 당뇨 합병증 위험이 감소했다.

약물 중독 치료 앱 reSET은 물질 사용 장애를 치료하며 앱으로 인지행동치료를 제공하고 갈망 관리, 트리거 인식, 대처 전략을 가르쳐 연구에서 금주율이 40% 증가했다.

ADHD 치료 EndeavorRx는 게임 형태로 아이들이 플레이하면서 주의력을 훈련하며, 8-12세 ADHD 아동이 4주 후 주의력이 25% 향상되어 FDA 승인을 받은 첫 게임 치료제다.

3) 장점과 도전

디지털 치료제의 장점은 접근성(언제 어디서나, 스마트폰만 있으면), 비용(약물보다 저렴), 개인화(데이터 기반 맞춤형), 부작용 없음(또는 최소), 확장 가능성(의사 한 명이 수천 명 관리 가능)이다. 그러나 도전도 있어 순응도(앱을 계속 사용하게 하는 것인데 지루해져 그만두는 경우가 많아 게임화와 보상 시스템 필요), 규제(어디까지가 의료기기인지 일반 웰니스 앱과 구분하는 명확한 기준 필요), 보험 적용(비용을 누가 내는지 아직 불명확), 효과 검증(장기 효과와 지속 가능성에 대한 더 많은 연구 필요)이 있다.

4) 성장과 미래

그럼에도 성장하고 있어 2024년 전 세계 DTx 시장은 수조 원 규모로 연평균 20% 이상 성장하고 있으며 수백 개 회사와 수십 개 승인 제품이 있다. 미래에는 약과 앱을 함께 처방하여("이 항우울제 드시고, 이 앱도 같이 사용하세요") 상승 효과로 더 나은 결과를 얻는다.

3. 의사가 없는 오지 : 글로벌 헬스케어

1) 의료 사각지대의 현실

아프리카 시골 마을에는 의사가 없고 가장 가까운 병원이 100km 떨어져 있어 포장되지 않은 길을 차로 3시간 가야 하는데 대부분은 차도 없어서 걸어가면 하루가 걸린다. 아이가 아프면(고열과 설사) 엄마가 아이를 안고 걷지만 병원 도착 전에 탈수로 죽는다. 매년 수백만 명의 아이들이 치료 가능한 질병으로 의료 접근성이 없어서 그렇게 간다. 원격의료가 해법일 수 있지만 인터넷도 없고 전기도 불안정하며 스마트폰도 일부만 가지고 있어 어렵다.

2) mHealth와 커뮤니티 헬스 워커

그럼에도 시도되고 있다. mHealth(모바일 헬스)는 피처폰으로도 가능한 SMS 기반 건강 상담으로 증상을 문자로 보내면 자동 응답 시스템이나 원격의 의사가 답하며("이 약을 드세요" 또는 "가까운 클리닉으로 가세요") 간단하지만 효과가 있다. 르완다는 전국에 mHealth 시스템을 구축하여 산모 건강을 관리하고 임신부가 등록하면 정기적으로 문자를 받아("산전 검진 받으세요", "이런 증상 있으면 즉시 병원") 산모 사망률이 감소했다.

커뮤니티 헬스 워커(CHW)는 마을에 한 명씩 배치되어 기본 교육을 받은 사람이 스마트폰이나 태블릿으로 원격의료 앱을 사용한다. 환자를 간단한 도구(청진기, 체온계, 혈압계)로 진찰하여 데이터를 앱에 입력하고 도시의 의사에게 전송하며, 의사가 원격으로 보고 진단하여 치료를 지시하면 CHW가 약을 주거나 병원 이송을 결정하는 트리아지 역할을 한다. 인도의 한 프로그램은 10,000개 마을에 CHW를 배치하여 원격의료 시스템을 운영하고 5년간 수백만 명을 진료했으며 병원 이송이 30% 감소하여 불필요한 이동을 줄이고 정말 필요한 경우만 병원에 가게 했다.

3) 드론과 AI 진단

드론은 오지에 약을 배달하고 검사 샘플을 수거한다. 르완다와 가나에서 실제 운영 중인 Zipline이라는 회사가 혈액과 백신을 드론으로 배송하여 도로가 없어도 되고 30분 안에 도달한다. 긴급 상황에 산모가 출혈로 수혈이 필요하면 드론을 요청하여 20분 후 혈액이 도착하여 생명을 구한다.

AI 진단은 스마트폰 카메라로 환자를 찍으면 AI가 분석하여(말라리아 의심? 폐렴? 결핵?) 전문의가 없어도 AI가 1차 진단을 하며 정확도는 80-90%다. WHO가 AI 진단 앱들을 개발하여 개발도상국에 배포하고 의료 접근성을 향상시킨다.

4) 한계와 가능성

물론 한계가 많아 기술 인프라 부족, 교육 부족, 지속 가능성 문제가 있으나 아무것도 없는 것보다 낫고 조금이라도 도움이 된다면 가치가 있다. 선진국과 개발도상국의 디지털 격차와 의료 격차를 원격의료가 줄일 수 있을까? 가능성은 있으나 투자, 교육, 인프라, 국제 협력이 필요하다.

4. 모니터링의 미래 : 예측적 의료

1) 웨어러블과 패치형 센서의 발전

가정 기반 의료의 핵심은 모니터링으로 환자의 상태를 지속적으로 추적하고 변화를 감지하며 조기에 개입한다. 웨어러블 센서가 더욱 발전하여 스마트워치는 이미 심전도, 혈중 산소, 심박수를 측정하고 미래에는 혈압, 혈당, 체온까지 침습적 시술 없이 피부 접촉만으로 측정한다. 패치형 센서가 보편화되어 가슴에 붙이는 작은 패치가 심전도를 24시간 모니터링하여 부정맥을 감지하고 심근경색 초기 징후를 포착하며, 팔에 붙이는 패치가 혈당을 연속 측정하여 바늘 찌를 필요 없이 피부 조직액을 분석한다.

2) 스마트 의류와 스마트 홈

스마트 의류도 나와 센서가 내장된 셔츠, 양말, 속옷이 심박, 호흡, 체온, 활동량을 자동 측정하여 일상생활 중 자연스럽게 데이터가 수집된다. 스마트 홈도 의료 공간이 되어 침대 매트리스에 센서가 있어 수면 패턴, 호흡, 심박을 분석하고, 화장실 변기가 소변 성분을 분석하여 탈수, 감염, 신장 기능을 평가하며, 욕실 거울에 카메라가 있어 얼굴 색깔, 피부 상태, 동공 크기를 확인하고, 냉장고가 음식 섭취를 추적하여 영양 균형을 분석하여 모든 것이 데이터가 된다.

3) 통합 분석과 예측적 의료

모든 데이터가 플랫폼 하나에 통합되어 모이고 AI가 분석하여 패턴을 찾고 이상을 감지하며 예측한다("이 환자의 혈압이 3일간 서서히 상승하고 있습니다. 동시에 체중도 증가하고 있습니다. 수면도 불량합니다. 심부전 악화 가능성 70%. 48시간 내 개입 필요"). 의료진에게 알림이 가고 환자에게 연락하여 조기 개입하고 입원을 막는다. 예측적 의료가 실현되어 문제가 생기기 전에 막으며 반응적에서 선제적으로 바뀐다. 환자 자율성도 증가하여 자신의 데이터를 보고 이해하며 관리하고 주도적 역할을 하여, 의료는 의사가 환자에게 하는 것이 아니라 환자가 의사와 함께 하는 것이 된다.

4) 균형과 프라이버시

그러나 균형이 필요하여 너무 많은 모니터링은 부담이고 환자가 스트레스받아("항상 감시받는 것 같아요") 적절한 수준을 찾아야 하며 필요한 것만, 중요한 것만, 환자가 원하는 것만 모니터링해야 한다. 프라이버시 보호는 절대적이어서 가장 사적인 공간인 집 안의 데이터가 안전하게 저장되고 암호화되며 환자만 통제하고 동의 없이 공유되지 않으며 신뢰가 기반이다.

3

원격의료의 도전과 미래

1. 원격의료의 한계와 우려

원격의료는 의료 접근성을 확장하였으나, 동시에 새로운 문제들을 야기한다.

1) 디지털 격차의 심화

노령층, 저소득층, 농촌 지역 주민들은 원격의료 이용에 필요한 기기나 인터넷 접근권이 부족하다. 코로나19 팬데믹 기간 동안 한 연구는 고소득층이 저소득층보다 원격의료를 3배 더 많이 이용했다는 사실을 밝혔다. 이는 기술이 오히려 의료 불평등을 심화시킬 수 있음을 보여준다. 디지털 리터러시 교육이나 기기 지원 정책만으로는 이 문제를 완전히 해결하기 어렵다.

2) 진료 품질의 위험

화면을 통한 진료는 의사가 환자의 미세한 신체적 신호를 놓칠 가능성을 높인다. 실제 사례로, 한 환자가 복통으로 원격 진료를 받고 위염 진단을 받았으나, 실제로는 충수염이었고 늦은 치료로 천공과 복막염으로 진행되어 응급 수술을 받아야 했다. 신체 진찰의 부재는 오진 위험을 증가시킨다.

3) 파편화된 의사-환자 관계

일회성 원격 상담은 장기적이고 지속적인 치료 관계 형성을 어렵게 한다. 이는 환자 이력에 대한 맥락 부족과 치료 연속성 저하로 이어질 수 있다.

4) 과잉 진료와 과소 진료의 위험

원격의료의 접근 용이성은 불필요한 진료를 유발할 수 있으며, 반대로 심각한 증상을 가벼이 여겨 필요한 대면 진료를 지연시킬 수도 있다.

5) 프라이버시와 보안 위협

원격 진료 플랫폼을 통한 민감한 의료 정보 전송은 해킹과 데이터 유출 위험을 증가시킨다. 2020년 Zoom의 보안 취약점 논란은 이러한 우려를 현실화하였다.

6) 의료의 상업화 압박

원격의료 플랫폼 기업들의 영리 추구는 의사들에게 더 많은 환자를 빠르게 처리하도록 압박할 수 있으며, 이는 진료 품질 저하로 이어질 위험이 있다.

2. 규제와 정책의 과제

원격의료의 안전하고 효과적인 확산을 위해서는 포괄적인 규제와 정책 마련이 필요하다.

1) 의사 면허의 지역적 제약

의사 면허는 전통적으로 지역 기반이다. 한 주에서 면허를 받은 의사가 다른 주나 국가의 환자를 진료할 수 있는가? 미국에서는 주(州)별 면허 체계로 인해 복잡성이 증가하며, 국제적 원격의료는 더 큰 법적 불확실성에 직면한다.

2) 의약품 처방의 제한

특히 마약류나 향정신성 의약품 등 통제 약물의 원격 처방은 남용 위험 때문에 엄격히 제한된다. 원격 진료에서 어떤 약물을 어느 범위까지 처방할 수 있는지에 대한 명확한 기준이 필요하다.

3) AI 진단 도구의 승인과 책임

원격의료에 통합된 AI 진단 알고리즘은 FDA나 KFDA의 의료기기 승인을 받아야 한다. 현재 위험도 기반 규제 가이드라인이 마련되고 있으나, AI 오진 시 책임 소재(의사, 개발사, 병원)는 여전히 불명확하다.

4) 보험 적용과 수가 체계

원격 진료 수가를 대면 진료와 동일하게 책정할 것인가? 팬데믹 기간 동안 임시로 확대된 보험 적용이 종료되면서 원격의료의 지속 가능성에 대한 우려가 제기되고 있다.

5) 품질 보증 체계

원격 진료의 표준화된 품질 기준, 정기적 모니터링, 감사 시스템이 필요하다. 부적절한 진료를 걸러내고 환자 안전을 보장하는 메커니즘을 확립해야 한다.

6) 환자 보호 장치

원격의료로 인한 피해 발생 시 환자가 손쉽게 신고하고 보상받을 수 있는 제도적 장치가 필요하다.

3. 기술의 미래 (2035년의 모습)

20년 후 원격의료는 현재와는 완전히 다른 모습으로 진화할 것이다.

1) 하이브리드 케어 모델

AI가 환자 증상과 데이터를 분석하여 원격 진료로 충분한지, 대면 진료가 필요한지를 자동으로 판단하고 경로를 안내한다.

2) 24시간 AI 모니터링

가정 내 센서들이 심박수, 혈압, 혈당, 수면, 활동량을 실시간으로 수집하고, AI가 분석하여 이상 징후를 즉시 의료진에게 알린다.

3) AI 건강 비서

환자의 간단한 질문(약 복용법, 증상 대응)에 AI 챗봇이 24시간 즉시 답변하며, 복잡한 사안은 의사에게 연결한다.

4) VR 진료실

환자는 VR 헤드셋을 착용하고 몰입형 가상 진료실에서 의사와 만난다. 물리치료나 재활 운동도 VR 환경에서 진행되며, AI 코치가 자세를 교정한다.

5).AR 진단 오버레이

의사는 AR 글래스를 착용하고 환자를 보면, 실시간으로 과거 검사 결과, AI 분석 정보, 추천 처방이 시야에 표시된다. 응급 상황에서는 일반인도 AR 앱을 통해 응급처치 가이드를 받는다.

6) 원격 조작 의료 로봇

5G/6G 네트워크를 통해 의사가 원격에서 로봇을 조작하여 환자의 청진, 촉진, 초음파 검사를 수행한다.

7) 블록체인 의료 기록

환자의 모든 의료 기록이 블록체인에 안전하게 저장되며, 환자가 접근 권한을 완전히 통제한다. 병원이나 의사를 바꿔도 기록이 즉시 공유된다.

8) 글로벌 의료 접근

언어의 장벽은 AI 실시간 통역으로 해소되고, 아프리카의 환자가 미국 전문의와 상담하는 것이 일상화된다. 의료는 진정한 의미에서 민주화된다.

4. 인간성의 보존

기술 발전 속에서도 의료의 본질인 인간적 돌봄을 잃지 않아야 한다.

1) 공감과 인간적 접촉

환자는 단순히 데이터나 증상의 집합이 아니다. 의사의 따뜻한 말 한마디, 눈빛, 손길이 때로는 약보다 큰 치유 효과를 낸다. 기술은 이를 대체할 수 없다.

2) 개별성의 존중

모든 환자는 고유한 삶의 맥락, 가치관, 두려움을 가진 개인이다. AI 알고리즘은 평균과 확률을 제시하지만, 의사는 환자 한 명 한 명의 개별적 상황을 고려하여 최선의 결정을 내려야 한다.

3) 충분한 시간

효율성 추구가 진료 시간을 과도하게 단축시켜서는 안 된다. 환자가 자신의 이야기를 충분히 할 수 있고, 의사가 경청할 수 있는 시간이 보장되어야 한다.

4) 환자 참여와 자율성

환자는 자신의 건강에 관한 결정에 적극적으로 참여하며, 의사는 충분한 정보를 제공하고 환자의 선택을 존중해야 한다.

5) 형평성

모든 사람이 소득, 지역, 나이, 디지털 역량과 무관하게 양질의 원격의료 혜택을 받을 수 있어야 한다. 기술이 불평등을 심화시켜서는 안 된다.

6) 프라이버시

환자의 민감한 건강 정보는 철저히 보호되어야 하며, 환자의 명시적 동의 없이는 어떠한 목적으로도 사용되어서는 안 된다.

7) 투명성과 설명 가능성

AI가 내린 진단이나 권고의 근거가 의사와 환자에게 명확히 설명되어야 한다. 블랙박스 알고리즘은 신뢰를 훼손한다.

8) 책임성

기술이 아무리 발전해도 최종 의료 결정과 그 결과에 대한 책임은 인간 의사가 져야 한다.

5. 미래를 향하여

원격의료의 미래는 밝지만, 동시에 많은 도전이 존재한다. 디지털 격차, 진료 품질, 규제, 윤리적 문제들을 해결하지 않으면 기술의 혜택은 일부에게만 돌아가고 새로운 불평등이 생겨날 것이다.

궁극적으로 원격의료의 목표는 환자 중심의, 접근 가능하고, 효과적이며, 안전한 의료를 제공하는 것이다. 기술은 이를 실현하는 강력한 도구이지만, 의료의 본질은 여전히 사람과 사람 사이의 돌봄과 치유에 있다. 우리는 기술 발전과 인간성 보존 사이의 균형을 끊임없이 모색해야 한다.

2035년, 히말라야의 외딴 마을 할머니가 스마트폰 하나로 서울의 전문의와 실시간으로 상담하고, AI가 분석한 건강 데이터를 바탕으로 맞춤형 치료를 받는 모습을 상상해본다. 동시에 그 할머니가 화면 너머 의사의 따뜻한 말 한마디에 위로받고 희망을 얻는 모습도 함께 그려본다. 이것이 우리가 만들어가야 할 원격의료의 진정한 미래이다.

9부

글로벌 헬스와 형평성 :
누구를 위한 AI인가

1

누구를 위한 AI인가

1. 두 개의 병원 : 같은 지구, 다른 세계

글로벌 헬스의 현실은 극명한 대조를 이룬다.

1) 맨해튼 프레스비테리안 병원의 모습

뉴욕 맨해튼의 프레스비테리안 병원은 초고층 유리와 강철 건물로 햇빛을 반사하며 빛난다. 대리석 로비에는 환자 안내 로봇이 서 있고, 넓고 밝은 진료실에는 여러 대의 모니터가 배치되어 있다. 의사는 AI 시스템으로 환자의 유전자 데이터를 불러와 맞춤형 암 치료 계획을 몇 분 만에 완성한다. 영상의학과에는 수십억 원짜리 최신 PET-MRI가 있으며, AI가 실시간으로 밀리미터 단위까지 종양을 찾아낸다. 수술실의 다빈치 로봇으로 집도의는 3D 화면을 보며 최소 침습 수술을 정밀하게 수행한다. 중환자실에는 환자 한 명당 간호사 한 명이 배치되고, AI 모니터링 시스템은 초 단위로 활력징후를 추적하며 조기 경고를 보낸다. 환자 대기실에는 커피숍과 무료 와이파이가 제공되며, 환자 포털 앱을 통해 모든 정보에 즉시 접근할 수 있다.

2) 말라위 릴롱궤 보건소의 현실

아프리카 남동부 말라위의 릴롱궤 지역 보건소는 벽에 금이 가고 지붕이 새는 낡은 건물이다. 비가 오면 바닥에 물이 고인다. 대기실의 플라스틱 의자는 몇 개뿐이고, 100명이 넘는 사람들이 바닥에 앉아 새벽부터 기다린다. 의사는 한 명, 간호사는 두 명이다. 작고 어두운 진료실에는 창문 하나와 책상 하나가 있으며, 컴퓨터는 없고 종이 차트에 손으로 기록한다. 의사는 30년 된 막스가 잘 안 들리는 청진기로 환자를 진찰한다. 그러나 새것을 살 돈이 없다. 검사실의 현미경 한 대로 말라리아 검사를 위한 혈액 도말을 육안으로 관찰하며, 숙련도에 따라 결과가 달라진다. 약국 선반은 비어 있고 항생제가 떨어졌으며, 다음 공급 시기는 알 수 없다. 환자에게 "50km 떨어진 도시 약국에 가보세요"라고 말한다. 6개월 전에 고장 난 X-ray 기계는 부품도 없고 수리 기술자도 없어, 환자는 대중교통으로 3시간 걸리는 다른 병원으로 가야 한다. 의사 한 명이 하루에 200명의 환자를 보며 환자당 2분밖에 할애하지 못한다. 제대로 진찰할 수 없고, 진단은 추측에 가까우며, 처방도 제한적이다. 할 수 있는 게 별로 없다.

3) 글로벌 헬스의 현실

이것이 글로벌 헬스의 현실이다. 같은 지구에 두 개의 세계가 존재한다.

2. 10/90 격차 : 연구 투자의 불평등

세계보건기구(WHO)는 오래된 통계를 보유하고 있다. '10/90 격차'라고 불린다.

1) 10/90 격차의 정의

전 세계 의료 연구 예산의 10%만이 개발도상국의 질병에 쓰인다. 그런데 전 세계 질병 부담의 90%가 개발도상국에 있다.

2) 소외된 질병들

말라리아는 연간 2억 명이 감염되고 40만 명이 사망하며, 대부분이 아프리카 어린이다. 치료제는 있고 저렴하지만, 연구 투자는 적다. 이윤이 나지 않기 때문이다. 결핵은 연간 1천만 명이 감염되고 150만 명이 사망하며, 가난한 나라에 집중되어 있다. 약제 내성 결핵이 증가하고 있어 새로운 치료제가 필요하지만, 제약회사는 시장성이 낮아 관심이 없다. 주혈흡충증, 사상충증, 샤가스병 같은 열대성 질환은 10억 명 이상이 영향을 받지만, '소외 열대 질환(Neglected Tropical Diseases)'이라고 불린다. 이름 자체가 비극이다. '소외되었다'는 것.

3) AI 의료 연구의 편향

반면 암, 심장병, 당뇨는 선진국 질환으로 연구 예산의 대부분이 여기에 쓰인다. 신약도 많고 최신 치료도 있으며, AI도 여기에 집중되어 있다. AI 의료 연구는 유방암 검진(서구 여성 대상), 피부암 진단(백인 피부 대상), 심장병 예측(미국 환자 데이터 기반), 알츠하이머 조기 진단(고령화 선진국 대상)에 집중된다. 말라리아 진단 AI나 결핵 발견 AI는 있긴 하지만 소수이고 투자가 적다.

4) 시장 논리와 윤리의 충돌

AI 개발에는 데이터 수집, 알고리즘 개발, 임상시험 등에 수억, 수십억 원이 필요하다. 투자를 회수해야 하고 이윤을 내야 한다. 선진국 환자는 보험이 있고 돈을 내며 시장이 크다. 개발도상국 환자는 돈이 없고 보험도 없어 시장성이 없다. 자본주의의 논리로는 합리적이지만, 윤리적인가? 10/90 격차는 줄어들지 않았고, AI 시대에도 계속되며, 오히려 악화될 수 있다.

3. 데이터 식민주의 : 새로운 착취의 형태

AI는 데이터로 학습하며, 많으면 많을수록 좋다. 데이터는 새로운 석유다.

1) 데이터 수탈의 메커니즘

선진국 기업은 AI 개발을 위해 데이터가 필요하며, 개발도상국에서 얻는다. 환자가 많고 데이터가 많으며, 규제가 느슨하고 프라이버시 법이 약하며, 환자 동의도 형식적이라 얻기 쉽다. 2019년 구글과 미국 의료 회사 Ascension이 5천만 명의 환자 데이터를 환자 동의 없이 비밀리에 공유했다. 논란이 일었고 조사를 받았지만, 그래도 미국이라 규제가 있었다. 개발도상국은 더 심하다. 한 중국 AI 회사는 아프리카 여러 나라에서 수십만 장의 의료 영상 데이터를 수집했다. 정부와 계약서는 있었지만 환자는 몰랐고 동의를 받지 않았다. 데이터를 중국으로 가져가 AI 학습에 사용하고 제품을 개발해 판매하며 이윤을 냈다. 아프리카 환자는 혜택이 없었고 데이터만 빼겼다.

2) 데이터 식민주의의 역사적 반복

데이터 식민주의(Data Colonialism)는 역사의 반복이다. 과거 식민지 시대에는 금, 다이아몬드, 노예를 수탈해 본국으로 가져가 부를 창출했고, 식민지는 가난하게 남았다. 이제는 데이터, 즉 환자 정보, 의료 기록, 유전자를 가져가 AI를 개발한다. 부유한 나라가 더 부자가 되고, 가난한 나라는 착취당한다. 공정한가?

3) 불공정한 보상

일부는 "데이터를 제공한 대가를 지불한다"며 병원에 장비를 기증하고 의사를 교육한다고 주장한다. 그러나 충분한가? 데이터의 진짜 가치는 수십억, 수조 원이다. 몇 대의 장비로 퉁치는 것은 공정하지 않다.

4) 편향된 AI와 이중 착취

아프리카 환자 데이터로 학습한 AI는 시장이 있는 선진국 환자를 위한 것이다. 그런데 AI 성능이 인종과 지역에 따라 다를 수 있다. 아프리카 환자 데이터로 학습했는데 백인 환자에게 쓰면 일반화가 안 될 수 있다. 반대는 더 심각하다. 서구 환자 데이터로 학습한 AI를 아프리카에 배포하면 피부색, 질병 패턴, 환경이 다르기 때문에 성능이 떨어지고 제대로 작동하지 않는다. 한 연구에 따르면 피부암 진단 AI는 백인 피부에서 정확도 95%를 보였지만 흑인 피부에서는 60%였다. 흑인 환자가 손해를 본다. 데이터 식민주의의 결과로, 부자는 데이터를 뺏어가고 가난한 사람은 제대로 작동하지 않는 AI를 받는 이중 착취가 발생한다.

4. 접근성의 벽 : 다섯 가지 장벽

AI 의료 기술이 있고 효과가 입증되었으며 생명을 구하지만, 필요한 사람이 쓸 수 없다.

1) 비용의 벽

AI 시스템은 도입 비용만 수억 원이고, 유지 비용은 연간 수천만 원이다. 선진국 대학병원도 부담스럽고, 개발도상국 병원은 불가능하다. 한국의 루닛은 유방암 검진 AI로 세계적 수준이며 FDA 승인과 유럽 CE 인증을 받았지만, 가격은 병원마다 다르나 연간 수천만 원 이상이다. 아프리카 병원에서는 의사 월급이 50만 원인데, 이런 병원이 AI를 살 수 있는가?

2) 인프라의 벽

AI는 클라우드 서버 연결과 실시간 데이터 전송을 위해 인터넷이 필요하다. 그런데 개발도상국에서는 인터넷이 느리고 불안정하며, 전기도 자주 나가 AI가 작동할 수 없다. 오프라인 AI나 엣지 컴퓨팅은 기술적으로 가능하지만 성능이 떨어지고 업데이트도 어렵다.

3) 인력의 벽

AI를 쓰려면 사용법, 해석법, 문제 해결 능력에 대한 교육이 필요하다. 그런데 의사가 부족하다. 말라위는 인구 1,900만 명에 의사가 300명으로, 비율로는 6만 명당 1명이다(한국은 400명당 1명). 이런 상황에서 AI 교육은 우선순위가 아니며, 기본 의료도 제공하지 못한다.

4) 언어의 벽

대부분의 AI는 인터페이스와 의학 용어가 영어로 개발되었다. 아프리카는 수백 개의 언어가 있으며, 의사도 영어를 못 하는 경우가 많고 환자는 더더욱 그렇다. 번역은 가능하지만 비용이 들고 노력도 필요한데, 시장성이 없어 누가 하는가?

5) 규제의 벽

AI를 쓰려면 FDA, EMA, 각국 규제 기관의 승인이 필요하다. 그런데 개발도상국에서는 규제 기관이 약하고, 인력과 전문성이 부족하며, 승인 과정이 없거나 불명확하다. 두 가지 문제가 발생한다. 하나, 좋은 AI가 절차가 없어서 승인을 못 받아 환자가 쓸 수 없다. 둘, 나쁜 AI가 검증 없이 들어와 환자가 위험에 노출된다. 이 모든 벽이 쌓여 개발도상국 환자는 AI 혜택을 받지 못하고 격차가 벌어진다.

5. 적정 기술의 희망 : 현실적인 해결책

그러나 희망이 있다. 적정 기술(Appropriate Technology)은 첨단 기술이 아니라 현지에 맞는 저렴하고 단순하며 유지보수가 쉬운 기술이다. 의료 AI에도 적용할 수 있다.

1) 오프라인 AI

인터넷 연결 없이 스마트폰이나 저사양 컴퓨터에서 구동된다. Google의 "TensorFlow Lite"는 모바일용 경량 AI 프레임워크로 복잡한 모델을 압축하며, 성능은 조금 떨어져도 쓸 만하다. 한 프로젝트는 결핵 진단 AI를 개발했는데, 스마트폰에서 작동하며 흉부 X-ray 사진을 찍으면 AI가 30초 만에 90% 정확도로 분석한다. 인터넷이 필요 없고, 말라위와 탄자니아에 배포되어 결핵 조기 발견이 30% 증가했다.

2) 저비용 센서

AI는 데이터가 필요하지만 장비가 비싸다. 적정 기술 센서는 3D 프린터로 오픈소스 설계를 사용해 재료비 몇만 원으로 만든다. 예를 들어 전통 청진기는 수십만 원, 전자 청진기는 수백만 원이지만, 3D 프린팅 청진기는 5만 원이다. 스마트폰에 연결하면 AI가 심장 소리를 분석하고 판막 질환을 괜찮은 정확도로 검출한다. 우간다와 르완다에서 시범 사업이 진행되었고, 의료진이 교육을 받아 실제로 사용하며 긍정적인 피드백이 있었다.

3) 태양광 전원

전기가 불안정하면 AI 장비가 꺼진다. 태양광 패널과 배터리가 저렴해져, 몇십만 원이면 소형 보건소 전력을 충분히 공급할 수 있다. 케냐의 한 프로젝트는 태양광 + AI 진단 키오스크를 개발해 마을에 설치했다. 주민이 직접 증상을 입력하면 AI가 조언하고, 필요시 원격으로 의사와 연결된다. 의사 방문이 50% 감소했고, 조기 진단이 증가했으며, 비용이 절감되었다.

4) 현지 개발

선진국이 만든 AI를 수입하지 않고 현지에서 개발한다. 인도의 Niramai는 열화상 카메라를 사용한 유방암 조기 진단 AI를 개발해 맘모그래피를 대체한다. 저렴하고 비침습적이며, 인도 여성에게 맞춤형으로 인도 데이터로 학습하고 인도 병원 환경을 고려했다. 성공적으로 수십만 명이 검사를 받았고, 아시아와 아프리카로도 수출되었다. 적정 기술 AI다.

5) 오픈소스 공유

독점하지 않고 공개하며, 다른 나라가 무료 또는 저렴하게 사용한다. 여러 프로젝트가 AI 모델, 코드, 교육 자료를 GitHub에 공개했다. 누구나 다운로드하고 수정하며 사용할 수 있다. 협력이 이루어지고, 글로벌 커뮤니티가 형성되며, 개발도상국 개발자도 참여해 함께 만든다.

6). 적정 기술 AI의 의의

적정 기술 AI는 완벽하지 않고 성능이 최첨단보다 떨어질 수 있지만, 현실적이고 실제로 도움이 되며, 없는 것보다 훨씬 낫다.

6. 파트너십의 모델 : 협력의 다양한 형태

글로벌 헬스 AI는 혼자 할 수 없으며, 협력이 필요하다. 몇 가지 모델이 성공적이었다.

1) 공공-민간 파트너십(PPP)

정부, NGO, 기업이 협력한다. Gavi, the Vaccine Alliance는 정부, WHO, UNICEF, Bill & Melinda Gates Foundation, 제약 회사가 함께 백신을 개발도상국에 보급한다. 비슷한 것을 AI에 적용할 수 있다. 기업이 기술을, 정부가 자금과 인프라를, NGO가 현장 실행을 제공하며, 각자의 강점을 살려 시너지가 생긴다. 구글과 WHO는 코로나19 팬데믹 때 협력해 AI 예측 모델을 개발하고 전 세계에 무료로 보급했다.

2) 대학 간 협력

선진국 대학과 개발도상국 대학이 협력한다. MIT와 르완다 대학이 공동 연구로 위성 데이터 + 기후 데이터 + 환자 데이터를 통합한 말라리아 예측 AI를 개발해 발병을 예측하고 선제적 방역이 가능해졌다. MIT가 기술을, 르완다 대학이 현지 지식과 데이터를 제공하며, 공동 저자로 이름을 올리고 이익을 공유했다.

3) 남남 협력(South-South Cooperation)

개발도상국끼리 협력한다. 인도와 아프리카가 협력했다. 인도가 AI 기술에서 앞서 있어 아프리카에 지원하고, 기술을 이전하며, 교육한다. 인도 정부 프로그램인 "e-VidyaBharati and e-AarogyaBharati (e-VBAB)"는 원격 교육과 원격 의료를 아프리카 국가들에 제공한다. 한국도 가능하다. K-의료 AI를 개발도상국에 지원하고 기술 협력을 하면 윈윈이다.

4) 오픈 이노베이션

문제를 공개하면 전 세계 개발자가 해결책을 제안한다. UNICEF "Innovation Fund"는 AI 프로젝트를 지원하며, 개발도상국 스타트업에 자금, 멘토링, 네트워크를 제공한다. "Code for Global Health" 해커톤에서는 주말 동안 AI 솔루션을 개발하고, 최고 팀에 상금과 지원을 제공한다. 크라우드소싱으로 글로벌 두뇌를 활용하며, 비용 대비 효과가 높다.

5) 성공 요인

성공 요인은 현지 주도(선진국이 일방적으로 주지 않고 현지가 필요를 정의하고 주도), 장기 투자(단기 프로젝트가 아니라 수년, 수십 년간 지속 가능하게 역량 구축), 지식 이전(물고기를 주지 말고 낚시를 가르쳐 현지 개발자와 의사를 교육해 스스로 할 수 있게 함), 이익 공유(데이터를 제공했으면 혜택도 받아 논문 공저자가 되고 특허를 공유하며 수익을 배분)이다. 이런 모델로 글로벌 헬스 AI를 발전시키면 모두에게 이익이 된다.

7. 인도주의적 AI : 사명으로 움직이는 조직들

일부 조직과 개인은 이윤이 아니라 사명으로 움직인다.

1) 국경없는의사회(MSF)

Médecins Sans Frontières (국경없는의사회, MSF)는 분쟁 지역과 재난 지역에서 의료를 제공하며, 2020년부터 AI 도입을 시작했다. 예멘에서 콜레라가 발생했을 때 물 공급, 날씨, 인구 이동 데이터를 분석하는 예측 AI를 개발해 발병 지역을 예측하고, 백신, 정수제, 의료팀을 선제적으로 파견해 발병 규모가 30% 감소했다. 시리아에서는 분쟁으로 병원이 파괴되어 원격 의료 + AI를 도입했다. 현지 의료 보조 인력이 스마트폰을 사용하며 AI가 상처 치료와 감염 관리를 가이드하고, 의사와 원격으로 연결되어 수천 명이 치료를 받았다.

2) Zipline

Zipline은 드론으로 의료 물품을 배송하며, 르완다, 가나, 나이지리아에서 운영한다. 산간 지역에는 도로가 없고 병원까지 몇 시간이 걸리지만, 응급 상황에서 혈액, 백신, 약물을 드론으로 30분 안에 배송해 생명을 구한다. AI가 경로를 최적화하고, 날씨를 예측하며, 수요를 예측해 효율적으로 운영한다. 2023년까지 40만 건 이상 배송하며 수천 명의 생명을 구했다.

3) D-tree International

D-tree International은 탄자니아와 잠비아에서 모성과 신생아 건강을 지원한다. 커뮤니티 헬스 워커가 AI 기반 스마트폰 앱을 사용해 임산부를 추적하고, 위험 신호를 감지하며, 조기 개입한다. 산

모 사망률이 25% 감소했고, 신생아 사망률이 30% 감소했다.

4) 개인 활동가

인도의 한 의사가 청진기 + 스마트폰으로 작동하는 폐렴 진단 AI를 개발해 무료 오픈소스로 배포했다. 수백 개 보건소에서 어린이 폐렴을 조기에 발견해 생명을 구한다. 미국의 한 공학자가 은퇴 후 아프리카로 가서 5년간 의료 AI 교육을 하며 현지 개발자 100명을 양성했다. 그들이 다시 가르치며 확산된다.

5) 미션 드리븐(Mission-Driven)의 의의

이들의 공통점은 미션 드리븐(Mission-Driven)이다. 돈이 아니라 사명이며, 생명을 구하고 격차를 줄이겠다는 것이다. 자금이 부족하고 자원봉사에 의존하며 지속 가능성이 문제이지만, 영감을 주고 가능성을 보여준다. AI가 이윤만을 위한 것이 아니라 인류를 위한 것이 될 수 있음을 보여준다.

8. 윤리적 프레임워크 : 글로벌 헬스 AI의 원칙

글로벌 헬스 AI에는 윤리적 원칙이 필요하다.

1) WHO AI 윤리 가이드라인(2021)

WHO AI 윤리 가이드라인(2021)은 6가지 원칙이 있다.

첫째, 인권 보호로 건강권, 프라이버시, 차별 금지를 지킨다.

둘째, 자율성으로 환자와 의사의 결정권을 존중하며 AI가 강요하지 않는다.

셋째, 안전과 효능으로 AI는 검증되어야 하고 해를 끼치지 않아야 한다.

넷째, 투명성과 설명 가능성으로 블랙박스가 되어서는 안 되며 어떻게 작동하는지 설명할 수 있어야 한다.

다섯째, 책임과 책무성으로 문제가 생기면 누가 책임지는지 명확해야 한다.

여섯째, 형평성과 포용성으로 모든 사람에게, 부자든 가난한 사람이든, 선진국이든 개발도상국이든 혜택이 돌아가야 한다.

2) 형평성(Equity)과 포용성(Inclusiveness)

마지막 원칙이 글로벌 헬스에서 특히 중요하다. 형평성(Equity)은 평등이 아니라 필요에 따라 자원을 배분하며, 더 필요한 곳에 더 많이 배분한다. AI 연구 예산을 시장이 아니라 필요에 따라 배분해 말라리아, 결핵에 더 투자한다. AI 기술을 선진국만이 아니라 개발도상국에도 저렴하게 또는 무료로 제공한다. 데이터 수집을 착취가 아니라 공정한 교환으로 하며 이익을 공유한다. 포용성(Inclusiveness)은 누구도 배제하지 않는다. AI 개발 과정에 개발도상국 의사, 환자, 정책 입안자가 참여하며 다양한 목소리를 반영한다. 데이터는 다양한 인종과 지역에서 대표성 있게 수집해 편향을 최소화한다. 언어도 영어만이 아니라 현지 언어를 지원해 접근성을 높인다.

3) 원칙의 실천

이런 원칙을 실천하려면 글로벌 거버넌스로 WHO가 주도하고 회원국이 합의하며 구속력 있는 규정을 만든다. 모니터링과 평가로 원칙이 지켜지는지 독립 기관이 확인하고 투명하게 보고한다. 인센티브와 제재로 원칙을 지키는 기업과 기관을 지원하고 위반하는 곳을 제재한다. 쉽지 않고 이해관계가 복잡하지만, 해야 한다. 윤리 없는 기술은 위험하다.

9. 한국의 역할 : 다리가 되는 나라

한국은 독특한 위치에 있다. 선진국이면서 개발 경험이 있다.

1) 한국의 개발 경험

1960년대 한국도 1인당 GDP가 100달러로 가난했고 아프리카와 비슷했으며 의료도 열악했다. 그러나 급속하게 발전했다. 경제가 성장하고 의료 수준이 향상되어, 이제는 세계 10위권이다. 이 경험이 자산이다. 개발도상국을 이해하고, 그들의 도전을 알며, 공감한다. 동시에 K-의료, 전자의무기록, 원격의료, 의료 AI 등 선진 수준의 기술이 있다. 한국은 선진국과 개발도상국 사이의 다리가 될 수 있다.

2) 기술 지원

한국 AI 기술을 개발도상국에 이전하고 적정 기술로 조정한다. 한국의 루닛, 뷰노는 베트남, 필리핀, 인도네시아에 진출해 저렴한 가격으로 현지에 맞춤형으로 제공한다. 더 나아가 아프리카, 중남미로 확장해 비영리 프로젝트로 진행할 수 있다.

3) 인력 교육

개발도상국 의사와 개발자를 한국에 초청해 6개월, 1년 프로그램으로 교육한다. AI 의료 기술을 실습하고, 병원을 견학하며, 네트워크를 구축해 돌아가서 현지에 적용한다. 한국 정부 프로그램인 KOICA (한국국제협력단)를 확대할 수 있다.

4) 공동 연구

한국 대학, 연구소와 개발도상국 기관이 파트너십을 맺어 현지 문제를 함께 연구하고, 해결책을 개발하며, 논문을 공동으로 발표하고 이익을 공유한다.

5) ODA (공적개발원조)

한국 정부는 매년 수조 원의 ODA를 지원하는데, 일부를 의료 AI에 투자해 병원 인프라를 구축하고, AI 시스템을 도입하며, 인력을 양성하는 장기 프로젝트로 진행한다.

6) 국제기구 참여

WHO, UNICEF, World Bank에 한국이 적극 참여해 글로벌 헬스 AI 정책을 의사결정하고, 한국의 목소리를 내며, 경험을 공유한다. 한국의 위상을 높이고 동시에 인류에 기여하는 윈윈이다.

7) 도전과 책임

자원이 제한적이고 국내 우선순위가 있으며 정치적 의지가 필요하지만, 할 수 있고 해야 한다. 한국이 과거에 받은 도움을 기억하며, 이제는 갚을 때다. 글로벌 시민으로서 책임이 있다.

10. 미래를 향한 질문 : 우리의 선택

2040년 글로벌 헬스 AI는 어떻게 되어 있을까?

1) 낙관적 시나리오

형평성이 달성되고, 모든 나라가 AI 의료 혜택을 받으며, 가난한 나라도 원격 진료가 보편화된다. 스마트폰 하나로 세계 최고 의사의 조언을 받고, 질병을 조기에 발견하며, 생명을 구한다. 말라리아, 결핵이 퇴치되고 AI가 기여하며, 글로벌 건강 격차가 크게 감소한다.

2) 비관적 시나리오

격차가 심화되고, 부자 나라만 AI 혜택을 받으며, 가난한 나라는 뒤처진다. 데이터 착취가 계속되는 새로운 식민주의가 되고, AI 의료는 특권이 되며, 대다수 인류는 배제되고, 건강 불평등이 악화된다.

3) 결정적 질문들

어느 쪽이 될까? 우리가 결정한다. 지금의 선택이 미래를 만든다. 질문들이 있다. AI 연구 자금을 이윤이 나는 곳에 쓸 것인가, 아니면 필요한 곳에 쓸 것인가? 데이터는 누구의 것인가? 착취인가 협력인가? 기술은 독점인가 공유인가? 특허로 보호할 것인가 오픈소스로 공개할 것인가? 윤리는 원칙인가 장식인가? 실제로 지킬 것인가? 정치적 의지가 있는가? 글로벌 헬스 형평성이 우선순위인가? 답은 명확하지 않고 쉽지도 않지만, 계속 물어야 한다.

4) AI의 본질과 우리의 가치

AI는 도구다. 선도 악도 아니며, 사용하는 사람의 가치에 달렸다. 우리가 공정하고 포용적으로 사용하면 모두를 위한 것이 되고, 이기적으로 사용하면 소수의 특권이 된다. 글로벌 헬스 AI는 기술 문제가 아니라 윤리적, 정치적, 사회적 문제다. 우리가 어떤 세상을 원하는가? 모두가 건강할 권리가 있는 세상인가? 아니면 돈 있는 사람만 건강한 세상인가? 선택은 우리 손에 있다.

2

미래를 상상하다 : 2050년의 의료

1. 아침의 시작 : 건강 모니터링의 일상화

2050년 6월 15일, 서울의 아침은 기술과 의료가 완벽하게 통합된 모습을 보여준다.

1) 스마트 수면 관리

오전 6시 30분, 침대 옆 스마트 패드에 부드러운 빛이 들어온다. 알람 소리는 없다. 지난밤 웨어러블이 렘수면 단계, 깊은 수면, 얕은 수면, 심박수, 호흡, 체온, 뇌파를 모두 기록했다. AI가 분석해 최적의 기상 시점, 즉 가장 깊은 수면이 끝나고 얕은 수면으로 넘어가는 순간을 계산했다. 침대가 약간 진동하고 온도가 올라가며, 몸이 서서히 깬다. 45세 여성 민지가 개운하게 눈을 뜬다. "좋은 아침." 스마트 패드가 부드러운 여성 목소리로 답한다. "좋은 아침입니다, 민지 님. 어젯밤 수면 점수는 87점입니다. 양호합니다. 깊은 수면이 20분 늘었어요." 화면에는 지난 한 달 수면 패턴 그래프가 표시되며, "다만 새벽 3시경 각성이 한 번 있었습니다. 스트레스 호르몬이 약간 상승했어요. 오늘 명상을 권장합니다"라고 알린다.

2) 스마트 거울과 스마트 변기

민지가 화장실의 스마트 거울 앞에 서면, 거울이 3초 만에 얼굴 피부, 눈동자, 혀를 관찰하고 비접촉 센서로 심박수, 혈압, 체온, 혈당을 측정한다. "모든 수치 정상입니다. 혈당은 95mg/dL로 완벽한 범위예요. 혈압은 118/76으로 좋습니다. 피부 수분도는 양호하나 비타민 C가 약간 부족해 보입니다. 오늘 오렌지 주스를 추천합니다." 변기에 앉으면 스마트 변기가 소변을 자동으로 분석해 성분, pH, 단백질, 포도당, 케톤을 몇 초 만에 측정한다. "소변 검사 정상입니다. 수분 섭취가 충분합니다." 민지는 이 모든 것에 익숙하다. 2050년의 일상이다.

3) AI 기반 맞춤형 식단

주방의 냉장고가 말을 건넨다. "민지 님의 오늘 권장 칼로리는 1,650kcal입니다. 단백질 65g, 탄수화물 200g, 지방 55g이 필요합니다. 아침 식단을 제안합니다." 화면에는 그리스 요거트, 블루베리, 아몬드, 통밀 토스트, 아보카도, 오렌지 주스로 구성된 메뉴가 영양소와 함께 정확히 계산되어 표시된다. 민지가 "좋아"라고 하면,

냉장고가 재료를 꺼내고 로봇 팔이 움직여 토스트를 굽고, 요거트에 블루베리를 얹고, 아보카도를 슬라이스하며, 주스를 따른다. 5분 만에 아침 식사가 준비 완료된다. 먹으면서 홀로그램 화면을 보니 오늘 일정에 병원 예약이 표시된다. AI 비서가 "3개월마다 정기 건강 체크입니다. 오늘 오후 2시에 서울대병원 통합검진센터에서 가상 주치의 김 박사님과 상담이 예정되어 있습니다"라고 답한다. 민지는 매일 건강 데이터가 모니터링되기 때문에 문제가 있었다면 진작 알았을 것이라고 생각하며 별로 걱정하지 않는다. 이것이 2050년 아침의 풍경이다.

2. 병원 없는 병원 : 가상 진료의 완성

오후 2시, 민지는 집 거실의 편안한 소파에 앉아 있다.

1) 홀로그램 진료

홀로그램 프로젝터가 켜지고, 앞에 실제 크기의 의사 김 박사가 3D 이미지로 떠오른다. 마치 방에 있는 것처럼 생생하다. "안녕하세요, 민지 님. 잘 지내셨어요?" "네, 박사님. 잘 지냈어요." 김 박사는 실제 의사로 50km 떨어진 병원에 있지만, 홀로그램으로 여기 있는 것 같다. "지난 3개월 데이터를 검토했습니다. 전반적으로 우수합니다." 화면이 심박수, 혈압, 혈당, 수면, 운동, 식사를 보여주는 그래프들로 바뀐다. "혈당 조절이 탁월하네요. 당화혈색소 5.3%로 완벽합니다. 작년에 시작한 간헐적 단식이 효과가 있는 것 같아요." "네, 체중도 3kg 줄었어요." "보였습니다. BMI가 22.5로 이상적입니다. 운동도 꾸준히 하시네요. 일주일에 평균 4회. 훌륭합니다."

2) AI 분석과 선제적 건강 관리

김 박사가 미소 짓고 민지도 기분이 좋다. "다만 한 가지 주의할 점이 있습니다." 화면이 지난 3개월 심전도로 바뀐다. "때때로 경미한 부정맥이 감지됩니다. 조기 심실 수축입니다. 대부분 무해하지만 모니터링이 필요합니다." 민지가 걱정스러워한다. "심각한가요?" "아니요. 지금은 아닙니다. 그러나 추적해야 합니다. 가족력이 있으시죠? 어머니가 심방세동을 앓으셨던." "네, 맞아요." "유전적 위험이 약간 있습니다. AI 분석에 따르면 향후 10년 내 심방세동 발생 확률이 12%입니다. 일반 인구보다 높습니다." "그럼 어떻게 하죠?" "걱정 마세요. 선제적으로 관리하면 위험을 절반으로 줄일 수 있습니다."

3) 맞춤형 건강 처방

화면에 권장 사항이 리스트로 뜬다. 카페인 섭취 줄이기(하루 2잔 이하), 스트레스 관리(매일 명상 10분), 마그네슘 보충제 복용, 심전도 모니터링 강화(웨어러블 업그레이드), 6개월 후 재평가. "새로운 웨어러블 패치를 처방하겠습니다. 기존 것보다 민감합니다. 미세한 부정맥도 감지합니다. 데이터를 AI가 실시간 분석합니다. 이상이 있으면 즉시 알립니다." "알겠습니다." "그리고 유전자 검사를 추가로 하면 어떨까요? 심혈관 질환 관련 유전자 패널입니다. 더 정확한 위험 평가가 가능합니다." "비용은 얼마나 하나요?" "20만 원입니다. 보험 적용되면 5만 원입니다. 권장합니다." "할게요." "좋습니다. 키트를 집으로 보내드리겠습니다. 침 샘플을 채취해서 우편으로 보내시면 됩니다. 2주 후 결과가 나옵니다."

4) 병원 없는 병원의 의의

진료가 30분 만에 끝난다. 민지는 병원에 가지 않았고 집에서 모든 것을 처리했다. 김 박사는 오늘 50명을 모두 가상으로 봤다. 효율적이다. 이동 시간이 없고 대기실도 없다. 그러나 진료의 질은 높다. 데이터가 풍부하고 AI가 보조한다. 이것이 2050년 외래 진료다. 병원 없는 병원.

3. 수술실의 교향곡 : 로봇과 AI의 협업

서울대병원 수술실의 2050년 버전은 넓고 밝으며 하얀색이 주를 이루지만 사람이 적다.

1) 로봇 수술 시스템

중앙의 수술대에는 마취된 간암 수술 환자가 누워 있고, 주위에 다빈치의 후손인 6개의 로봇 팔이 배치되어 있다. 훨씬 정교해진 각 로봇 팔은 메스, 전기소작기, 흡입기, 카메라, 봉합기, 조직 분석기 등 다른 기능을 한다. 10미터 떨어진 유리 부스에 외과 전문의 25년 차 박 교수가 앉아 있다. 키보드나 조이스틱은 없고, 대신 장갑과 VR 고글이 있다. 박 교수가 손을 움직이면 로봇 팔이 똑같이 정밀하게 움직이며, 손떨림이 제거되고 0.1mm 단위로 조작된다.

2) 증강현실과 AI 안내

고글을 통해 보면 10배, 20배로 확대된 3D 영상으로 종양이 선명하게 보이며, 혈관, 담관, 신경이 모두 색깔로 표시되는 증강현실이다. AI가 실시간으로 "종양 경계선이 3mm 전방에 있습니다. 간동맥 분지를 조심하세요"라고 안내한다. 박 교수가 메스로 정확히 절제하면 AI가 절제면을 분석하여 "절제면 음성입니다. 종양 세포가 없습니다"라고 알린다. 혈관을 조심스럽게 피할 때 AI가 혈류를 시각화하며 "이 혈관은 보존을 권장합니다. 간 기능 유지에 중요합니다"라고 조언한다. 박 교수가 따른다. 인간과 AI의 협력이다. 인간이 판단하고 결정하며, AI가 정보를 제공하고 안내한다.

3) 효율성과 정밀성의 향상

수술실에는 마취과 의사 한 명과 간호사 한 명이 있지만, 직접 수술에 참여하지 않고 모니터링과 관리를 담당한다. 로봇이 수술한다. 2시간 후 수술이 성공적으로 완료된다. 출혈이 최소화되고 절제가 완전하다. 과거 6시간 걸리던 개복 수술과 큰 절개, 많은 출혈, 오래 걸리던 회복과 달리, 이제는 2시간에 작은 절개 몇 개만 하는 최소 침습으로 환자는 3일 후 퇴원하고 2주 후 일상으로 복귀한다.

박 교수가 부스에서 나오는데 땀이 없고 피로하지 않다. 과거에는 수술 후 몇 시간을 서 있어 지쳤지만, 이제는 앉아서 하며 로봇이 힘든 일을 하고 의사는 두뇌만 쓴다. "다음 환자가 준비됐나요?" "네, 교수님. 30분 후 시작 가능합니다."

4) 수술의 새로운 패러다임

박 교수는 하루에 4건의 수술을 한다. 과거 2건이 한계였지만 이제는 2배다. 그러나 질은 떨어지지 않았고 오히려 향상되었다. 로봇과 AI 덕분이다. 이것이 2050년 수술실이다. 인간의 지혜와 기계의 정밀함이 만나는 교향곡이다.

4. 암이 사라지는 날 : 암 치료의 혁명

2050년 암 사망률이 1990년 대비 90% 감소했다. 어떻게 가능했을까?

1) 조기 발견의 보편화

액체생검이 보편화되었다. 혈액 한 방울로 50가지 암을 스크리닝하며, 1기에 발견하면 치료가 가능하다. 민지가 받는 정기 검진에 연 1회 보험 적용으로 무료로 포함되어 있다. AI가 종양에서 유래한 DNA 조각인 ctDNA(순환 종양 DNA)를 몇 개 분자만 있어도 95% 정확도로 감지하며, 거짓 양성은 1% 미만이다. 조기에 발견하면 대부분 치료할 수 있고, 5년 생존율이 95% 이상이다.

2) 맞춤 치료

모든 암 환자가 종양의 유전자 변이, 환자의 유전자, 면역 프로파일을 모두 분석하는 유전체 분석을 받는다. AI가 어떤 항암제를, 어떤 면역치료를, 어떤 조합으로, 어떤 순서로 사용할지 최적 치료를 계산한다. 환자마다 다른 맞춤형 정밀 의료로 효과가 극적으로 증가했다. 과거 항암제 반응률 30%가 이제는 80%다.

3) 면역 치료 혁명

CAR-T 세포 치료가 발전해 과거 혈액암만 치료하던 것이 이제는 폐암, 유방암, 대장암, 간암 등 고형암도 치료한다. 환자 자신의 T세포를 채취해 유전자 조작으로 암세포를 인식하도록 하고, 증폭시켜 다시 주입한다. T세포가 암을 선택적으로 공격하며 정상 세포는 건드리지 않아 부작용이 최소화된다. 2주 과정으로 외래에서 가능하며 입원이 불필요하고, 비용은 과거의 10분의 1로 보험이 적용된다. 반응률은 90%, 완전 관해는 70%다. 기적 같다.

4) 나노 로봇

2030년대 실험 단계였던 나노 로봇이 이제는 임상에서 쓰인다. 혈관에 주입된 나노미터 크기의 수백만 개 로봇이 혈류를 따라 이동해 표지자를 인식하며 종양만 찾아 접근한다. 약물을 방출하거나 열로 파괴하며, 정상 세포는 건드리지 않아 부작용이 거의 없다. 과거 항암 치료의 악몽이었던 메스꺼움, 탈모, 면역 저하가 이제는 대부분 사라졌다.

5) 예방 백신과 AI 신약

일부 암은 백신으로 예방한다. 2000년대부터 사용된 HPV 백신이 자궁경부암을 예방한 것처럼, 이제는 EBV 백신이 비인두암을 예방한다. 맞춤형 암 백신도 있다. 환자의 종양을 분석해 특이 항원을 찾고, 그것을 표적으로 하는 백신을 만들어 재발을 방지하며 효과가 있다. AI가 새로운 치료제를 설계한다. 과거 15년 걸리던 것이 이제는 3년이다. 분자 구조를 AI가 예측하고, 가상 스크리닝을 하며, 최적 후보를 선택하고, 합성하고, 시험한다. 2040년대에 승인된 항암제의 60%가 AI가 설계한 것이다.

6) 암의 만성질환화

결과는? 암이 당뇨, 고혈압처럼 관리 가능한 만성 질환이 되었다. 죽지 않는다. 완전히 사라진 것은 아니고 여전히 어렵지만, 공포는 사라지고 희망이 있다. 2050년 어린이는 암 없는 세상을 꿈꾼다. 2070년이면 가능할지도 모른다.

5. 노화를 멈추다 : 수명 연장의 현실화

2050년 평균 수명이 95세, 건강 수명은 85세가 되었다. 과거 2020년 평균 수명 83세, 건강 수명 73세에서 30년간 10년 이상 증가했다.

1) 세포 재생 치료

줄기세포 치료가 보편화되었다. 과거 실험적이었던 것이 이제는 표준 치료다. 퇴행성 관절염으로 연골이 닳았으면 줄기세포를 주입해 3개월 후 연골이 재생되고 통증이 사라지며 걷고 뛸 수 있다. 심근경색 후 손상된 심장에 줄기세포 치료를 하면 심근이 재생되고 심장 기능이 회복되며 심부전을 예방한다. 치매도 마찬가지다. 신경 줄기세포를 뇌에 주입하면 손상된 신경이 재생되고 인지 기능이 개선된다. 완치는 아니지만 진행을 지연시킨다.

2) 세노리틱스(Senolytics)

노화 세포 제거 약물이다. 나이가 들면 세포가 노화하여 기능을 잃지만 죽지 않는 좀비 세포가 되어 염증을 유발하고 조직을 손상시키며 질병을 일으킨다. 세노리틱스가 이 세포들을 선택적으로 제거하며 젊은 세포는 건드리지 않는다. 임상시험 결과 폐 기능이 개선되고, 심혈관 건강이 증진되며, 인지 기능이 유지되고, 외모도 젊어 보이는 것이 놀라웠다. 2040년 FDA 승인을 받아 이제는 60세 이상이 보험 적용으로 복용한다.

3) 텔로미어 연장

염색체 끝의 텔로미어는 세포가 분열할 때마다 짧아지며, 한계에 도달하면 세포가 노화한다. 텔로머라제를 활성화하는 유전자 치료로 텔로미어를 연장하는 치료가 개발되었다. 쥐 실험에서 수명이 30% 연장되었고, 인간은 아직 장기 데이터가 부족하지만 초기 결과는 긍정적이다. 2045년부터 임상에서 사용되고 있으나 아직 비싸서 1억 원이며 부자들만 접근할 수 있지만, 가격은 내려가는 중이다.

4) 대사 최적화

AI가 개인의 유전자, 장내 미생물, 생활 습관을 종합해 대사를 분석한다. 최적 식단, 최적 운동, 최적 수면, 최적 보충제를 제공하는 맞춤형 노화 방지 프로그램이다. 민지가 받는 것이 바로 이것이다. 효과는 누적되며, 10년, 20년을 따르면 생물학적 나이가 실제 나이보다 10년 젊어진다.

5). 뇌-컴퓨터 인터페이스(BCI)

기억을 보조하며 외부 저장 장치에 연결한다. 알츠하이머 환자는 과거 기억이 사라지지만, 이제는 BCI로 기억을 외부 하드 드라이브처럼 저장해 접근하고 회상할 수 있다. 완벽하지 않고 자연 기억과 다르지만 도움이 된다. 건강한 사람도 기억력을 증강하고 학습 능력을 향상시키기 위해 사용한다.

6) 100세 인생의 현실화

결과는? 100세 인생이 현실이 되었다. 60세는 중년, 70세는 아직 활동적, 80세도 일한다. 은퇴가 사라지고 평생 일하지만 강도를 유연하게 조절한다. 사회 구조가 변해 연금 시스템, 의료 시스템, 노인 개념이 모두 재정의되었다. 노화는 치료 가능하고 예방 가능한 질병이 되었다. 영생은 아직 아니고, 150세는 아마도 2100년에 가능할지도 모른다.

6. 정신이 육체를 만나다 : 정신 건강의 혁명

2050년 정신 건강이 신체 건강만큼, 아니 더 중요해졌다. 우울증과 불안장애 유병률이 2020년 대비 50% 감소했다.

1). 조기 감지

AI가 정신 건강을 모니터링한다. 음성을 분석해 어조, 리듬, 단어 선택에서 우울증 신호를 찾는다. SNS 게시물을 분석해 감정을 추적하며, "요즘 힘들다"는 말이 증가하면 AI가 감지해 "괜찮으세요? 도움이 필요하세요?"라고 묻는다. 스마트폰 사용 패턴(밤늦게 깨어 있음, 소셜 미디어 과다 사용, 전화를 안 받음)도 분석해 우울증 징후를 찾는다. AI가 본인에게, 또는 허락하면 가족에게 경고해 조기 개입으로 악화를 방지한다.

2) 디지털 치료제

앱 기반 인지행동치료(CBT)인 AI 치료사다. 민지의 친구 수진은 경증 우울증이 있지만 약을 먹기 싫어해 대신 "마인드헬퍼" 앱을 사용한다. 매일 15분간 AI와 대화하며 감정을 기록하고, 부정적 사고 패턴을 찾아 재구성하며, 숙제를 받아 실천한다. 8주 후 우울증 점수가 50% 감소했다. 약물만큼 효과가 있고 부작용은 없다. 100만 명이 사용하며, 대기 시간이 없고, 24시간 접근 가능하며, 저렴하고, 보험이 적용된다.

3) 뇌 자극 치료

tDCS(경두개 직류 자극), TMS(경두개 자기 자극)는 과거 병원에서 큰 기계로 했지만, 이제는 모자처럼 쓰는 웨어러블로 집에서 사용한다. 30분간 뇌의 특정 부위를 자극해 우울증 회로를 조절한다. 효과가 항우울제와 비슷하고 부작용이 적어 약물을 대체하거나 보완한다. FDA 승인을 받았고 처방이 필요하지만 접근이 쉽다.

4) 정신건강 데이터 통합

수면, 운동, 식사, 소셜 활동, 스트레스가 모두 정신 건강에 영향을 준다. AI가 통합 분석해 "당신의 우울증은 수면 부족과 운동 부족이 주요 원인입니다. 약물보다 생활 습관 변화가 더 효과적일 것입니다"라고 알린다. 수면 개선 프로그램, 운동 계획, 영양 조언 등 맞춤형 개입을 종합적으로 제공한다. 효과가 극적이고 약물 의존이 감소한다.

5) 사회적 연결 촉진

외로움이 우울증의 주요 원인이며, AI가 이것도 해결한다. 관심사가 맞는 사람을 연결해주고("이 사람도 등산을 좋아해요. 만나보시겠어요?"), 커뮤니티 활동을 추천한다("근처에 독서 모임이 있어요. 참여해보세요"). VR 소셜 공간도 있어 집에서 나가기 어려워도 가상으로 사람들을 만나며 실재감이 있다. 고립이 감소하고 연결이 증가하며 정신 건강이 개선된다.

6) 낙인 제거

정신 질환의 낙인이 2050년에는 많이 사라졌다. 교육과 인식 개선이 이루어지고, 유명인들이 "나도 우울증 치료를 받았어요"라고 공개해 정상화되었다. 직장에서 정신 건강 휴가가 신체 질환처럼 당연해졌고, 보험이 평등하게 적용되어 정신 건강 치료와 신체 건강 치료에 차별이 없다. 치료 접근성이 향상되어 사람들이 조기에 도움을 구하고 결과가 좋아진다. 정신이 건강해야 육체도 건강하다. 2050년은 이것을 안다.

7. 팬데믹의 끝 : 감염병 대응의 진화

2050년 코로나19는 30년 전 역사가 되었지만, 교훈은 남았다. 세계는 준비되었다.

1) 초조기 감지와 빠른 진단

새로운 바이러스가 2048년 베트남에서 나타났다. 조류 독감 변종으로 인간에게 감염되며 치명률은 30%다. 과거 같았으면 팬데믹이 되어 수백만 명이 사망하고 경제가 붕괴했을 것이지만, 2050년은 다르다. AI 기반 전 세계 감시 시스템이 병원 데이터를 실시간으로 분석한다. "베트남 하노이에서 원인 불명 폐렴 환자 5명이 발생했습니다. 증상이 유사합니다. 새로운 병원체 가능성이 있습니다." AI가 즉시 경보를 울리고 WHO에 3일 만에 보고한다. 과거에는 몇 주, 몇 달이 걸려 그사이 확산되었다. 환자 샘플을 공항에서 채취해 휴대용 유전자 시퀀서를 사용하면 1시간 만에 결과가 나온다. AI가 분석한다. "새로운 H7N9 변종입니다. 기존 독감과 70% 유사합니다. 그러나 20개 돌연변이가 있습니다. 높은 병원성이 예상됩니다." 정보를 전 세계에 즉시 공유한다.

2) 신속한 백신 개발과 표적 봉쇄

바이러스 유전자 서열을 AI에 입력하면 24시간 만에 백신을 설계한다. 코로나19 때 입증된 mRNA 기술은 이제 더 발전해 2주 만에 백신을 생산한다. 임상시험이 간소화되고 긴급 승인되어 6주 만에 백신 배포가 시작된다. 과거에는 1년 이상 걸렸다. 전면 봉쇄를 하지 않는다. AI가 감염 경로를 추적하고 접촉자를 식별해 정밀 격리를 한다. 드론이 검체를 수거하고, 나노센서가 바이러스를 감지하며, 환경을 모니터링한다. 감염 지역만 제한하고 나머지는 정상이어서 경제 영향이 최소화된다.

3) 치료제 재배치와 글로벌 협력

기존 약물 데이터베이스를 AI가 스크리닝한다. "이 약이 효과가 있을 것 같습니다." 임상시험을 신속하게 진행해 효과를 확인하고 3개월 만에 배포한다. 2020년의 교훈으로 국제 협력이 중요함을 알고, 2050년은 준비되어 있다. WHO를 중심으로 정보를 공유하고, 자원을 공유하며, 백신을 부자 나라만이 아니라 모두에게 공평하게 배분한다.

결과는? 2048년 바이러스가 3개월 만에 통제되었다. 사망자는 5,000명이었다. 과거 같았으면 500만 명이었을 것이다. 경제 타격이 최소화되었다. 봉쇄가 짧았고 백신이 빨랐다. 팬데믹이 끝난 것은 아니다. 또 올 것이다. 그러나 2050년은 AI, 기술, 협력이라는 무기를 가지고 준비되어 있다.

8. 의사의 새로운 모습 : 2050년 의사의 하루

2050년 의사는 어떤 모습일까? 50대 외과 의사 박 교수의 하루를 따라가보자.

1) 재택 근무와 가상 회진

오전 7시, 박 교수는 집에서 일어난다. 주 3일 재택 근무로 출근하지 않는다. 아침을 먹으며 홀로그램으로 회진을 한다. 입원 환자 10명을 각각 2분씩 확인한다. AI가 요약을 제공한다. "환자 A, 수술 후 2일째입니다. 회복이 순조롭습니다. 특이사항이 없습니다." "환자 B는 통증 호소가 증가했습니다. 진통제 조정을 권장합니다." 박 교수가 판단하고 지시하며 간호사가 실행한다. 20분 만에 회진이 끝난다. 과거에는 병원을 돌아다니며 1시간이 걸렸다.

2) 로봇 보조 수술

오전 9시, 수술을 위해 자율 주행차로 30분 걸려 병원에 간다. 수술 4건을 모두 로봇이 보조하며 오후 3시에 끝난다. 과거 2건이 한계였고 지쳤지만, 이제는 4건을 하며 덜 지친다.

3) 가상 외래 진료

오후 4시, 집으로 돌아와 홀로그램으로 15명을 각 20분씩 가상 외래 진료를 한다. AI가 사전 분석, 환자 데이터 요약, 가능한 진단 제시, 치료 옵션 나열을 제공한다. 박 교수는 환자와의 대화에 집중해 설명하고 공감하며 의사결정을 공유한다. AI가 EMR 입력, 처방, 예약을 자동으로 처리하는 행정 처리를 한다. 저녁 7시에 진료가 끝난다. 과거 같았으면 밤 10시였다.

4) 온라인 교육과 AI 협력 연구

저녁 8시, 온라인으로 홀로그램을 통해 전국 의대생에게 강의한다. 수술 영상을 3D로 리플레이하며, 학생들이 마치 수술실에 있는 것처럼 경험한다.

"여기서 제가 이 혈관을 보존했습니다. 왜일까요?"

학생들이 답하고 토론하며, 박 교수가 설명하고 AI가 보충 자료를 제공한다. 과거 강의실에서 칠판과 PPT로 했던 것이 이제는 몰입형으로 효과적이다. 밤 10시, 연구를 AI와 협력해 한다.

"지난 5년간 간암 수술 데이터를 분석해줘. 로봇 수술 vs 개복 수술. 생존율, 합병증, 재원 기간을 비교해."

AI가 30분 만에 분석하고 통계를 내며 그래프를 만들고 초안을 작성한다. 박 교수가 검토하고 수정하며 해석을 추가해 논문을 완성한다. 과거에는 몇 주가 걸렸다. 저널에 제출하면 AI가 심사해 2주 후 결과가 나온다. 과거에는 6개월이 걸렸다.

5) 균형 잡힌 삶

밤 11시, 잠자리에 든다. 박 교수는 만족한다. 환자를 더 많이 봤지만 덜 지쳤다. 환자와 더 많은 시간을 보냈고, 연구도 했으며, 가르쳤다. 균형 잡힌 삶이다. AI가 루틴을 처리했고, 박 교수는 판단, 소통, 혁신이라는 창의적 부분에 집중했다. 이것이 2050년 의사다. 더 적게 일하고 더 많이 달성한다. AI 덕분이다. 그러나 여전히 핵심은 인간이다.

인간과 기계, 그 사이의 의료

마지막 환자

2045년 어느 봄날 오후, 40년 경력의 노년 의사가 진료실에 앉아 있다. 의대생 시절부터 지금까지 의료의 모든 변화를 목격했다. 책상 위 홀로그램 디스플레이에는 환자의 출생부터 지금까지 모든 데이터가 수백만 개의 데이터 포인트로 아름답게 시각화되어 있다. AI 보조의가 속삭인다. "다음 환자는 65세 여성입니다. 유방암 의심 소견이 있습니다. 제가 분석한 결과 조기 유방암 가능성 92%입니다. 권장 치료는…" 의사가 고개를 끄덕인다. "알겠어. 환자를 들여보내줘."

문이 열리고 불안한 표정의 환자가 들어온다. 의사가 일어나 악수한다. AI가 흉내 낼 수 없는 온기가 있는 따뜻한 손이다. "앉으세요. 검사 결과가 나왔습니다." 의사는 완벽하고 정확한 AI 분석을 보지만, 그것만으로는 부족하다는 것을 안다. "유방암이 맞습니다. 그러나 아주 초기입니다. 발견한 것이 다행입니다." 환자의 눈에 눈물이 고인다. "암이라니… 저는…" 의사가 손을 잡는다. "두려우시죠. 당연합니다. 그러나 희망이 있습니다. 함께 이겨낼 수 있습니다."

AI가 생존율 98%, 치료 성공률 95%, 부작용 최소화 가능이라는 완벽한 정보를 제시한다. 그러나 의사는 그 이상을 한다. 환자의 눈을 보며 두려움과 용기, 살고자 하는 의지를 본다. "당신은 혼자가 아닙니다. 저와 우리 팀, 그리고 가족이 함께합니다. 이 길을 같이 걸어갑시다." 환자가 고개를 끄덕이며 눈물을 닦는다. 조금 편안해 보인다. 이것이 의사가 하는 일이다. AI가 할 수 없는 것, 즉 공감하고 위로하며 희망을 주고 인간적 연결을 만드는 것이다.

진료가 끝나고 환자가 나간 뒤 의사는 창밖을 본다. 40년 전과 완전히 다른 세상이지만, 어떤 것은 변하지 않았다. 환자의 고통, 두려움, 희망, 그리고 그것을 함께하는 의사의 역할이다. 의사는 미소 짓는다. "기술이 아무리 발전해도, 이것만은 변하지 않을 거야."

우리가 걸어온 길

이 책은 의료 AI의 완전한 여정을 담았다. 여전히 부족하고 아쉬

움은 있지만 그래도 오랜 시간과 경험을 쏟아부어 9개 부, 수십 개의 장을 통해 의료의 모든 영역에서 AI가 어떻게 변화를 만들고 있는지 탐구했다. 의학적인 내용의 대부분은 지난 40여년동안 저자가 취재하고 기사화 했던 내용이다. 미래의학에 대한 생각도 이미 수십년전부터 해 왔었는데, AI가 등장하면서 책 출간의 결정적 동기부여가 됐다.

1부 "왜 지금 AI 의료가 필요한가"에서는 시대적 흐름을 이해했다. 의료혁신의 중심에 선 인공지능과 과학에서 데이터로의 전환을 살펴봤다. AI의 기본원리와 의학적 이해를 다졌고, 의료 데이터와 정보인프라의 진화를 보았으며, AI 모델의 구축과 평가 방법을 배웠다. 기술과 인간의 철학적 토대를 성찰하며 기초를 탄탄히 했다.

2부 "진단의학과 AI"에서는 개인별 맞춤진단의 혁명을 목격했다. AI 판독의 여정을 따라가며 영상과 혈액 검사에서 AI가 어떻게 인간을 넘어서는지 보았다. 정밀의료와 유전체 분석으로 개인의 DNA가 진단의 열쇠가 되었고, 의료 의사결정 지원과 임상경로 최적화로 의사의 판단이 더 정확해졌다. 진단이 예술에서 과학으로 진화했다.

3부 "치료의학과 AI"에서는 개인별 맞춤치료의 현실을 경험했다. 약물치료에서 각자에게 맞는 약과 용량을 찾았고, 수술적 치료에서 로봇과 AI가 외과의의 손을 돕는 것을 보았다. 방사선 치료에서 방사선, 감마빔, 양성자, 중입자가 종양만 정밀 타격하는 것을 확인했으며, 디지털 치료에서 앱과 게임이 약이 되는 놀라운 세상을 만났다. 치료가 개인화되었다.

4부 "예방의학과 AI"에서는 개인별 맞춤예방의 미래를 그렸다. 질병 예측과 조기 발견으로 암이 오기 전에 막는 것을 보았고, 생활습관 개입과 행동 변화로 건강한 삶을 설계했다. 환경과 공중보건에서 대기오염부터 기후변화까지 건강 위협을 관리했다. 예방이 최선의 치료가 되었다.

5부 "AI 시대 의료교육과 의료환경의 변화"에서는 의료 생태계의 대전환을 살펴봤다. 의료교육의 패러다임이 전환되어 VR과 AI로 배우는 새로운 세대를 만났다. 의료인력의 역할이 재정의되어 의사, 약사, 간호사, 의료기사등 모든 직종이 새로운 의미를 찾았다. 의료환경과 시스템이 변화하여 병원이 재구상되고 원격의료가 표준이 되었다. 의료의 모든 것이 바뀌었다.

6부 "의료윤리와 AI"에서는 새로운 딜레마들과 마주했다. "누가 살고 누가 죽는가"라는 생명의 가치를 묻는 근본적 질문을 던졌다. 규제와 거버넌스를 통해 안전한 AI를 추구하는 방법을 모색했고, 환자 경험의 재구성으로 기술 속에서도 인간성을 지키는 길을 찾았다. 윤리가 기술의 나침반이 되어야 함을 배웠다.

7부 "신약개발과 임상시험에서의 AI 혁신"에서는 제약산업의 혁명을 보았다. AI가 신약 개발 기간을 10년에서 3년으로 단축하는 것을 확인했고, 임상시험이 더 효율적이고 정확해지는 과정을 추적했다. 불치병 치료제 개발에 희망을 보았다. 약의 미래가 밝아졌다.

8부 "원격의료와 디지털 헬스케어의 미래"에서는 거리의 벽이 무너지는 것을 목격했다. 원격의료의 진화로 섬의 할머니도 최고 의료를 받게 되었고, 가정 기반 의료와 디지털 치료로 집이 병원이 되었다. 원격의료의 도전과 미래를 통해 기술과 인간성의 균형을 고민했다. 의료가 환자에게 갔다.

9부 "글로벌 헬스와 형평성"에서는 가장 중요한 질문을 던졌다. "누구를 위한 AI인가?" 기술이 불평등을 심화시킬 것인가, 해소할 것인가. "미래를 상상하다 : 2050년의 의료"에서 우리가 꿈꾸는 세상을 그렸다. 모두를 위한 의료, 공평한 혜택, 건강한 인류. 형평성이 궁극의 목표임을 확인했다.

방대한 여정이었다. 기술의 세부사항부터 철학적 성찰까지, 현재의 현실부터 미래의 가능성까지, 개인의 치료부터 인류의 건강까지 모든 것을 다뤘다. 그러나 이 모든 이야기 뒤에 하나의 질문이 있다. 가장 중요한 질문이다. 기계가 이렇게 똑똑해지면, 인간은 무엇을 하는가?

기계가 할 수 없는 것들

AI는 놀랍다. 체스, 바둑, 의료, 퀴즈에서 인간을 이긴다. 이제 영상 판독, 병리 진단, 치료 계획 수립에서도 인간 수준이거나 넘어선다. 그렇다면 의사가 필요 없는가? 간호사는? 의료인은? 아니다. 절대 아니다.

AI는 데이터를 처리하고 패턴을 인식하며 예측하고 추천하는 놀라운 능력이 있지만 한계가 있다. AI는 공감할 수 없다. 환자의 고통을 느끼지 못하고, 두려움을 이해하지 못하며, 슬픔을 나누지 못한다. 의사가 암 진단을 고지할 때 환자의 세상이 무너지는데, AI는 "유방암, 2기, 생존율 85%"라고 정확하지만 차갑게 말한다. 의사는 다르다. 손을 잡고 눈을 맞추며 "힘드시겠지만, 함께 이겨낼 수 있습니다"라고 말한다. 같은 정보지만 완전히 다른 전달이다.

AI는 맥락을 온전히 이해하지 못한다. 환자는 숫자나 데이터가 아니라 삶이 있고, 가족이 있으며, 꿈이 있고, 가치관이 있다. 80세 환자에게 공격적 항암치료를 권장하는가? 데이터만 보면 생존율을 높이므로 그렇다. 그러나 환자는 "편안하게 남은 시간을 가족과 보내고 싶어요"라고 말한다. 삶의 질이 더 중요하다. 이것은 의학적 결정이 아니라 인생의 결정이다. 의사는 이것을 이해하고 환자의 가치관을 존중하며 함께 결정한다. AI는 이것을 못 한다.

AI는 책임을 지지 않는다. 오진하거나 치료가 실패하면 누가 책임지는가? AI는 "죄송합니다"라고 말하지 않는다. AI는 창의적이지 않다. 훈련된 데이터에 기반하여 본 것을 반복한다. 그러나 의학은 계속 발전한다. 새로운 질병이 나타나고 새로운 치료가 필요하며 혁신이 필요하다. 의사가 가설을 세우고, 실험하고, 실패하고, 배우고, 다시 시도하며, 돌파구를 찾는다. 이것이 의학 발전의 역사다.

AI는 윤리적 딜레마를 해결하지 못한다. 한정된 자원으로 누구를 먼저 치료할까? 장기 이식 대기자 명단에서 누가 먼저 받을까? 생명의 가치를 어떻게 매길까? 이것은 알고리즘의 문제가 아니라 철학의 문제이고 윤리의 문제이며, 인간이 고민하고 결정해야 한다.

AI는 도구다. 훌륭하고 강력한 도구지만 도구일 뿐이다. 의사의 손에 있는 청진기처럼, 외과의의 손에 있는 메스처럼. 도구는 사용하는 사람에 달렸다. 의사가 AI를 더 나은 진단, 더 정확한 치료, 더 많은 생명을 구하기 위해 사용한다. 그러나 결정은 의사가 하고, 판단은 의사가 하며, 책임은 의사가 지고, 환자를 돌보는 것은 의사가 한다. 이것이 기술이 아무리 발전해도 변하지 않는다.

증강된 의료인

미래의 의사는 AI 없이는 일할 수 없을 것이다. 청진기 없이 일할 수 없는 것처럼 필수 도구가 된다. 의대생은 AI와 함께 배운다. 해부학을 VR로 배우고, 진단을 AI 시뮬레이터로 연습하며, 임상 추론을 AI와 토론한다. 새로운 세대다. 전공의는 AI를 능숙하게 다루며 영상을 보면 AI 분석을 참고하지만 자기 눈으로도 보고, AI가 놓친 것을 찾거나 AI가 틀린 것을 바로잡으며 비판적 사고를 한다. 전문의는 AI를 파트너로 삼아 복잡한 케이스를 함께 논의하며 "AI는 이렇게 제안하는데, 나는 다르게 생각해. 왜냐하면…"이라고 대화하고 서로 배운다.

간호사는 AI 덕분에 서류 작업이 자동화되어 시간을 절약하고 환자 곁에 더 오래 있으며 손을 잡고 이야기를 들으며 본질적 간호를 한다. 약사는 AI로 모든 약물 상호작용을 즉시 확인하지만 환자와 대화하며 "이 약이 왜 필요한지 아시나요?"라고 물어 이해를 돕고 순응도를 높인다. 모든 의료인이 증강된다(Augmented). 능력이 확장되어 더 빠르고, 더 정확하고, 더 효율적이다. 그러나 더 인간적이기도 하다. 기계가 루틴을 맡으니, 인간은 인간적 일에 집중한다.

이것이 최선의 시나리오다. 인간과 기계의 협력으로 각자 잘하는 것을 한다. 기계는 계산하고, 분석하고, 예측한다. 인간은 공감하고, 판단하고, 결정한다. 시너지가 생긴다. 1+1이 3이 된다. 환자가 최고의 혜택을 받는다.

그림자도 있다

그러나 낙관만 할 수는 없다. 위험도 있고 주의해야 할 것들이 있다.

과도한 의존이 있다. AI를 너무 믿으며 자기 판단을 하지 않고 "AI가 그렇다니까"라고 생각하면 위험하다. AI는 특히 훈련 데이터에 없는 상황에서 틀릴 수 있다. 의사는 항상 "정말 그런가? 다른 가능성은?"이라고 의심하며 비판적 사고를 유지해야 한다.

기술 격차가 있다. AI를 쓸 수 있는 병원과 없는 병원의 차이가 커진다. 대형 병원은 최신 AI를 도입하지만 작은 병원은 못 하여 의료 격차가 심화된다. 환자도 마찬가지다. AI 헬스케어 앱을 쓸 수 있는 사람과 없는 사람의 디지털 격차가 건강 격차가 된다. 형평성을 추구해야 한다. 모두가 혜택을 받아야 한다. 기술이 불평등을 줄이는 도구가 되어야지, 심화시키는 도구가 되어서는 안 된다.

탈숙련화(De-skilling)가 있다. AI가 다 하면 의사의 기술이 떨어진다. 영상 판독을 AI만 하면 의사는 영상 보는 법을 잊고, 응급 상황에 AI가 없으면 못 한다. 위험하다. 기본기를 유지해야 한다. AI 없이도 할 수 있어야 한다. AI는 보조고 주인은 의사다.

프라이버시 침해가 있다. 모든 건강 데이터가 AI 시스템에 들어가는데, 누가 접근하는가? 어떻게 사용되는가? 팔리는가? 해킹되는가? 엄격한 보호가 필요하다. 법적 규제, 기술적 보안, 윤리적 사용, 환자 동의, 투명성이 모두 필수다.

편향의 증폭이 있다. AI는 데이터에서 배우는데, 데이터에 편향이 있으면 AI도 편향된다. 소수 인종 데이터가 적으면 AI가 그들을 잘 진단하지 못하여 불공정하고 위험하다. 다양한 데이터로 훈련하고, 공정성을 테스트하며, 편향을 감시하고 교정해야 한다.

책임의 모호함이 있다. AI가 오진하면 의사인가? 병원인가? AI 회사인가? 알고리즘 개발자인가? 불명확하다. 명확한 법적 프레임워크가 필요하다. 책임 소재를 정하고 환자를 보호해야 한다.

이런 그림자들을 인식하고 대비해야 한다. 기술만 발전시키면 안 된다. 제도, 윤리, 문화도 함께 발전해야 한다.

환자의 목소리

이 모든 논의의 중심에 환자가 있어야 한다. 기술을 위한 기술이 아니라 환자를 위한 기술이다. 환자는 무엇을 원하는가?

첫째, 좋은 결과다. 병이 낫고, 고통이 줄어들며, 오래 살고, 삶의 질이 좋아지는 것이 가장 중요하다. AI가 이것을 돕는다면 환영한다.

둘째, 존중이다. 숫자나 데이터가 아니라 이름이 있고 이야기가 있으며 감정이 있는 사람으로 대우받고 싶다. AI가 효율을 높여도 인간성을 잃으면 안 된다.

셋째, 참여다. 자기 치료에 대해 일방적 지시가 아니라 함께 논의하고 옵션을 들으며 선택하고 싶다. AI가 정보를 제공해도 최종 결정은 환자가 한다.

넷째, 안전이다. AI가 틀릴 수 있고 완벽하지 않다는 것을 알기에 의사가 검증하고 이중 확인하며 책임지기를 원한다.

다섯째, 접근성이다. 혜택이 부자만, 도시만이 아니라 가난한 사람도, 시골도, 노인도 모두에게 가기를 원한다.

여섯째, 프라이버시다. 내 건강 정보는 나의 것이므로 동의 없이 사용되지 않고 안전하게 보관되며 통제권을 갖고 싶다.

일곱째, 투명성이다. AI가 어떻게 작동하는지, 왜 이런 진단을 내렸는지, 어떤 데이터에 기반했는지 블랙박스가 아니라 설명 가능하기를 원한다.

이것들이 충족될 때 환자는 AI를 신뢰하고 받아들이며 혜택을 누린다. 환자의 목소리를 들어야 한다. 기술 개발 과정에 참여시키고 환자 중심 설계(Patient-centered design)를 해야 한다. 환자를 위한, 환자에 의한 기술이 되어야 한다.

우리가 선택하는 미래

미래는 정해져 있지 않다. 만들어가는 것이고 선택의 결과다. 어떤 미래를 원하는가?

시나리오 A는 기술 유토피아다. AI가 모든 질병을 조기 진단하고, 개인 맞춤 치료로 완치율이 99%이며, 만성질환이 사라지고, 100세 시대가 건강 100세가 되며, 의료비가 급감하고, 모두가 접근할 수 있으며, 형평하다.

시나리오 B는 디스토피아다. AI가 의사를 대체하여 일자리가 사라지고, 기술이 부자만 쓰며, 의료 불평등이 극심하고, 프라이버시가 없으며, 모든 것이 감시되고, 데이터가 악용되며, 인간성이 사라지고, 환자는 번호가 된다.

극단적 시나리오다. 현실은 그 사이 어딘가이며, 어디쯤 될지는 우리가 결정한다. 올바른 선택들을 해야 한다.

기술 개발은 환자 중심으로 실제 필요를 해결하는 기술로, 과시용 기술이 아니어야 한다. 규제는 균형 있게 혁신을 막지 않으면서도 안전을 보장하도록 유연하되 엄격해야 한다. 교육은 의료인과 환자 모두에게 AI 시대에 맞는 역량, 비판적 사고, 디지털 리터러시, 윤리적 판단을 길러야 한다. 투자는 형평하게 모두가 혜택 받도록 대형 병원만이 아니라 작은 병원도, 도시만이 아니라 농촌도 포함해야 한다. 연구는 편향 없이 다양한 인구 집단 포함하고 공정성 테스트하며 투명성 확보해야 한다. 윤리는 타협 없이 환자 보호 최우선으로 프라이버시 존중하고 동의 필수이며 책임 명확해야 한다. 협력은 모두가 함께 의료인, 기술자, 규제자, 환자가 각자의 목소리를 내며 소통하고 협력해야 한다.

이렇게 할 때 좋은 미래가 온다. 기술이 인간을 증강하는 미래, 의료가 더 효과적이고 접근 가능하며 인간적인 미래가 온다.

경계에서

인간과 기계 사이의 경계는 이 책의 주제이자 핵심 질문이다. 경계는 어디인가? 무엇은 기계가 하고 무엇은 인간이 하는가? 명확한 선은 없고 유동적이며 계속 움직인다. 기술이 발전하면 경계가 이동하여 전에 인간만 할 수 있던 것을 이제 기계가 한다.

그러나 어떤 경계는 움직이지 않을 것이다. 아니, 움직여서는 안 될 것이다. 공감은 인간의 영역이다. 연민은 인간의 것이다. 환자의 손을 잡고, 눈물을 닦아주며, 두려움을 나누고, 희망을 주는 것은 기계가 할 수 없다. 흉내는 낼 수 있지만 진짜는 아니다. 판단은 인간의 몫이다. 특히 윤리적 판단으로 가치관이 충돌하고 정답이 없을 때 인간이 결정하고 책임진다. 창의성은 인간의 강점이다. 새로운 것을 상상하고, 시도하고, 실패하고 배우며, 혁신하는 것이다. 관계는 인간 사이의 것이다. 의사와 환자 사이의 신뢰, 존중, 협력은 오랜 시간 쌓이는 것이다. 기계는 중개할 수 있지만 대체할 수 없다.

최선의 미래는 경계가 분명한 미래가 아니라 경계가 협력의 공간이 되는 미래다. 인간과 기계가 만나는 곳에서 각자의 강점을 합치는 곳이다. 기계의 속도와 정확성, 인간의 지혜와 연민이 함께할 때 최고가 된다. 이것이 우리가 꿈꾸는 미래다. 기술이 인간을 대체하는 것이 아니라 기술이 인간을 돕는 것, 의료인이 더 나은 의료인이 되도록, 환자가 더 나은 치료를 받도록 하는 것이다.

마지막 생각

이 책을 마치며 하나의 장면을 떠올린다. 먼 미래의 병원은 AI, 로봇, 홀로그램으로 가득한 최첨단 기술이지만, 중심에는 여전히 사람이 있다. 침상에 누운 환자 옆에 앉은 의사가 손을 잡고 대화하며 웃기도 하고 울기도 한다. 벽의 스크린에는 AI 분석, 치료 권장,

예후 예측 등 수많은 데이터가 복잡하고 정교하게 흐른다. 그러나 이 순간 중요한 것은 데이터가 아니라 두 사람 사이의 연결, 신뢰, 돌봄이다. 의사가 말한다. "힘든 여정이었지만, 이겨냈습니다. 잘하셨어요." 환자가 답한다. "선생님 덕분입니다. 포기하지 않게 해주셔서 감사합니다." 악수하고 포옹한다. 인간적 순간이다.

이것이 의료의 본질이다. 기술이 아무리 발전해도 변하지 않는 것이다. 사람이 사람을 돌보는 것, 고통을 함께하는 것, 치유하는 것, 희망을 주는 것이다. AI는 이 본질을 지키는 도구가 되어야 한다. 위협하는 것이 아니라 의료인이 본질에 집중할 수 있게 돕는 것이어야 한다. 그렇게 될 수 있다. 그렇게 만들 수 있다. 우리의 선택으로 만들 수 있다.

기술과 인간성이 조화를 이루는 의료, 효율과 따뜻함이 공존하는 의료, 정확성과 연민이 함께하는 의료, 이것이 우리가 함께 만들어 갈 미래다. 인간과 기계 사이의 경계에서 우리는 최선의 길을 찾을 것이다. 환자를 위해, 모두를 위해, 더 건강하고 더 인간적인 세상을 위해 그 여정은 계속된다.

참고문헌

A

Adorno, T. W., & Horkheimer, M. (1947). Dialectic of Enlightenment. (번역본: Cumming, J., 1972)

Alvarez, R. C. (2016). The promise of e-health. Johns Hopkins Bloomberg School of Public Health.

AMA. (2020). AI in Medicine: AMA Passes New Policy at 2018 Interim Meeting.

Ardila, D., et al. (2019). End-to-end lung cancer screening with three-dimensional deep learning. Nature Medicine, 25(6), 954-961.

Arora, P. (2019). Decolonizing privacy studies. Television & New Media, 20(4), 366-378.

B

Barker, A. D., et al. (2009). I-SPY 2: An adaptive breast cancer trial. Current Opinion in Oncology, 21(6), 537-543.

Bates, D. W., Saria, S., et al. (2014). Big data in health care: Using analytics to identify and manage high-risk and high-cost patients. Health Affairs, 33(7), 1123-1131.

Beam, A. L., & Kohane, I. S. (2018). Big data and machine learning in health care. JAMA, 319(13), 1317-1318.

Beauchamp, T. L., & Childress, J. F. (2019). Principles of Biomedical Ethics (8th ed.). Oxford University Press.

Beigel, J. H., et al. (2020). Remdesivir for the treatment of COVID-19. New England Journal of Medicine, 383(19), 1813-1826.

Bell, S. K., et al. (2017). When doctors share visit notes with patients. Joint Commission Journal on Quality and Patient Safety, 43(11), 582-591.

Benjamens, S., et al. (2020). The state of artificial intelligence-based FDA-approved medical devices. NPJ Digital Medicine, 3(1), 118.

Bernardes de Jesus, B., et al. (2012). Telomerase gene therapy in adult and old mice. EMBO Molecular Medicine, 4(8), 691-704.

Berner, E. S. (Ed.). (2007). Clinical Decision Support Systems: Theory and Practice (2nd ed.). Springer.

Bill & Melinda Gates Foundation. (2018). 2018 Annual Letter.

Bilton, N. (2016). Exclusive: How Elizabeth Holmes's House of Cards came tumbling down. Vanity Fair.

Bostrom, N. (2014). Superintelligence: Paths, Dangers, Strategies. Oxford University Press.

Buber, M. (1923). I and Thou. (번역본: Smith, R. G., 1937)

Budin-Ljøsne, I., et al. (2017). Dynamic consent: A potential solution. BMC Medical Ethics, 18(1), 4.

Buolamwini, J., & Gebru, T. (2018). Gender shades: Intersectional accuracy disparities. Proceedings of Machine Learning Research, 81, 1-15.

C

Cabitza, F., et al. (2017). Unintended consequences of machine learning. JAMA, 318(6), 517-518.

Calo, R. (2017). Artificial intelligence policy: A primer and roadmap. UC Davis Law Review, 51, 399-435.

Campanella, G., et al. (2019). Clinical-grade computational pathology. Nature Medicine, 25(8), 1301-1309.

Carreyrou, J. (2018). Bad Blood: Secrets and Lies in a Silicon Valley Startup. Knopf.

Char, D. S., Shah, N. H., & Magnus, D. (2018). Implementing machine learning in health care-addressing ethical challenges. New England Journal of Medicine, 378(11), 981-983.

Chen, D. S., & Mellman, I. (2017). Elements of cancer immunity and the cancer-immune set point. Nature, 541(7637), 321-330.

Chen, J. H., & Asch, S. M. (2017). Machine learning and prediction in medicine. JAMA, 318(18), 1765-1766.

Chouldechova, A. (2017). Fair prediction with disparate impact. Big Data, 5(2), 153-163.

Collins, F. S., et al. (2003). A vision for the future of genomics research. Nature, 422(6934), 835-847.

Coravos, A., et al. (2019). Developing and adopting safe and effective digital biomarkers. NPJ Digital Medicine, 2(1), 14.

Couldry, N., & Mejias, U. A. (2019). The Costs of Connection: How Data Is Colonizing Human Life. Stanford University Press.

D

de Lange, T. (2009). How telomeres solve the end-protection problem. Science, 326(5955), 948-952.

Delbanco, T., et al. (2012). Inviting patients to read their doctors' notes. Annals of Internal Medicine, 157(7), 461-470.

Devlin, J., et al. (2019). BERT: Pre-training of deep bidirectional transformers for language understanding. NAACL.

Doraiswamy, S., et al. (2020). Use of telehealth during the COVID-19 pandemic. Journal of the American Medical Association, 323(16), 1547-1548.

Dreyfus, H. L. (1992). What Computers Still Can't Do: A Critique of Artificial Reason. MIT Press.

E

Edelstein, E. J., & Edelstein, L. (1998). Asclepius: Collection and Interpretation of the Testimonies. Johns Hopkins University Press.

Elenko, E., et al. (2015). Medical imaging in the age of artificial intelligence. Nature Biotechnology, 33(9), 921-924.

Emanuel, E. J., et al. (2020). Fair allocation of scarce medical resources. New England Journal of Medicine, 382(21), 2049-2055.

Esteva, A., et al. (2017). Dermatologist-level classification of skin cancer with deep neural networks. Nature, 542(7639), 115-118.

Esteva, A., et al. (2021). Dermatologist-level classification of skin cancer with deep neural networks. Nature, 542(7639), 115-118.

European Commission. (2021). Proposal for a Regulation on Artificial Intelligence. COM(2021) 206 final.

Evans, R. S. (2016). Electronic health records: Then, now, and in the future. Yearbook of Medical Informatics, 25(S 01), S48-S61.

F

FDA. (2018). FDA clears first AI-based diagnostic that doesn't need a specialized doctor. FDA News Release.

FDA. (2019). Adaptive Designs for Clinical Trials of Drugs and Biologics. FDA Guidance.

FDA. (2019). Proposed Regulatory Framework for Modifications to AI/ML-Based Software as a Medical Device. FDA Discussion Paper.

FDA. (2021). Artificial Intelligence and Machine Learning in Software as a

Medical Device. FDA Action Plan.

FDA. (2021). FDA authorizes software for prostate cancer. FDA News Release.

FDA. (2022). Real-World Evidence Framework. FDA Guidance.

Finlayson, S. G., et al. (2019). Adversarial attacks on medical machine learning. Science, 363(6433), 1287-1289.

Firth, J., et al. (2017). Can smartphone mental health interventions reduce symptoms? World Psychiatry, 16(3), 287-295.

Fitzpatrick, K. K., et al. (2017). Delivering cognitive behavior therapy to young adults. JMIR Mental Health, 4(2), e19.

Fleming, T. R. (2005). Surrogate endpoints and FDA's accelerated approval. Health Affairs, 24(1), 67-78.

Friedman, M. (2002). Martin Buber: The Life of Dialogue (4th ed.). Routledge.

G

Gates, B. (2015). The next epidemic-lessons from Ebola. New England Journal of Medicine, 372(15), 1381-1384.

Gawande, A. (2009). The Checklist Manifesto: How to Get Things Right. Metropolitan Books.

Ghassemi, M., et al. (2015). A multivariate timeseries modeling approach. AAAI, 446-453.

Gilligan, C. (1982). In a Different Voice: Psychological Theory and Women's Development. Harvard University Press.

Global Forum for Health Research. (2004). The 10/90 Report on Health Research 2003-2004.

Goldsack, J. C., et al. (2020). Verification, analytical validation, and clinical validation. Digital Biomarkers, 4(1), 14-27.

Goodfellow, I., Bengio, Y., & Courville, A. (2016). Deep Learning. MIT Press.

Grupp, S. A., et al. (2013). Chimeric antigen receptor-modified T cells. New England Journal of Medicine, 368(16), 1509-1518.

Grunhut, J., et al. (2018). Integrating artificial intelligence into residency training. Academic Radiology, 25(10), 1345-1348.

Gulshan, V., et al. (2016). Development and validation of a deep learning algorithm for detection of diabetic retinopathy. JAMA, 316(22), 2402-2410.

H

Harrer, S., et al. (2019). Artificial intelligence for clinical trial design. Trends in Pharmacological Sciences, 40(8), 577-591.

Hashimoto, D. A., et al. (2018). Artificial intelligence in surgery. Annals of Surgery, 268(1), 70-76.

Hauer, K. E., et al. (2017). Factors associated with medical students' career choices. JAMA, 318(14), 1345-1356.

Haynes, A. B., et al. (2009). A surgical safety checklist to reduce morbidity and mortality. New England Journal of Medicine, 360(5), 491-499.

He, K., et al. (2016). Deep residual learning for image recognition. CVPR, 770-778.

Heidegger, M. (1954). The Question Concerning Technology. (번역본: Lovitt, W., 1977)

Heo, J., et al. (2019). Machine learning-based model for prediction of outcomes. Stroke, 50(5), 1263-1265.

Hinton, G. (2016). "Deep learning will do to radiologists what cars did to blacksmiths." RSNA presentation.

Hinton, G. E., Osindero, S., & Teh, Y. W. (2006). A fast learning algorithm for deep belief nets. Neural Computation, 18(7), 1527-1554.

Hippocrates. (400 BCE). Hippocratic Corpus. (다양한 번역본)

Hollander, J. E., & Carr, B. G. (2020). Virtually perfect? Telemedicine for COVID-19. New England Journal of Medicine, 382(18), 1679-1681.

Howitt, P., et al. (2012). Technologies for global health. Lancet, 380(9840), 507-535.

Hripcsak, G., et al. (2018). Characterizing treatment pathways. Journal of Biomedical Informatics, 85, 11-19.

I

Institute of Medicine. (2003). Key Capabilities of an Electronic Health Record System. National Academies Press.

International Human Genome Sequencing Consortium. (2001). Initial sequencing and analysis. Nature, 409(6822), 860-921.

Intuitive Surgical. (2020). Annual Report.

Irvin, J., et al. (2019). CheXpert: A large chest radiograph dataset. AAAI, 33, 590-597.

J

Jiang, F., et al. (2017). Artificial intelligence in healthcare. Stroke and Vascular Neurology, 2(4), 230-243.

Johnson, A. E., et al. (2016). Machine learning and decision support. Intensive Care Medicine, 42(5), 682-685.

Jonsen, A. R., et al. (2015). Clinical Ethics (8th ed.). McGraw-Hill Education.

June, C. H., et al. (2018). CAR T cell immunotherapy for human cancer. Science, 359(6382), 1361-1365.

Jumper, J., et al. (2021). Highly accurate protein structure prediction with AlphaFold. Nature, 596(7873), 583-589.

K

Kaminski, M. E. (2019). The right to explanation, explained. Berkeley Technology Law Journal, 34, 189-217.

Kaye, J., et al. (2015). Dynamic consent: A patient interface. European Journal of Human Genetics, 23(2), 141-146.

Keesara, S., et al. (2020). COVID-19 and health care's digital revolution. New England Journal of Medicine, 382(23), e82.

Khera, A. V., et al. (2018). Genome-wide polygenic scores for common diseases. Nature Genetics, 50(9), 1219-1224.

Kinsman, L., et al. (2010). What is a clinical pathway? International Journal of Care Pathways, 14(1), 16-18.

Kirkland, J. L., & Tchkonia, T. (2017). Cellular senescence. Cell, 169(7), 1061-1071.

Kleinberg, J., et al. (2016). Inherent trade-offs in the fair determination of risk scores. arXiv preprint, arXiv:1609.05807.

Klersy, C., et al. (2009). A meta-analysis of remote monitoring of heart failure patients. Journal of the American College of Cardiology, 54(18), 1683-1694.

Koppel, R., et al. (2005). Role of computerized physician order entry systems. JAMA, 293(10), 1197-1203.

Kruse, C. S., et al. (2017). Evaluating barriers to adopting telemedicine. Telemedicine and e-Health, 23(1), 20-30.

Kruse, C. S., et al. (2017). Security techniques for the electronic health records. Journal of Medical Systems, 41(8), 127.

Kurzweil, R. (2005). The Singularity Is Near: When Humans Transcend Biology. Viking.

L

Lagan, S., et al. (2021). Digital therapeutics and software. Journal of Medical Internet Research, 23(8), e27576.

Langlotz, C. P., et al. (2019). A roadmap for foundational research. Radiology, 291(3), 781-791.

Lång, K., et al. (2023). Artificial intelligence for breast cancer detection. JAMA Oncology, 9(7), 936-944.

Lebedev, M. A., & Nicolelis, M. A. (2017). Brain-machine interfaces. Physiological Reviews, 97(2), 767-837.

LeCun, Y., Bengio, Y., & Hinton, G. (2015). Deep learning. Nature, 521(7553), 436-444.

Lee, J., et al. (2020). BioBERT: A pre-trained biomedical language representation model. Bioinformatics, 36(4), 1234-1240.

Leff, B., et al. (2005). Hospital at home: Feasibility and outcomes. Annals of Internal Medicine, 143(11), 798-808.

Lehne, M., et al. (2019). Why digital medicine depends on interoperability. NPJ Digital Medicine, 2(1), 79.

Levinas, E. (1961). Totality and Infinity: An Essay on Exteriority. (번역본: Lingis, A., 1969)

Levine, D. M., et al. (2020). Hospital-level care at home for acutely ill adults. Annals of Internal Medicine, 172(2), 77-85.

Lindsey, R., et al. (2018). Deep neural network improves fracture detection. PNAS, 115(45), 11591-11596.

Liu, M. C., et al. (2020). Sensitive and specific multi-cancer detection. Annals of Oncology, 31(6), 745-759.

Liu, X., et al. (2019). Reporting guidelines for clinical trial reports. Lancet Digital Health, 1(6), e323-e329.

Liu, Y., et al. (2019). Artificial intelligence-based breast cancer nodal metastasis detection. Archives of Pathology & Laboratory Medicine, 143(7), 859-868.

London, A. J. (2019). Artificial intelligence and black-box medical decisions. Hastings Center Report, 49(1), 15-21.

Longrigg, J. (1998). Greek Medicine: From the Heroic to the Hellenistic Age. Routledge.

Longhurst, C. A., et al. (2018). A 'green button' for using aggregate patient data. Health Affairs, 33(7), 1229-1235.

López-Otín, C., et al. (2013). The hallmarks of aging. Cell, 153(6), 1194-1217.

Luna, R., et al. (2016). Health information security and privacy. Journal of Healthcare Risk Management, 35(3), 34-41.

Lundberg, S. M., & Lee, S. I. (2017). A unified approach to interpreting model predictions. NIPS, 4765-4774.

M

Malkin, R. A. (2007). Barriers for medical devices for the developing world. Expert Review of Medical Devices, 4(6), 759-763.

Martin, A. R., et al. (2019). Clinical use of current polygenic risk scores. Nature Genetics, 51(1), 16-17.

Maude, S. L., et al. (2018). Tisagenlecleucel in children and young adults. New England Journal of Medicine, 378(5), 439-448.

McKinney, S. M., et al. (2020). International evaluation of an AI system. Nature, 577(7788), 89-94.

Miller, D. D., & Brown, E. W. (2018). Artificial intelligence in medical practice: The question to the answer? American Journal of Medicine, 131(2), 129-133.

Miotto, R., et al. (2018). Deep learning for healthcare. Briefings in Bioinformatics, 19(6), 1236-1246.

Mittelstadt, B. D., et al. (2016). The ethics of algorithms. Big & Open Data, 3(2), 1-10.

Morens, D. M., & Fauci, A. S. (2020). Emerging pandemic diseases. Cell, 182(5), 1077-1092.

Morrison, T. M., et al. (2018). Advancing regulatory science with computational modeling. Journal of the American College of Cardiology, 72(5), 524-541.

Mouridsen, K., et al. (2020). Artificial intelligence applications in stroke. Stroke, 51(8), 2573-2579.

Murray, M. F., et al. (2018). DNA-based population screening. Journal of Personalized Medicine, 8(1), 7.

Musk, E., & Neuralink. (2019). An integrated brain-machine interface platform. Journal of Medical Internet Research, 21(10), e16194.

N

Nam, J. G., et al. (2019). Development and validation of deep learning-based automatic detection. Radiology, 290(1), 218-228.

National Academy of Medicine. (2019). Artificial Intelligence in Health Care.

Ni, Y., et al. (2020). Increasing the efficiency of trial-patient matching. Journal of the American Medical Informatics Association, 27(11), 1667-1676.

Noddings, N. (2013). Caring: A Relational Approach to Ethics and Moral Education (2nd ed.). University of California Press.

Nuance Communications. (2021). DAX Clinical Documentation.

Nutton, V. (2013). Ancient Medicine (2nd ed.). Routledge.

O

Obermeyer, Z., et al. (2019). Dissecting racial bias in an algorithm. Science, 366(6464), 447-453.

Ong, M. K., et al. (2016). Effectiveness of remote patient monitoring. JAMA Internal Medicine, 176(3), 310-318.

P

Park, S. H., & Han, K. (2018). Methodologic guide for evaluating clinical performance. Radiology, 286(3), 800-809.

Patel, N. A., & Butte, A. J. (2020). Characteristics and challenges of the clinical pipeline. JAMA, 323(3), 229-230.

Patel, S. P., & Kurzrock, R. (2015). PD-L1 Expression as a predictive biomarker. Molecular Cancer Therapeutics, 14(4), 847-856.

Perez, M. V., et al. (2019). Large-scale assessment of a smartwatch to identify atrial fibrillation. New England Journal of Medicine, 381(20), 1909-1917.

Perpich, D. (2008). The Ethics of Emmanuel Levinas. Stanford University Press.

Persad, G., et al. (2009). Principles for allocation of scarce medical interventions. Lancet, 373(9661), 423-431.

Piwek, L., et al. (2016). The rise of consumer health wearables. PLOS Medicine, 13(2), e1001953.

Poplin, R., et al. (2018). A universal SNP and small-indel variant caller. Nature Biotechnology, 36(10), 983-987.

Porter, R. (1997). The Greatest Benefit to Mankind: A Medical History of Humanity. W. W. Norton & Company.

Price, W. N., & Cohen, I. G. (2019). Privacy in the age of medical big data. Nature Medicine, 25(1), 37-43.

Pronovost, P., et al. (2006). An intervention to decrease catheter-related bloodstream infections. New England Journal of Medicine, 355(26), 2725-2732.

R

Raghupathi, W., & Raghupathi, V. (2014). Big data analytics in healthcare. Journal of Medical Systems, 38(4), 42.

Rajkomar, A., Dean, J., & Kohane, I. (2019). Machine learning in medicine. New England Journal of Medicine, 380(14), 1347-1358.

Rajkomar, A., et al. (2018). Ensuring fairness in machine learning. Science, 363(6426), 447-453.

Rampton, V., et al. (2020). Implications of artificial intelligence for medical education. Lancet Digital Health, 2(3), e111-e112.

Ren, F., et al. (2023). AlphaFold accelerates artificial intelligence drug discovery. Chemical Science, 14(2), 287-301.

Rieke, N., et al. (2020). The future of digital health with federated learning. NPJ Digital Medicine, 3(1), 119.

Riva, L., et al. (2020). Discovery of SARS-CoV-2 antiviral drugs. Nature, 586(7827), 113-119.

Røttingen, J. A., et al. (2013). Mapping of available health research and development data. Lancet, 382(9900), 1286-1307.

Rotter, T., et al. (2010). Clinical pathways: Effects on professional practice. Cochrane Database of Systematic Reviews, 2010(3), CD006632.

Rudin, C. (2019). Stop explaining black box machine learning models. Nature Machine Intelligence, 1(5), 206-215.

Russell, S., & Norvig, P. (2020). Artificial Intelligence: A Modern Approach (4th ed.). Pearson.

S

Schneider, P., et al. (2020). Rethinking drug design in the artificial intelligence era. Nature Reviews Drug Discovery, 19(5), 353-364.

Selvaraju, R. R., et al. (2017). Grad-CAM: Visual explanations from deep networks. ICCV, 618-626.

Semigran, H. L., et al. (2015). Evaluation of symptom checkers for self diagnosis. JAMA Internal Medicine, 175(5), 701-702.

Senior, A. W., et al. (2020). Improved protein structure prediction. Nature, 577(7792), 706-710.

Shelley, M. (1818). Frankenstein; or, The Modern Prometheus.

Shimabukuro, D. W., et al. (2017). Effect of a machine learning-based severe sepsis prediction algorithm. JAMA Network Open, 2(2), e191091.

Shortliffe, E. H., & Sepúlveda, M. J. (2018). Clinical decision support in the era of artificial intelligence. JAMA, 320(21), 2199-2200.

Sinsky, C., et al. (2016). Allocation of physician time in ambulatory practice. Annals of Internal Medicine, 165(11), 753-760.

Sinsky, C. A., et al. (2019). Quality improvement in the time of coronavirus. JAMA, 323(24), 2461-2462.

Stanford Medicine. (2019). Redesigning Medical Education Initiative.

Steinhubl, S. R., et al. (2018). Effect of a home-based wearable continuous ECG monitoring patch. JAMA, 320(2), 146-155.

Stokes, J. M., et al. (2020). A deep learning approach to antibiotic discovery. Cell, 180(4), 688-702.

Strom, B. L., et al. (2010). Effect of electronic prescribing on clinical safety. Annals of Internal Medicine, 152(9), 537-545.

Sundaram, L., et al. (2018). Predicting the clinical impact of human mutation. Nature Genetics, 50(8), 1161-1170.

Sutton, R. T., et al. (2020). An overview of clinical decision support systems. Open Medical Informatics Journal, 14, 8-15.

Swan, M. (2012). Health 2050: The realization of personalized medicine. Current Pharmacogenomics and Personalized Medicine, 10(2), 164-167.

Swan, M. (2012). Sensor mania! The Internet of Things, wearable computing. Journal of Sensor and Actuator Networks, 1(3), 217-253.

T

Tan, M., & Le, Q. (2019). EfficientNet: Rethinking model scaling. ICML, 6105-6114.

Ting, D. S. W., et al. (2017). Development and validation of a deep learning system. JAMA, 318(22), 2211-2223.

Topol, E. J. (2012). The Creative Destruction of Medicine. Basic Books.

Topol, E. (2019). Deep Medicine: How Artificial Intelligence Can Make Healthcare Human Again. Basic Books.

Topol, E. J. (2019). High-performance medicine: The convergence of human and artificial intelligence. Nature Medicine, 25(1), 44-56.

Torous, J., et al. (2020). The growing field of digital psychiatry. World Psychiatry, 19(3), 318-319.

Tronto, J. C. (2013). Caring Democracy: Markets, Equality, and Justice. NYU Press.

Tsimberidou, A. M., et al. (2020). Review of precision cancer medicine. JAMA Oncology, 6(9), 1397-1404.

Turney, J. (1998). Frankenstein's Footsteps: Science, Genetics and Popular Culture. Yale University Press.

Tversky, A., & Kahneman, D. (1974). Judgment under uncertainty: Heuristics and biases. Science, 185(4157), 1124-1131.

V

Vayena, E., et al. (2016). Machine learning in medicine. Science, 353(6301), 1094-1095.

Veale, M., & Borgesius, F. Z. (2021). Demystifying the Draft EU Artificial Intelligence Act. Computer Law Review International, 22(4), 97-112.

Viceconti, M., et al. (2016). In silico trials: Verification, validation and uncertainty. Journal of Computational Science, 17, 128-134.

W

Wan, J. C., et al. (2017). Liquid biopsies come of age. Nature Reviews Cancer, 17(4), 223-238.

Wartman, S. A., & Combs, C. D. (2018). Medical education must move. Academic Medicine, 93(8), 1107-1109.

Weiskopf, N. G., & Weng, C. (2013). Methods and dimensions of electronic health record data quality assessment. Journal of the American Medical Informatics Association, 20(1), 144-151.

WHO. (2019). WHO Guideline: Recommendations on Digital Interventions for Health System Strengthening.

WHO. (2021). Ethics and Governance of Artificial Intelligence for Health. WHO Guidance.

Wicks, P., et al. (2010). Sharing health data for better outcomes on PatientsLikeMe. Journal of Medical Internet Research, 12(2), e19.

Wong, A., et al. (2021). External validation of a widely implemented proprietary sepsis prediction model. JAMA Internal Medicine, 181(8), 1065-1070.

Wootton, R. (2001). Recent advances: Telemedicine. BMJ, 323(7312), 557-560.

Wu, E., et al. (2021). How medical AI devices are evaluated. Nature Medicine, 27(4), 582-584.

Y

Yu, K. H., et al. (2018). Artificial intelligence in healthcare. Nature Biomedical Engineering, 2(10), 719-731.

Z

Zech, J. R., et al. (2018). Variable generalization performance of a deep learning model. PLOS Medicine, 15(11), e1002683.

Zhavoronkov, A., et al. (2019). Deep learning enables rapid identification. Nature Biotechnology, 37(9), 1038-1040.

Zhou, Y., et al. (2020). Network-based drug repurposing for COVID-19. Cell Discovery, 6(1), 14.

한국어 자료

과학기술정보통신부. (2020). 『인공지능(AI) 윤리기준』.

식품의약품안전처. (2021). 『인공지능 기반 의료기기 허가 · 심사 가이드라인』.

기타 기관 보고서 및 정책 문서

European Commission. (2021). Proposal for a Regulation on Artificial Intelligence. COM(2021) 206 final.

FDA. (2018-2022). 다양한 FDA 승인 공지 및 가이던스 문서.

Harvard Medical School. Pathways Curriculum Overview.

National Academy of Medicine. (2019). Artificial Intelligence in Health Care.

Stanford Medicine. (2019). Redesigning Medical Education Initiative.

WHO. (2019-2021). 다양한 디지털 헬스 및 AI 윤리 가이드라인.

AI와 의학의 미래

의료의 세 번째 물결 "과학에서 데이터로"

초판 1쇄 | 2026년 1월 16일

저 자 | 윤승천, 오인택
발행인 | 윤승천
발행처 | (주)건강신문사

등록번호 | 제25100-2010-000016호

주 소 | 서울특별시 은평구 통일로 712-1
전 화 | 02)305-6077(대표)
팩 스 | 02)305-1436
메 일 | health305@naver.com
kksm305@hanmail.net

인터넷건강신문 | www.kksm.co.kr
한국의첨단의술 | www.khtm.co.kr
헬스데일리 | www.healthdaily.co.kr

ISBN 978-89-6267-166-7 (13510)